【YUNNAN YAOYONG ZHIWU（I）】

云南

药用植物

（I）

韩中生物素材研究中心

韩国生命工学研究院 海外生物素材研究中心

云南省农业科学院药用植物研究所

U0340842

云南出版集团公司
云南科技出版社
·昆　明·

图书在版编目（ＣＩＰ）数据

云南药用植物. 1 / 金航，李晚谊主编. -- 昆明 ： 云南科技出版社，2012.4

ISBN 978-7-5416-5900-3

Ⅰ．①云… Ⅱ．①金… ②李… Ⅲ．①药用植物—介绍—云南省 Ⅳ．①R282.71

中国版本图书馆CIP数据核字(2012)第067610号

云南出版集团公司

云南科技出版社出版发行

（昆明市环城西路609号云南新闻出版大楼　邮版编码：650034）

云南民大印务有限公司印制　全国新华书店经销

开本：787mm×1092mm　1/16　印张：19.75　字数：150千字

2012年9月第1版　2012年9月第1次印刷

定价：80.00元

《云南药用植物》编委会名单

主编

金　航　李晚谊　LEE JOONGKU（韩国）

副主编

肖　丹　刘　毅　崔景云　张绍云
LEE SANGWOO（韩国）

编委

张金渝　吴丽华　徐　明　潘　俊　石　瑶
李智敏　刘大会　刘　莉　田　浩　王翰墨
张　庭　金鹏程　尹艳琼　王元忠　沈　涛
杨维泽　左智天　张　霁　赵振玲　杨美权
杨绍兵　张智慧　潘　聿　范正华

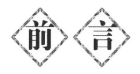

前 言

　　云南地处中国西南边疆，面积约39.4万平方公里，90%为山地。据近代植物学统计，分布于云南的高等植物种类就有15000种之多，是中国植物种类最多的一个省份。云南分布有25个民族，是全国少数民族最多的省份，各地各民族都会利用当地的植物来防病、治病，经过多年利用，继承总结了一套世代相传的医药经验。民族民间医药是民族传统医药学的根，是中国医药得以不断发展的重要组成部分。药用植物（中草药）是民间缺医少药的边疆少数民族根据自身条件防病治病的体验结晶，有着未来天然药物中新药开发的巨大潜力。

　　孕育了极其丰富的药用植物资源的云南，有药用植物资源6157种，占全国药用植物总量的55%，因而以"药材之乡"著称的云南，是我国药用植物的一大宝库。复杂的地理环境和繁多的植物种类为药用植物的生产繁衍创造了良好的条件，各民族在与疾病的长期斗争中积累了大量利用药用植物的经验，由此形成了云南药用植物资源品种繁多、分布广、蕴藏量大、使用经验丰富、效果优异等特点。这是我省在防治疾病方面的一大优势，也是我们开发利用天然资源、促进经济社会发展的物质基础。传统中药材在国内外久负盛名，许多著名的中药产于云南，或以云南产者质量为佳，素有"地道滇药"之称，如三七、鸡血藤、天麻、杜仲、虫草、云木香、云黄连、贝母、钩藤、重楼、草果、云茯苓、黑节草等，不少进口的"南药"如槟榔、儿茶、止泻木、诃子、千年健、胡黄连等亦产于云南，或在丰富的云南植物中找到其代用品，如砂仁、血竭、安息香、马钱子等；许多药材还可在云南择地栽培，安家落户，如人参、当归、附子、地黄、肉桂、大风子、檀香、丁香等。原料药物和疾病治疗药物资源丰富，国内外发现的有效的植物成分往往都可在云南植物中找到可用的资源，如美登素、薯蓣皂素、喜树碱、秋水仙碱等。

随着"回归大自然"浪潮的兴起，传统天然药物，特别是中药、民族民间药物的特色和优势越来越受到人们的重视。中药、民族民间医药的应用历史悠久，历代医家和广大人民群众一起积累了丰富的临床经验。近年来，随着人们的重视，逐渐加大了中药、民族民间医药的开发与应用，这既是对传统医药文化的继承发展，也是对人类的医疗保健事业做出的新贡献。

准确识别药用植物，是天然物，特别是中药、民族民间药物开发利用、推广的基础。在国家科技部、云南省科技厅、韩国生命工学研究院（KRIBB）等有关部门的资助下，我们开展了云南药用植物资源的调查、收集、鉴定工作。历经近10年的辛勤工作，现将工作成果的精髓汇编成册出版，以期为从事药物资源开发应用与研究的同仁提供宝贵的图文信息，为药用植物资源的发现、发掘、收集、整理、研究提供有效的信息。这不仅对我国民族医药的保护和开发有重要意义，同时对我国药用植物的发展、利用及保护都有着重大意义。

编　者

2012年6月

目 录

一文钱 …………………… 1

一年蓬 …………………… 2

丁座草 …………………… 3

七叶鬼灯檠 ……………… 4

九头狮子草 ……………… 5

十大功劳 ………………… 6

三台花 …………………… 7

三角枫 …………………… 8

三裂蛇葡萄 ……………… 9

下田菊 …………………… 10

千里光 …………………… 11

千针万线草 ……………… 12

土牛膝 …………………… 13

土瓜狼毒 ………………… 14

土荆芥 …………………… 15

大叶茜草 ………………… 16

大芒萁 …………………… 17

大伸筋草 ………………… 18

大树杨梅 ………………… 19

大狼毒 …………………… 20

女贞子 …………………… 21

小五爪金龙 ……………… 22

叶枸子 …………………… 23

小白及 …………………… 24

小红参 …………………… 25

小花琉璃草 ……………… 26

小齿锥花 ………………… 27

小窃衣 …………………… 28

小茴香 …………………… 29

小通草 …………………… 30

小铁仔 …………………… 31

小雀花 …………………… 32

山白兰 …………………… 33

川续断 …………………… 34

飞龙掌血 ………………… 35

飞扬草 …………………… 37

飞廉 ……………………… 38

马齿苋 …………………… 39

马桑 ……………………… 40

马莲鞍 …………………… 41

马醉木 …………………… 42

乌鸦果 …………………… 43

云南山梅花 ……………… 44

云南地桃花 ……………… 45

云南含笑 ………………… 46

云南杨梅 ………………… 47

云南松 …………………… 48

云南海金沙 ……………… 49

五爪金龙 ………………… 50

五叶红 …………………… 51

风筝果 …………………… 52

凤尾参 …………………… 53

凤尾蕨 …………………… 54

凤凰木 …………………… 55

I

木瓜	56		石花	87
木棉	57		石栗	88
木蝴蝶	58		石椒草	89
毛（莸）子梢	59		艾纳香	90
毛石韦	60		龙牙草	91
毛枝绣线菊	61		全缘叶绿绒蒿	92
毛野丁香	62		冰片叶	93
毛蕊花	63		刚毛忍冬	94
水杨柳	64		华山松	95
火炭母草	65		华山矾	96
火麻仁	66		吉祥草	97
火棘	67		地耳草	98
牛至	68		地肤子	99
牛角瓜	69		地桃花	100
牛筋条	70		地榆	101
牛蒡叶橐吾	71		尖叶小羽藓	102
长鞭红景天	72		异叶泽兰	103
叶上花	73		江南卷柏	104
叶下珠	74		灯盏细辛	106
四方蒿	75		百合	107
头状四照花果	76		百部	108
尼泊尔黄花木（黄花木）	77		竹叶防风	109
甘西鼠尾	78		竹菌	110
田基黄	79		红山花	111
白头翁	80		红花五味子	112
白花丹	81		红花酢浆草	113
白饭树	82		红果树	114
白茅	83		红背桂花	115
白草莓	84		红景天	116
白粉藤	85		羊齿天门冬	117
白绿叶	86		羽萼	118

血竭 …………………………… 119

西河柳 …………………………… 120

西南水苏 ………………………… 121

西域青荚叶 ……………………… 122

西康花楸 ………………………… 123

过路黄 …………………………… 124

闭鞘姜 …………………………… 125

丽江野棉花 ……………………… 126

伸筋草 …………………………… 127

余甘子 …………………………… 128

冷水花 …………………………… 129

含羞草 …………………………… 130

岗枸 ……………………………… 131

扭肚藤 …………………………… 132

杏叶防风 ………………………… 133

杜鹃 ……………………………… 134

来江藤 …………………………… 135

沙针 ……………………………… 136

花椒 ……………………………… 137

苏木 ……………………………… 138

苏铁 ……………………………… 139

豆瓣如意草 ……………………… 140

连钱草 …………………………… 141

驴蹄草 …………………………… 142

鸡矢藤 …………………………… 143

鸡桑 ……………………………… 144

鸡蛋花 …………………………… 145

鸡腰子果 ………………………… 146

侧柏 ……………………………… 147

夜关门 …………………………… 148

昆明山海棠 ……………………… 149

子梢 ……………………………… 150

板蓝根 …………………………… 151

构树 ……………………………… 152

爬山虎 …………………………… 153

狗舌草 …………………………… 154

罗汉松 …………………………… 155

罗勒 ……………………………… 156

肾叶山蚂蝗 ……………………… 157

肾茶 ……………………………… 158

肾蕨 ……………………………… 159

苞叶大黄（水黄）……………… 160

苦葛 ……………………………… 161

茅瓜 ……………………………… 162

虎尾珍珠菜 ……………………… 163

虎掌草 …………………………… 164

金丝桃 …………………………… 165

金叶子 …………………………… 166

金合欢 …………………………… 167

金纽扣 …………………………… 168

金疮小草 ………………………… 169

金荞麦 …………………………… 170

金银忍冬 ………………………… 171

金腰箭 …………………………… 172

金樱子 …………………………… 173

金露梅 …………………………… 174

闹羊花 …………………………… 175

青叶胆 …………………………… 176

青鱼胆 …………………………… 177

鱼腥草 …………………………… 178

南木香 …………………………… 179

厚皮香 …………………………… 180

垫状卷柏……………………… 181

急性子………………………… 182

扁担藤………………………… 183

柳叶菜………………………… 184

毒鼠子………………………… 185

独一味………………………… 186

狭叶瓶尔小草………………… 187

狭叶醉鱼草…………………… 188

盾果草………………………… 189

盾座苣苔……………………… 190

秋鼠麴草……………………… 191

穿山龙………………………… 192

穿心莲………………………… 193

络石藤………………………… 194

绞股蓝………………………… 195

胃友…………………………… 196

茜草…………………………… 197

草乌…………………………… 198

草血竭………………………… 199

毕澄茄………………………… 200

荫风轮………………………… 201

虾子花………………………… 202

重阳木………………………… 203

骨碎补………………………… 204

鬼针草………………………… 205

倒提壶………………………… 206

勐海胡颓子…………………… 207

圆果罗伞……………………… 208

夏枯草………………………… 209

柴胡…………………………… 210

桃儿七………………………… 211

桑白皮………………………… 212

浆果楝………………………… 213

海红豆………………………… 214

海南草珊瑚…………………… 215

狼毒…………………………… 216

珠兰…………………………… 217

益母草………………………… 218

破布叶………………………… 219

秦皮…………………………… 220

秦艽…………………………… 221

笔管草………………………… 222

粉花月见草…………………… 223

粉背菝葜……………………… 224

绣球防风……………………… 225

翅果藤………………………… 226

臭灵丹………………………… 227

莱菔子………………………… 228

透骨草………………………… 229

钻叶火绒草…………………… 230

鸭嘴花………………………… 231

假酸浆………………………… 232

假鹰爪………………………… 233

婆婆纳………………………… 234

宿苞豆………………………… 235

密花滇紫草…………………… 236

密枝问荆……………………… 237

密蒙花………………………… 238

排钱草………………………… 239

接骨木………………………… 240

旋花茄………………………… 241

梁王茶………………………… 242

IV

淫羊藿⋯⋯⋯⋯⋯ 243　　滇南冠唇花⋯⋯⋯⋯ 274

清香木⋯⋯⋯⋯⋯ 244　　滇威灵仙⋯⋯⋯⋯⋯ 275

薸菜⋯⋯⋯⋯⋯⋯ 245　　滇独活⋯⋯⋯⋯⋯⋯ 276

猪鬃草⋯⋯⋯⋯⋯ 246　　滇黄精⋯⋯⋯⋯⋯⋯ 277

硃砂根⋯⋯⋯⋯⋯ 247　　滇紫草⋯⋯⋯⋯⋯⋯ 278

绵萆薢⋯⋯⋯⋯⋯ 248　　滇榛⋯⋯⋯⋯⋯⋯⋯ 279

菊叶鱼眼草⋯⋯⋯ 249　　腺毛千斤拔⋯⋯⋯⋯ 280

萝芙木⋯⋯⋯⋯⋯ 250　　蒲公英⋯⋯⋯⋯⋯⋯ 281

野拔子⋯⋯⋯⋯⋯ 251　　蒲桃⋯⋯⋯⋯⋯⋯⋯ 282

野苦荞头⋯⋯⋯⋯ 252　　锦灯笼⋯⋯⋯⋯⋯⋯ 283

野菊花⋯⋯⋯⋯⋯ 253　　锦鸡儿⋯⋯⋯⋯⋯⋯ 284

银露梅⋯⋯⋯⋯⋯ 254　　鼠麹草⋯⋯⋯⋯⋯⋯ 285

雪山一枝蒿⋯⋯⋯ 255　　漆大姑⋯⋯⋯⋯⋯⋯ 286

黄花蒿⋯⋯⋯⋯⋯ 256　　漆姑草⋯⋯⋯⋯⋯⋯ 287

斑鸠菊⋯⋯⋯⋯⋯ 258　　漾濞鹿角藤⋯⋯⋯⋯ 288

痢止蒿⋯⋯⋯⋯⋯ 259　　算盘子⋯⋯⋯⋯⋯⋯ 289

紫花地丁⋯⋯⋯⋯ 260　　管仲⋯⋯⋯⋯⋯⋯⋯ 290

紫花雪山报春⋯⋯ 261　　管花鹿药⋯⋯⋯⋯⋯ 291

紫金龙⋯⋯⋯⋯⋯ 262　　翠云草⋯⋯⋯⋯⋯⋯ 292

紫药女贞⋯⋯⋯⋯ 263　　舞草⋯⋯⋯⋯⋯⋯⋯ 293

紫珠⋯⋯⋯⋯⋯⋯ 264　　蜡梅⋯⋯⋯⋯⋯⋯⋯ 294

萹蓄⋯⋯⋯⋯⋯⋯ 265　　酸模⋯⋯⋯⋯⋯⋯⋯ 295

落地生根⋯⋯⋯⋯ 266　　箭根薯⋯⋯⋯⋯⋯⋯ 296

蒌叶⋯⋯⋯⋯⋯⋯ 267　　缬草⋯⋯⋯⋯⋯⋯⋯ 297

酢浆草⋯⋯⋯⋯⋯ 268　　薄荷⋯⋯⋯⋯⋯⋯⋯ 298

唢呐花⋯⋯⋯⋯⋯ 269　　薏苡⋯⋯⋯⋯⋯⋯⋯ 299

鹅掌楸⋯⋯⋯⋯⋯ 270　　爵床⋯⋯⋯⋯⋯⋯⋯ 300

黑骨藤⋯⋯⋯⋯⋯ 271　　鞭打绣球⋯⋯⋯⋯⋯ 301

滇白前⋯⋯⋯⋯⋯ 272　　糯米团⋯⋯⋯⋯⋯⋯ 302

滇龙胆草⋯⋯⋯⋯ 273　　糯芋⋯⋯⋯⋯⋯⋯⋯ 303

◇1 一文钱

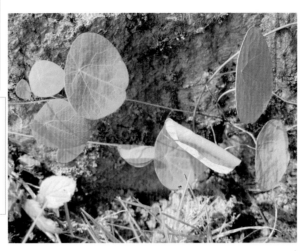

【中文名】一文钱

【别名】抱母鸡，荷叶暗消，乌龟抱蛋，表藤，藤子内消，金不换

【基源】为防己科植物一文钱 *Stephania delavayi* Diels 的根或茎。

【植物形态】多年生缠绕小藤本。主根条状，茎枝纤细，直条纹，无毛。叶互生，三角形或三角状近圆形，先端钝圆，常有小凸尖，全缘，两面无毛，薄纸质。花小，雌雄异株；雄株均为复伞形聚伞花序，雄花：淡绿色，排成2轮，倒卵状楔形或阔倒卵状楔形，质薄；花瓣3（～4），淡黄色，近倒三角形或阔楔形；

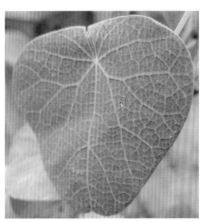

雌花被辐射对称，形状大小均与雌花相似；子房无毛，柱头常3裂。核果倒卵形，红色，无毛，背部有2行小横肋状雕纹，每行约5～8条；胎座迹穿孔。

【生长环境】生于海拔700～2000m的常绿阔叶林中。

【分布】大理、玉溪、普洱、西双版纳、楚雄等地区。

【拍摄地】云南玉溪。

【性味】苦，微寒；有毒。

【功效】理气止痛，祛风除湿，消肿毒。

【主治】气滞食积，脘腹疼痛，风湿痹痛，痈肿疮毒，毒蛇咬伤。

【用法】研末温开水送服，每次0.3～0.5克。外用捣敷或配方敷患外。

【选方】治气滞食积，脘腹疼痛。本品研末，空腹温开水送服，每次0.5克，每天4次。

【中药化学成分】一文钱含地不容碱、16-氧代地不容碱、轮环藤宁碱、头花千金藤碱、高阿罗莫灵碱等。

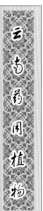

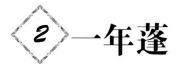

2 一年蓬

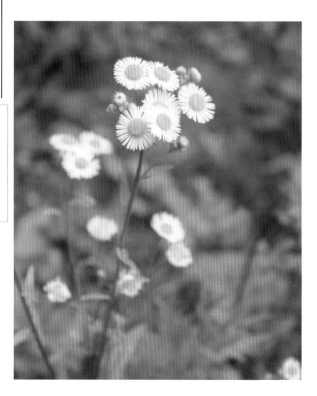

【中文名】一年蓬

【别名】千层塔、治疟草、野蒿（江苏、江西）

【基源】为菊科植物一年蓬 *Erigeron annuus*（L.）Pers.的根及全草。

【植物形态】一年生或二年生草本，茎粗壮，直立，高30～100cm，上部有分枝，绿色，下部被开展的长硬毛，上部被较密的上弯的短硬毛。基部叶花期枯萎，长圆形或宽卵形，少有近圆形，顶端尖或钝，基部狭成具翅的长柄，边缘具粗齿，下部叶与基部叶同形，但叶柄较短，中部和上部叶较小，长圆状披针形或披针形，顶端尖，具短柄或无柄，边缘有不规则的齿或近全缘，最上部叶线形，全部叶边缘被短硬毛，两面被疏短硬毛，或有时近无毛。头状花序数个或多数，排列成疏圆锥花序，总苞半球形，总苞片3层，草质，披针形，近等长或外层稍短，淡绿色或多少褐色，背面密被腺毛和疏长节毛；外围的雌花舌状，2层，上部被疏微毛，舌片平展，白色，或有时淡天蓝色，线形，顶端具2小齿，花柱分枝线形；中央的两性花管状，黄色，檐部近倒锥形，裂片无毛；瘦果披针形，长约1.2mm，扁压，被疏贴柔毛；冠毛异形，雌花的冠毛极短，膜片状连成小冠，两性花的冠毛2层，外层鳞片状，内层为10～15条长约2mm的刚毛。花期6～9月。

【生长环境】生于海拔1750m附近的平坦草地。

【分布】云南全省各地。

【拍摄地】云南昆明。

【性味】淡，平。

【功效】凉热解毒，助消化，抗疟。

【主治】用于消化不良，泄泻，传染性肝炎，瘰疬，尿血，疟疾。

【用法】水煎服，10～15克。

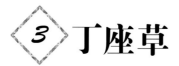

3 丁座草

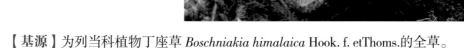

【中文名】丁座草

【别名】千斤坠（云南），枇杷芋（陕西），半夏（西藏）

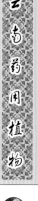

【基源】为列当科植物丁座草 *Boschniakia himalaica* Hook. f. etThoms.的全草。

【植物形态】寄生草本，高15～45cm，近无毛。根状茎球形或近球形，通常只有一直立而不分枝的地上茎。叶鳞片状，宽三角状卵形，钝尖。总状花序长8～20cm，花多密集；苞片1枚，生于花梗基部，三角状卵形，从花序的基部向上渐狭，连同小苞片和萼裂片幼时边缘被长柔毛，后变无毛；小苞片无或2枚，早落或宿存，着生于花梗上部，线状披针形；花萼浅杯状，管部长4～6mm，先端不规则5裂，裂片长3～5mm，线状披针形或狭三角形，花后常脱落而仅存花萼管部；花冠黄褐色或淡紫色，管部稍膨大，上唇盔状，先端全缘或微凹，下唇远短于上唇，长仅2～3mm，3浅裂，裂片三角形或狭长圆形不常反折，边缘常被短柔毛；雄蕊生于距花冠管基部4～6mm处，花丝长1～1.4cm，常伸出于花冠之外，下部被柔毛，花药卵状长圆形，常无毛，稀被长柔毛；雌蕊由2（～3）心皮组成，子房长圆形，侧膜胎座3（～2），花柱长约1cm，无毛，柱头盘状，3浅裂。果梗长0.6～2.0cm，粗壮；蒴果近球形至卵状长球形，3（～2）瓣开裂。种子不规则球形，亮浅黄色或浅褐色，种皮具蜂窝状网纹，网眼漏斗状，网眼壁具规则的细网状纹饰。花期4～6月，果期6～9月。

【生长环境】生于海拔2200～4600m的高山林下或灌丛，常寄生于杜鹃花属 Rhododendron 植物根上。

【分布】贡山、福贡、德钦、香格里拉（中甸）、维西、丽江、漾濞、大理、宾川、大姚、景东、武定、禄劝等地。

【拍摄地】云南大理。

【性味】涩、微苦，温。

【功效】理气，止痛，止咳，祛痰，消肿，健胃。

【主治】用于风湿关节痛，月经不调，血吸虫病，跌打损伤，风湿疼痛，乌头中毒。

【用法】水煎服，3～10克。

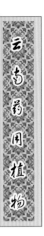

4 七叶鬼灯檠

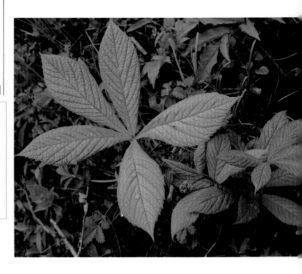

【中文名】七叶鬼灯檠

【别名】滇西鬼灯檠，九叶岩陀，岩陀

【基源】为虎耳草科七叶鬼灯檠 *Rodgersia aesculifolia* Batal.的根。

【植物形态】多年生草本，高40～120cm。根状茎横走，长达12cm，横截径圆柱形，3～4cm，呈红色，根表面密盖褐色鳞片状叶残基，自根茎生多数粗线形的须根和纤维状细根。茎无毛，直立，中空，不分枝，紫红色，基部粗达1.5cm。基生叶通常1，具长10～13cm的柄，叶柄被褐色长柔毛，基部具宽鞘，鞘被褐色长柔毛；茎生叶约2枚，具较短的柄；基生叶与茎生叶叶片均为掌状复叶，具3～7小叶；小叶片狭倒卵形或倒披针形，长10～30(～50)cm，宽3～11cm，先端短渐尖或急尖，基部楔形，边缘具不整齐的锯齿，表面无毛或疏生短柔毛，背面被褐色柔毛，沿脉毛较密，中脉在表面微凹，在背面凸起，侧脉数对，网脉明显。圆锥花序顶生，多分枝，长15～35cm，花序轴和分枝密生短柔毛；花梗长2～5mm，密被短柔毛；花萼白色、淡黄色或红色，5深裂，裂片宽卵形，长2～3mm，先端钝或急尖，无毛，具3纵脉，萼管短，疏被短柔毛；花瓣无；雄蕊10，长2.5～3.5mm，花丝钻形，花药近圆形；子房半下位，2心皮，基部合生，长1.5～2mm，具多数胚珠，花柱2，长2～3mm。蒴果成熟时紫红色，长7～9mm，2宿存花柱叉开。种子多数，梭形，长1～1.5mm，褐色。花果期6～10月。

【生长环境】生于海拔2300～3800m的林下、灌丛下、山坡草地。

【分布】产德钦、维西、贡山、泸水、兰坪、丽江、大理、镇康、景东、大关等地。

【拍摄地】云南丽江。

【性味】苦、微涩，凉；无毒。

【功效】清热化湿，止血生肌。

【主治】治疗痢疾，肠炎，感冒头痛，风湿骨痛，外伤出血。

5 九头狮子草

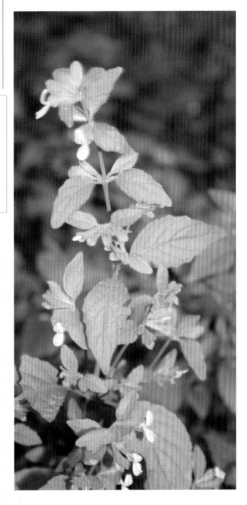

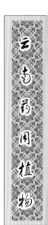

【中文名】九头狮子草

【别名】接长草，土细辛

【基源】为爵床科植物九头狮子草 *Peristrophe japonica*（Thunb.）Bremek.的全草。

【植物形态】草本，高20～50cm。叶卵状矩圆形，顶端渐尖或尾尖，基部钝或急尖。花序顶生或腋生于上部叶腋，由2～8（10）聚伞花序组成，每个聚伞花序下托以2枚总苞状苞片，一大一小，卵形，几倒卵形，顶端急尖，基部宽楔形或平截，全缘，近无毛，羽脉明显，内有1至少数花；花萼裂片5，钻形；花冠粉红色至微紫色，长2.5～3cm，外疏生短柔毛，2唇形，下唇3裂；雄蕊2，花丝细长，伸出，花药被长硬毛。蒴果长1～1.2cm，疏生短柔毛，开裂时胎座不弹起，上部具4粒种子，下部实心；种子有小疣状突起。

【生长环境】生于海拔1200～1700m的路边，草地或林下。

【分布】红河、文山等地。

【拍摄地】云南普洱。

【性味】辛、微苦，凉。

【功效】发汗解表，解毒消肿，镇痉。

【主治】用于感冒发热，咽喉肿痛，白喉，小儿消化不良，小儿高热惊风；外用于痈疖肿毒，毒蛇咬伤，跌打损伤。

【用法】水煎服，10～15克。

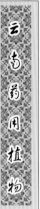

6 十大功劳

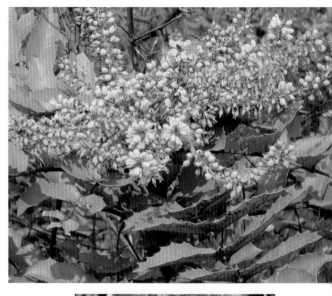

【中文名】十大功劳

【别名】土黄柏，土黄连，八角刺，刺黄柏，黄天竹

【基源】为小檗科植物阔叶十大功劳 *Mahonia bealei*（Fort.）Carr. 的叶。

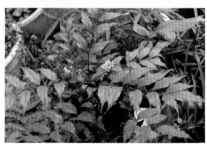

【植物形态】灌木或小乔木。叶狭倒卵形至长圆形，具4~10对小叶，上面暗灰绿色，背面被白霜，有时淡黄绿色或苍白色；小叶厚革质，硬直，自叶下部往上小叶渐次变长而狭，最下一对小叶卵形，具1~2粗锯齿，往上小叶近圆形至卵形或长圆形，基部阔楔形或圆形，偏斜，有时心形，边缘每边具2~6粗锯齿，先端具硬尖，顶生小叶较大，具柄。总状花序直立，通常3~9个簇生；芽鳞卵形至卵状披针形；苞片阔卵形或卵状披针形，先端钝；花黄色；外萼片卵形，中萼片椭圆形，内萼片长圆状椭圆形；花瓣倒卵状椭圆形，基部腺体明显，先端微缺；雄蕊药隔不延伸，顶端圆形至截形；子房长圆状卵形，花柱短，胚珠3~4枚。浆果卵形，深蓝色，被白粉。花期9月至翌年1月，果期3~5月。

【生长环境】生于阔叶林、竹林、杉木林及混交林下、林缘，草坡。

【分布】云南全省大部分地区。

【拍摄地】云南昆明。

【性味】苦、寒。

【功效】清热补虚，燥湿，解毒，消肿。

【主治】湿热痢疾，腹泻，黄疸，肺痨咳血，咽喉痛，目赤肿痛，疮疡，湿疹，骨蒸潮热，头晕耳鸣，腰酸腿软。

【用法】水煎服，10~30克。

【选方】治湿热痢疾。本品30克、小南木香6克、毛大丁15克，水煎服。

7 三台花

【中文名】三台花

【别名】抱茎三对节，大升麻

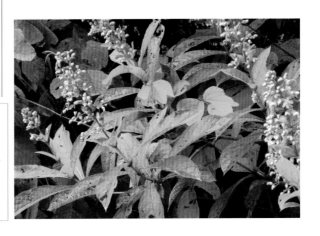

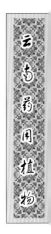

【基源】为唇形科植物三台花 *Clerodendrum serratum* （Linn.） Moon var. ampexifolium Moldenke的全草。

【植物形态】灌木，高1～4m，根略粗壮，灰褐色。茎圆形或有棱，节膨大，幼枝棱形，具皮孔，通常被毛。叶3片轮生，无柄；叶片长椭圆形，基部通常下延成耳状抱茎，边缘有疏锯齿，主脉紫色或绿色，背面突起，两面均被短柔毛。多花排成窄长顶生总状圆锥花序，密被淡褐色短毛，小苞片倒卵形，常带粉红色；花萼杯状，顶端平截，内面有腺体；花冠淡蓝紫色，管部圆柱形，裂片5，略不等大；雄蕊4，伸出花冠之外，花丝基部被密毛；花柱稍长于雄蕊，柱头不裂。核果扁球形，包于宿萼内。

【生长环境】生于海拔600～1700m的林缘、溪边灌丛处。

【分布】富宁、普洱等地。

【拍摄地】云南普洱。

【性味】辛、苦，凉。

【功效】消炎杀菌，清热解毒。

【主治】疟疾，肝炎，黄水疮。

【用法】10～15克，水煎服。

【选方】治黄水疮。本品适量，煎水洗患处。

【中药化学成分】叶含木犀草素-7-O-β-D-葡萄糖醛酸苷（lute-olin-7-O-β-D-glucuronide）、α-菠菜甾醇（α-spinasterol）、右旋儿茶精（catechin）、木犀草素（luteolin）、芹菜素（apigenin）、黄芩苷元（baicalein）、高山黄芩素（scutellarein）、6-羟基木犀草素（6-hydroxyluteolin）、咖啡酸（caffeic acid）、阿魏酸（ferulic acid）、葡萄糖（glucose）、阿拉伯糖（arabinose）、葡萄糖醛酸（glucuronic acid）、黄酮（flavone）及酚酸类（phenolic acids）。树皮含齐墩果酸（oleanolic acid）、栎焦油酸（queretaroic acid）和三对节酸（serratagenic acid）。根皮中含D-甘露醇（D-mannitol）。根中含豆甾醇（stigmasterol）。

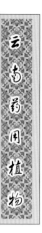

⟨8⟩ 三角枫

【中文名】三角枫

【别名】三角槭

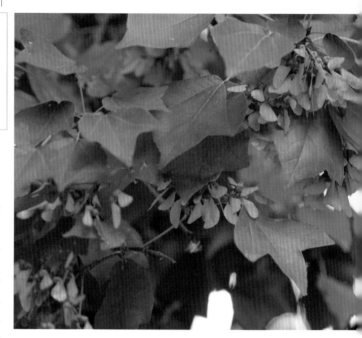

【基源】为槭树科植物三角槭 *Acer buergerianum* Miq. 的根皮及枝、叶。

【植物形态】落叶乔木，高5～10m；树皮暗灰色、褐色或深褐色，片状剥落。叶倒卵状三角形、三角形或椭圆形，通常3裂，裂片三角形，近于等大而呈三叉状，顶端短渐尖，全缘或略有浅齿，表面深绿色，无毛，背面有白粉，初有细柔毛，后变无毛。伞房花序顶生，有柔毛，直径约3cm；花黄绿色，发叶后开花；子房密生柔毛。翅果棕黄色，两翅呈镰刀状，中部最宽，基部缩窄两翅开展成锐角，小坚果突起，有脉纹。花期4～5月，果熟期9～10月。

【生长环境】生于海拔300～1000m的阔叶林中。

【分布】云南全省各地。

【拍摄地】云南昆明。

【性味】苦、辛，温。

【功效】理气散寒，止痛。

【主治】胃寒脘胀，腹痛，寒湿吐泻。

【用法】水煎服，10～15克。

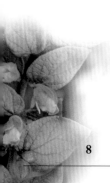

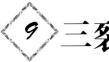

9 三裂蛇葡萄

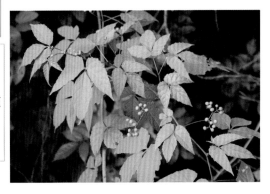

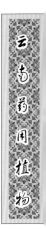

【中文名】三裂蛇葡萄

【别名】德氏蛇葡萄，三裂叶蛇葡萄，赤木通

【基源】葡萄科植物三裂蛇葡萄 *Ampelopsis delavayana* Planch.ex Fr.的根皮。

【植物形态】木质藤本。小枝圆柱形，有纵棱纹，疏生短柔毛，以后脱落。卷须2～3叉分枝，相隔2节间断与叶对生。叶为3小叶，中央小叶披针形或椭圆披针形，顶端渐尖，基部近圆形，侧生小叶卵椭圆形或卵披针形，基部不对称，近截形，边缘有粗锯齿，齿端通常尖细，上面绿色，嫩时被稀疏柔毛，以后脱落几无毛，下面浅绿色，侧脉5～7对，网脉两面均不明显；中央小叶有柄或无柄，侧生小叶无柄，被稀疏柔毛。多歧聚伞花序与叶对生，花序梗长2～4cm，被短柔毛；花梗长1～2.5mm，伏生短柔毛；花蕾卵形，顶端圆形；萼碟形，边缘呈波状浅裂，无毛；花瓣5，卵椭圆形，外面无毛，雄蕊5，花药卵圆形，长宽近相等，花盘明显，5浅裂；子房下部与花盘合生，花柱明显，柱头不明显扩大。果实近球形，有种子2～3颗；种子倒卵圆形，顶端近圆形，基部有短喙，种脐在种子背面中部向上渐狭呈卵椭圆形，顶端种脊突出，腹部中棱脊突出，两侧洼穴呈沟状楔形。花期6～8月，果期9～11月。

【生长环境】生于海拔300～2200m的山谷林中或山坡灌丛或林中。

【分布】云南全省大部分地区。

【拍摄地】云南普洱。

【性味】根皮：辛，平。

【功效】根皮：消肿止痛，舒筋活血，止血。

【主治】根皮：用于外伤出血，骨折，跌打损伤，风湿关节痛。

【用法】水煎服，10～15克。

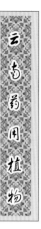

10 下田菊

【中文名】下田菊

【别名】白龙须，水胡椒，风气草，汗苏麻，猪耳朵菜

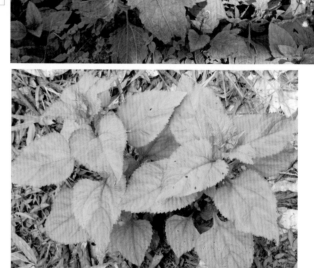

【基源】为菊科下田菊属下田菊 *Adenostemma lavenia*（Linn.）O.Ktze.的全草入药。

【植物形态】多年生草本，高30～100cm。茎直立，基部稍平卧，着地生根，上部分枝，紫红色，有细毛，下部光滑。叶对生，三出脉，叶片广卵形或卵状椭圆形，基部楔形，有柄，边缘有粗锯齿，叶面略有皱纹，具疏毛。头状花序，花托扁平，无托毛。全部为结实的两性花，秋季开白色或黄色小花。瘦果倒椭圆形，顶端有3～4条短而硬的冠毛。

【生长环境】生于海拔600～2100m的沟边、荒山坡、潮湿处。

【分布】昆明、西双版纳、大理、怒江、曲靖、玉溪、楚雄、丽江、保山、普洱、红河、临沧、沧源等地。

【拍摄地】云南普洱。

【性味】苦，寒。

【功效】清热解毒，利湿消肿。

【主治】用于感冒高热，支气管炎，咽喉炎，扁桃体炎，黄疸型肝炎；外用治痈疖疮疡，蛇咬伤。

【用法】10～15克，水煎服。外用适量，鲜品捣烂敷患处。

【选方】感冒高热。本品15克、葛根30克、吉祥草15克，水煎服。

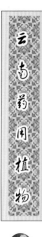

11 千里光

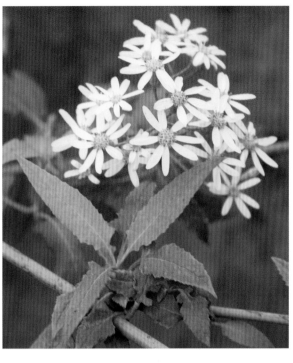

【中文名】千里光

【别名】千里及，千里急，黄花母，眼明草，九里明，粗糠花，光明草，千家药，九里及

【基源】为菊科植物千里光 Senecio scandens Buch.-Ham. ex D.Don.的全草。

【植物形态】多年生攀援草本。根状茎木质，粗。茎曲折，多分枝，初常被密柔毛，后脱毛，皮淡褐色。叶互生，具短柄；叶片披针形至长三角形，边缘有浅或深齿，稀近全缘，羽状脉，叶脉明显。头状花序，多数，在茎及枝端排列成复总状伞房花序，有细条形苞叶；总苞筒状，基部有数个条形小苞片；总苞片条状披针形，先端部渐尖；舌状花黄色，8～9个；筒状花多数。瘦果，圆柱表，有纵沟，长3mm，被柔毛；冠毛白色，长7.5mm，约与筒状花等长。花期10月～翌年3月，果期2～5月。

【生长环境】生于海拔500～3200m的河滩、林边、灌木丛、沟边、路旁。

【分布】云南全省各地。

【拍摄地】云南昆明。

【性味】苦、辛，寒。

【功效】清热解毒，明目退翳，杀虫止痒。

【主治】流感，上呼吸道感染，肺炎，急性扁桃体炎，腮腺炎，急性肠炎，菌痢，黄疸型肝炎，胆囊炎，滴虫性阴道炎，急性尿路感染，目赤肿痛，翳障，痈肿疔毒，丹毒，湿疹，干湿癣疮，烧烫伤。

【用法】10～30克，水煎服。外用，煎水洗，或取汁搽患处。

【选方】治流感，本品15克、虎杖15克、藿香15克，水煎服。

【中药化学成分】全草含大量的毛茛黄素、菊黄质及少量的β-胡萝卜素，还含千里光宁碱、千里光菲灵碱及氢酯等；此外还含挥发油、黄酮苷、鞣质等成分。花中含类胡萝卜素。

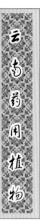

12 千针万线草

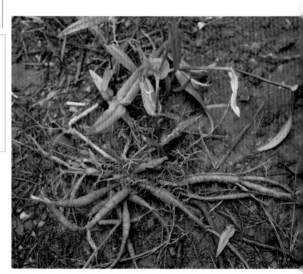

【中文名】千针万线草

【别名】千针万线草，麦参，筋骨草，云南繁缕，小胖药（曲靖）

【基源】为石竹科植物千针万线草 *Stellaria yunnanensis* Franch.的根。

【植物形态】多年生草本，高30～90cm。根簇生，黑褐色，粗壮。茎直立，圆柱形，不分枝或分枝，无毛或被稀疏长硬毛。叶无柄，叶片披针形或条状披针形，顶端渐尖，基部圆形或稍渐狭，下面微粉绿色，边缘具稀疏缘毛。二歧聚伞花序，疏散，无毛；苞片披针形，顶端渐尖，边缘膜质，透明；花梗细，直伸或稍下弯，果时更长；萼片披针形，顶端渐尖，边缘膜质，具明显3脉；花瓣5，白色，稍短于萼片，2深裂几达基部，裂片狭线形；雄蕊10；子房卵形，具多数胚珠；花柱3，线形。蒴果卵圆形，稍短于宿存萼，顶端6齿裂，具2～6种子；种子褐色，"肾"形，略扁，具稀疏瘤状凸起。花期7～8月，果期9～10月。

【生长环境】生于海拔1800～3250m的丛林或林缘岩石间。

【分布】滇中、滇西北、滇东北。

【拍摄地】云南昆明。

【性味】甘，平。

【功效】健脾益肾，养肝。

【主治】用于体虚贫血，精神不振，头晕心慌，耳鸣眼花，潮热，遗精，月经不调，带下淋沥，小儿疳积。

【用法】水煎服，10～30克。

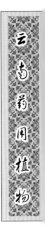

13 土牛膝

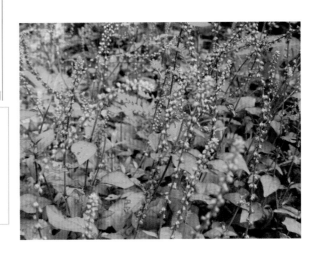

【中文名】土牛膝

【别名】倒钩草，倒梗草，杜牛膝

【基源】为苋科植物土牛膝 Achyranthes aspera L.的根和全草。

【植物形态】多年生草本，高1～1.6m，茎直立，四方形，节膨大；叶对生，叶片披针形或狭披针形，长约4.5～15cm，宽约0.5～3.6cm，先端及基部均渐尖，全缘，上面绿色，下面常呈紫红色。穗状花序腋生或顶生；花多数；苞片1，先端有齿；小苞片2，刺状，紫红色，基部两侧各有1卵圆形小裂片，长约0.6mm；花被5，绿色，线形，具3脉；雄蕊5，花丝下部合生，退化雄蕊方形，先端具不明显的齿；花柱长约2mm。胞果长卵形。花期7～10月。果期3～11月。

【生长环境】生于海拔1200～2400m的河边、荒地阴湿处。

【分布】西双版纳、迪庆、大理、禄劝、元江、蒙自、宁蒗、丽江等地。

【拍摄地】云南元江。

【性味】微苦，凉。

【功效】清热解毒，利尿消炎。

【主治】感冒发热，扁桃腺炎，闭经，跌打损伤，风湿关节痛，痢疾，白喉，咽喉肿痛，疮痈，淋证，肾炎水肿。

【用法】内服：煎汤，9～15克，鲜品30～60克。外用：适量，捣敷；或捣汁滴耳，或研末喷喉。

【中药化学成分】全草含蜕皮甾酮（ecdysterone）和牛膝甾酮（inokosterone），根含皂苷。

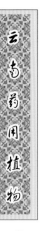

14 土瓜狼毒

【中文名】土瓜狼毒

【别名】小狼毒，鸡肠狼毒

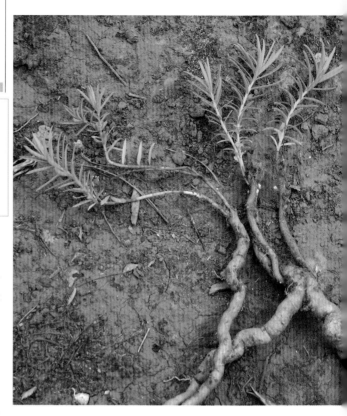

【基源】为大戟科植物土瓜狼毒 *Euphorbia prolifera* Buch.– Ham.ex D. Don.的根。

【植物形态】多年生草本。茎高20～30cm，自基部极多分枝，向上斜展。叶互生，叶片线状长圆形，先端钝圆，基部渐狭或近截平，全缘；无柄；总苞叶4～6枚，卵状长圆形至阔卵状长圆形，先端圆或尖，基部渐狭，无柄；苞叶2枚，卵形，先端尖或圆，基部圆或近截平。花序单生于二歧分枝的顶端，基部无柄；总苞阔钟状，先端5裂，裂片啮状或呈三角形，边缘及内侧具微柔毛；腺体4，稀5～8，近月牙形，但中部以下不明显下凹，褐色；雄花多数，略超过总苞边缘；雌花：子房柄长达5mm；子房光滑，花柱中部以下合生，柱头微2裂。蒴果卵球形；种子卵球状，黄褐色，平滑且具斑状纹饰；种阜小，乳黄色，易脱落。花果期4～8月。

【生长环境】生于海拔1500～2500m的冲刷沟边、草坡或松林下。

【分布】云南全省大部分地区。

【拍摄地】云南昆明。

【性味】微辛、甘，平；有大毒。

【功效】清热，解毒，理气止痛，止血，消食，通便。

【主治】用于跌打损伤，骨折，外伤出血，疮毒，疥癣，疮、癫，腹水，食积。

【用法】灰火煨透心后，水煎或研末服，1～3克。

15 土荆芥

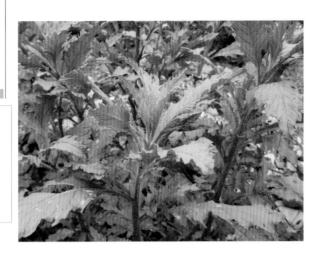

【中文名】土荆芥

【别名】红泽蓝，天仙草，臭草，钩虫草，虱子草等

【基源】为藜科植物土荆芥 *Chenopodium ambrosioides* L.的带果穗全草。

【植物形态】一年生或多年生草本，揉之有强烈臭气；茎直立，多分枝，具条纹，近无毛。叶互生，披针形或狭披针形，顶端渐尖，基部渐狭成短柄，边缘有不整齐的钝齿，上面光滑无毛，下面有黄色腺点。花夏季开

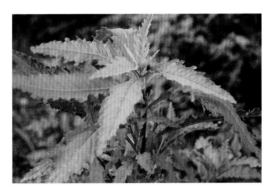

放，绿色，两性或部分雌性，组成腋生、分枝或不分枝的穗状花序；花被裂片5，少有3；子房球形，花柱不明显，柱头3或4裂。胞果扁球形；种子肾形，黑色或暗红色，光亮。

【生长环境】生于村旁、路边、旷野及河岸等地。

【分布】云南全省各地。

【拍摄地】云南昆明。

【性味】辛，温；有毒。

【功效】祛风，杀虫，通经，止痛。

【主治】蛔虫病，钩虫病，蛲虫病；外用治皮肤湿疹，瘙痒，并杀蛆虫。

【用法】外用适量，煎水洗或捣敷患处。

【选方】治皮肤湿疹瘙痒。本品适量，煎水洗患处。

【中药化学成分】全草含挥发油（土荆芥油）。油中主成分为驱蛔素、对聚伞花素及其他萜类物质如土荆芥酮、柠檬烯等。尚含饱和烃、卅烷醇、三萜皂苷藜属皂苷B、葡葡糖醛酸、鼠李糖、木糖、阿拉伯糖组成等。

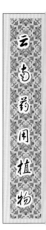

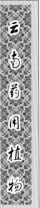

云南药用植物

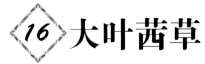

16 大叶茜草

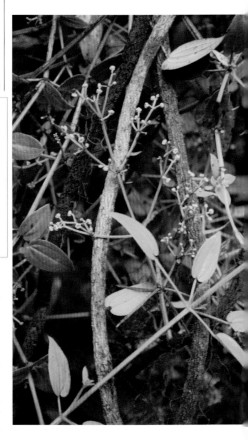

【中文名】大叶茜草

【别名】川黔茜草、光茎茜草，咸洒（云南禄劝），小红参（云南师宗），灯儿草（四川泸定），红血儿、四轮筋骨草（四川金佛山），紫脉茜草（四川雷波），茜草（多处），四能草（贵州石阡），女儿红（贵州）

【基源】为茜草科植物大叶茜草 *Rubia schumanniana* Pritz.的根状茎。

【植物形态】草本，通常近直立，高1m左右，很少攀援状；茎和分枝均有4直棱和直槽，有时在棱上亦可见直槽，近无毛，平滑或有微小倒刺。叶4片轮生，厚纸质至革质，披针形、长圆状卵形或卵形，有时阔卵形，顶端渐尖或近短尖，基部阔楔形，近钝圆，乃至浅心形，边稍反卷而粗糙，基出脉3条偶5条，如为5条则靠近叶缘的一对纤细而不明显，通常在上面凹陷，在下面凸起，网脉两面均不明显；叶柄近等长或2长2短。聚伞花序多具分枝，排成圆锥花序式，顶生和腋生，腋生的通常比叶稍短，顶生的较长，总花梗长可达3～4cm，有直棱，通常无毛；小苞片披针形，有缘毛；花冠白色或绿黄色，干后常变褐色，裂片通常5，很少4或6（原记载），近卵形，渐尖或短尾尖，顶端收缩，常内弯。浆果小，球状，黑色。

【生长环境】生于海拔1300～3000m处的山谷、山坡、路边的林中或灌丛。

【分布】永善、镇雄、彝良、大关、昭通、巧家、富源、嵩明、宜良、师宗、罗平、昆明、东川、丽江、贡山、福贡、大理、巍山、富民、武定、禄劝、新平、西畴、蒙自、金平、元阳、绿春、景洪、双江、梁河等地。

【拍摄地】云南普洱。

【性味】苦，寒。

【功效】凉血止血，祛淤通经，健胃。

【主治】用于吐血，衄血，崩漏下血，外伤出血，经闭淤阻，关节痹痛，小儿疳积，跌打肿痛。

【用法】水煎服，10～15克。

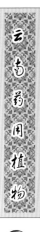

◇17◇ 大芒萁

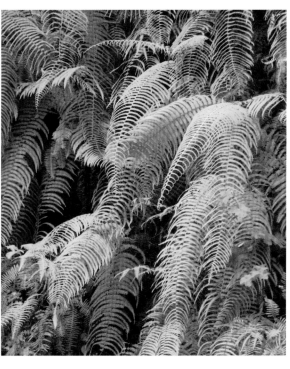

【中文名】大芒萁
【别名】大羽芒萁

【基源】为里白科植物大芒萁 *Dicranopteris ampla* Ching et Chiu的嫩苗及髓心。

【植物形态】植株高达1.5m。根茎横走，密被锈黄色长毛。叶具长柄，长达80cm；叶革质，无毛，疏生，下面呈灰蓝色，叶轴三至四回二叉分枝，分枝处的休眠芽具卵形的苞片，边缘具不规则的粗齿牙，除末回分枝外，各回分叉的两侧均有1对羽状深裂的托叶状大羽片；末回羽片披针形或长圆状披针形，羽状深裂几达羽轴；裂片披针形，边缘全缘或波状；侧脉每组有小脉5～7条。孢子囊群生于每组小脉的上下两侧基部的弯弓处，在主脉两侧排成不规则的2～3行。

【生长环境】生于海拔600～1400m的疏林下或灌丛中。

【分布】滇南、滇西。

【拍摄地】云南景洪。

【性味】微甘、平，涩。

【功效】解毒，止血。

【主治】蜈蚣咬伤，鼻衄，外伤出血。

【用法】15～30克，水煎服。

【选方】治鼻衄。本品15克、青蒿10克、红糖适量，水煎服。

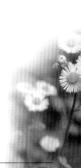

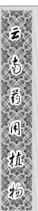
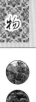

云南药用植物

18 大伸筋草

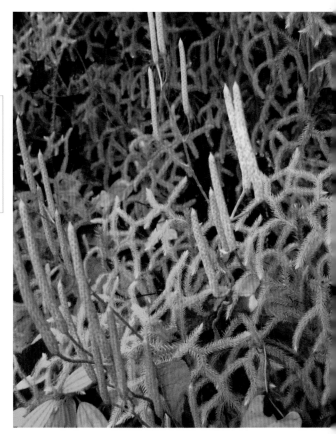

【中文名】大伸筋草

【别名】马尾千金草，鹿角草，青蛇勒公，裤带藤

【基源】为石杉科植物伸筋草 *Lycopodium clavatum* L.的全草。

【植物形态】多年生常绿草本，丛生。须状根短而少，除近根部密生交错的灰白色绵毛外，全体光滑无毛，柔软细长，可达1m以上，色青翠。多回2歧状分枝，外形犹如马尾。叶较厚，质软，略有蜡质亮光。叶型有两种：营养叶呈线状披针形，锐尖头，螺旋状伏生于枝及分枝上，排列紧密，背面稍隆起；孢子叶呈矩圆形或类圆形，基部平截，先端尾状突尖，背面主脉隆起。孢子囊肾形，黄白色，具短柄。

【生长环境】附生于密林树干上。

【分布】云南全省各地。

【拍摄地】云南景洪。

【性味】微苦，温；小毒。

【功效】祛风除湿，消肿止痛。

【主治】跌打损伤，肌肉痉挛，筋骨疼痛，风湿关节痛，肥大性脊柱炎，类风湿性关节炎。

【用法】水煎或泡酒服，10～30克。

【选方】治筋骨疼痛、风湿关节痛、类风湿性关节炎。本品100克、绵草薢150克、吉祥草100克、威灵仙100克、细辛10克、当归100克，泡酒服。

【中药化学成分】全草含石松生物碱及三萜类：千层塔烯二醇、千层塔三醇、千层塔烯三醇及石松隐四醇等。

19 大树杨梅

【中文名】大树杨梅

【别名】机子，圣生梅，白蒂梅，椴梅，山杨梅，野杨梅

【基源】为杨梅科植物杨梅 *Myrica rubra*（Lour.）Sieb.et Zucc.的根皮、果实。

【植物形态】常绿乔木，树冠球形。单叶互生；叶片长椭圆或倒披针形，革质，全缘，或先端有少数钝锯齿，上面深绿色，有光泽，下面色稍淡，平滑无毛，有金黄色腺体。花雌雄异株；雄花序常数条丛生于叶腋，圆柱形，黄红色；雄花具1苞，卵形，先端尖锐；雌花序为卵状长椭圆形，常单生于叶腋；雌花基部有苞及小苞，子房卵形，花柱极短。核果球形，外果皮暗红色，由多数囊状体密生而成，内果皮坚硬，内含无胚乳的种子1枚。花期4月。果期6~7月。

【生长环境】生于山坡杂木林中。

【分布】云南全省大部分地区。

【拍摄地】云南峨山。

【性味】酸、甘，温。

【功效】根皮：清热利湿、消肿止痛；果实：生津止渴、和胃消食。

【主治】根皮：吐血，血崩，骨折，牙痛，胃气痛，跌打损伤，烧烫伤；果实：烦渴，吐泻，痢疾。

【用法】根皮，水煎服，15~30克。果实，水煎服，10~15克。

【选方】治血崩。本品30克、小红参20克，煎汤送服生三七粉。每次1克，每天4次。

【中药化学成分】种子含类脂，包括中性类脂、糖脂和鳞脂，其中脂肪酸主要为棕榈酸、油酸和亚油酸。

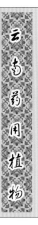

20 大狼毒

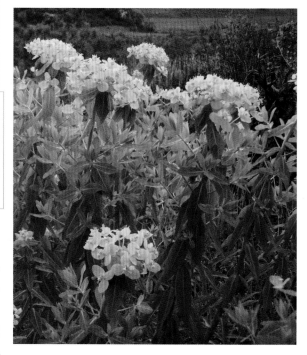

【中文名】大狼毒

【别名】岩大戟，台湾大戟，霞山大戟，宾岛大戟，毛狼毒大戟

【基源】为大戟科植物大狼毒 *Euphorbia nematocypha* Hand.-Mazz的根。

【植物形态】多年生草本。根圆柱状。茎自基部多分枝，高45～75cm。叶互生，叶片卵状长圆形、卵状椭圆形至椭圆形，先端钝尖或圆，基部渐狭或呈宽楔形或近截平，全缘，叶下面干时淡灰色；总苞叶（3～）5～7（～8）枚，卵状椭圆形至阔卵形，先端圆，基部近截平；伞幅（3～）5～7（～8）枚，长1～2.8cm；苞叶2枚，卵圆形或近圆形，先端圆，基部近截平。花序单生于二歧分枝顶端，基部无柄；总苞杯状，边缘4裂，裂片卵状三角形，内侧密被白色柔毛；腺体4，肾状半圆形，淡褐色；雄花多数，明显伸出总苞之外；雌花子房柄长3～6mm，明显伸出总苞之外；子房密被长瘤；花柱中部以下合生，柱头微2裂。蒴果球状，密被压扁的长瘤；种子椭圆形，长约3mm，直径约2mm，淡黄褐色，光亮；花果期3～7月。

【生长环境】生于海拔220～3000m的草地、山坡、灌丛和疏林内。

【分布】滇中、滇西北。

【拍摄地】云南宾川。

【性味】苦、辛，温；有大毒。

【功效】止血，消炎，祛风消肿。

【主治】用于外伤出血。

【用法】水煎服，10～15克。

21 女贞子

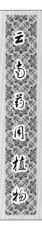

【中文名】女贞子

【别名】女贞，青蜡树（江苏），大叶蜡树（江西），白蜡树（云南、广西），蜡树（湖南）

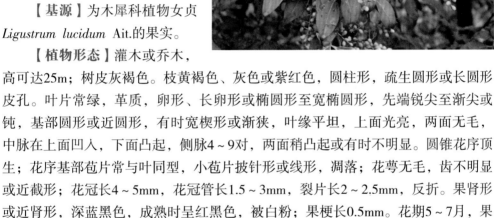

【基源】为木犀科植物女贞 *Ligustrum lucidum* Ait.的果实。

【植物形态】灌木或乔木，高可达25m；树皮灰褐色。枝黄褐色、灰色或紫红色，圆柱形，疏生圆形或长圆形皮孔。叶片常绿，革质，卵形、长卵形或椭圆形至宽椭圆形，先端锐尖至渐尖或钝，基部圆形或近圆形，有时宽楔形或渐狭，叶缘平坦，上面光亮，两面无毛，中脉在上面凹入，下面凸起，侧脉4～9对，两面稍凸起或有时不明显。圆锥花序顶生；花序基部苞片常与叶同型，小苞片披针形或线形，凋落；花萼无毛，齿不明显或近截形；花冠长4～5mm，花冠管长1.5～3mm，裂片长2～2.5mm，反折。果肾形或近肾形，深蓝黑色，成熟时呈红黑色，被白粉；果梗长0.5mm。花期5～7月，果期7月至翌年5月。

【生长环境】生于海拔130～3000m混交林或林缘。

【分布】除西双版纳及德宏州外，云南全省大部份地区都有分布或栽培。

【拍摄地】云南普洱。

【性味】甘、辛，凉。

【功效】滋补肝肾，明目乌发。

【主治】用于眩晕耳鸣，腰膝酸软，须发早白，目暗不明。

【用法】水煎服，10～15克。

【选方】治眩晕耳鸣。本品15克、狗响铃15克、生黄芪30克、枳壳6克、防风10克，水煎服。

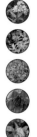

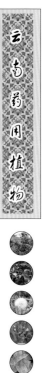

 22 **小五爪金龙**

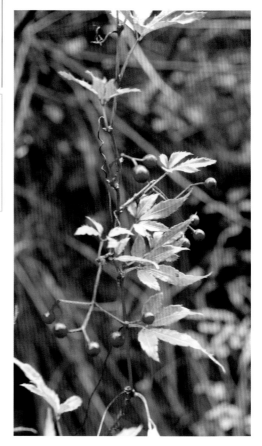

【中文名】小五爪金龙
【别名】五爪金龙，五爪龙

【基源】葡萄科植物狭叶崖爬藤 *Tetrastigma hypoglaucum* Planch. ex Franch. 的根或全株。

【植物形态】狭叶崖爬藤，攀缘草质藤本。茎藤褐色，粗糙，嫩茎绿色；卷须与叶对生，上部分枝。鸟趾状复叶互生，无毛，小叶5，背面有白倭，薄革质，中间小叶最大，披针形，边缘有刺状小锯齿，上面绿色，下面绿带紫红色，两面均凸出，侧生两对小叶渐变小，由椭圆形至斜卵形，两侧常不对称；中间小叶柄较两侧小叶柄长。花单性，雌雄异株，伞房状聚伞花序腋生与叶对生，花萼小，盘状，不分裂；花瓣4，淡绿色，三角状卵形，先端有短角；雄花复雄蕊4，生于花盘外侧，与花瓣对生；雌花花盘盘状，子房卵形，无花柱，柱头4裂，有4个退化在雄蕊。浆果球形，紫红色至紫黑色。

【生长环境】生于海拔900～2600m的山谷林中阴湿处，常攀缘于树上或崖壁上。

【分布】云南全省各地。

【拍摄地】云南昆明。

【性味】辛，温。

【功效】祛风除湿，接骨续筋，散淤消肿。

【主治】风湿痹痛，跌打损伤，骨折筋伤，水火烫伤，无名肿毒，皮肤湿烂。

【用法】内服：煎汤或浸酒，5～10克。外用：适量，捣烂；或研末调敷。

【选方】风湿痹痛多年不愈。本品30克、防风15克、生黄芪30克、当归15克、威灵仙12克，水煎服。

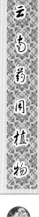

23 叶枸子

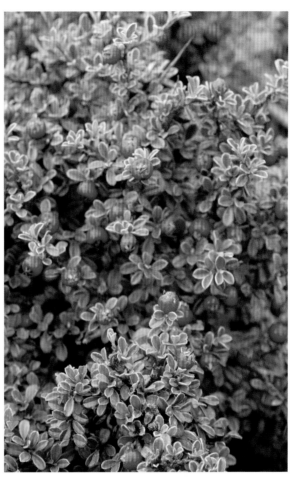

【中文名】小叶枸子

【别名】耐冬果，黑牛筋，刀口药

【基源】为蔷薇科植物小叶枸子 *Cotoneaster microphyllus* W.W.Smith 的根、叶。

【植物形态】常绿矮生灌木，高约1m；茎直立，分枝多，枝条开展，小枝圆柱形，红褐色至黑褐色，幼时具黄色柔毛，逐渐脱落。叶片互生，厚革质，倒卵形至长圆倒卵形，上面无毛或具稀疏柔毛，下面被带灰白色短柔毛，叶边反卷，有短柔毛。花通常单生，稀2～3朵，花梗甚短；萼筒钟状，外面有稀疏短柔毛，内面无毛；花瓣平展，近圆形，先端钝，白色；雄蕊15～20，短于花瓣；子房先端有短柔毛。果实球形，红色，内常具2小核；花期5～6月，果期8～9月。

【生长环境】生于海拔1600～3800m的山坡灌木丛中。

【分布】云南全省大部分地区。

【拍摄地】云南大理。

【性味】甘、微酸、涩，温。

【功效】止血生肌。

【主治】外伤出血。

【用法】研粉撒患处。

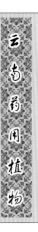

24 小白及

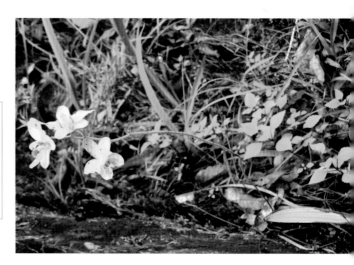

【中文名】小白及
【别名】台湾白及，白及

【基源】为兰科植物小白及 *Bletilla formosana* （Hayata） Schlecht.的块茎。

【植物形态】植株高15～50cm。假鳞茎扁卵球形，较小，上面具荸荠似的环带，富黏性。茎纤细或较粗壮，具3～5枚叶。叶一般较狭，通常线状披针形、狭披针形至狭长圆形。总状花序具2～6朵花；花序轴或多或少呈"之"字状曲折；花苞片长圆状披针形，开花时凋落；子房圆柱形，扭；花较小，淡紫色或粉红色，罕白色；萼片和花瓣狭长圆形，近等大；萼片先端急尖；花瓣先端稍钝；唇瓣椭圆形，中部以上3裂；中裂片近圆形或近倒卵形，边缘微波状；唇盘上具5条纵脊状褶片；褶片从基部至中裂片上面均为波状；蕊柱，柱状，具狭翅，稍弓曲。花期4～5（～6）月。

【生长环境】生于海拔1800m的山坡草地、旷野疏林下。

【分布】滇东南。

【拍摄地】云南景洪。

【性味】苦、甘、涩、寒。

【功效】收敛止血，消肿生肌。

【主治】咳嗽咯血，胃溃疡。

【用法】水煎或研末服，10～15克。

【选方】治胃溃疡出血。本品15克、虎杖10克、小红参20克、马蹄香15克，研末温开水送服，每次3克，每天空腹服3次。

【中药化学成分】块茎含联苄类化合物、二氧菲类化合物、联菲类化合物、二氢菲并吡喃类化合物、具螺内酯的菲类衍生物、菲类糖苷化合物、其他菲类化合物等；苄类化合物、蒽类化合物、醛类成分。新鲜块茎另含白及甘露聚糖。

25 小红参

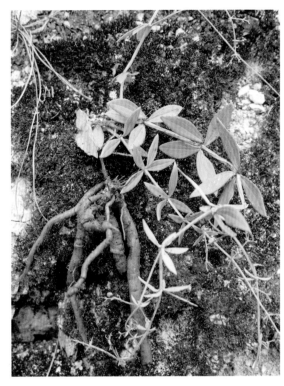

【中文名】小红参

【别名】西南拉拉藤，小活血（昆明）

【基源】为茜草科植物滇紫参 *Galium elegans* Wall的根。

【植物形态】多年生直立或攀缘草本，幼时常匍匐；根紫红色。茎和分枝稍粗壮，有4角棱，有疏或密的硬毛或长柔毛，常在茎下部或棱角上较密。叶常较厚，纸质或革质，4片轮生，卵形、卵状披针形、椭圆形或披针形，顶端稍钝或短尖，基部钝圆或短尖，边缘常反卷，上面粗糙，下面常有淡黄色、圆形腺点，两面均疏或密被短硬毛或长柔毛，3脉，稀5脉，近无柄或有短柄。聚伞花序顶生和腋生，多花，常成圆锥花序式排列，常3歧分枝，分枝常疏散而柔弱；总花梗被疏毛，稀近无毛；花小，单性，稀两性；花冠白色或淡黄色，花冠裂片卵状三角形；雄蕊4，与花冠裂片互生；花柱顶端2裂。果小，果爿单生或双生，密被钩状长毛，稀无毛。花期4~8月，果期5~12月。

【生长环境】生于海拔1250~3300m处的山谷溪边林中、草坡、田野或岩石上。

【分布】富源、澄江、罗平、东川、丽江、永胜、德钦、维西、中甸、贡山、福贡、兰坪、泸水、鹤庆、洱源、大理、宾川、富民、安宁、昆明、大姚、麻栗坡、西畴、蒙自、屏边、石屏、景东、勐海、腾冲、潞西等地。

【拍摄地】云南普洱。

【性味】甘、微苦，温。

【功效】舒筋活血，祛淤生新。

【主治】用于夹阴伤寒，肺痨，内伤吐血，痰中带血，经闭，月经不调，带下病，产后关节痛，风湿疼痛，跌打损伤，骨折。

【用法】水煎服，10~30克。

【选方】试治再生障碍性贫血。本品30克、黄龙尾30克、大枣7枚，红糖适量，水煎服，每天1剂。

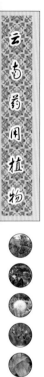

26 小花琉璃草

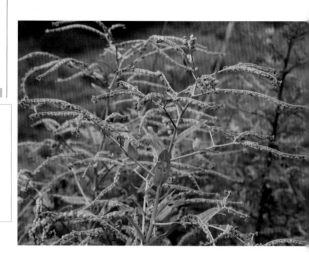

【中文名】小花琉璃草
【别名】小花倒提壶

【基源】为紫草科植物小花琉璃草 *Cynoglossum lanceolatum* Forsk.的全草。

【植物形态】二至多年生草本。根圆柱形，向下渐狭，长达25cm，下部具少数分枝，干时褐色或黄褐色。茎直立密被平展或斜展的长硬毛或刚毛。基生叶多数，叶片披针形或长圆状披针形，先端钝、急尖或渐尖，基部狭楔形，叶面密被长硬毛，毛自圆形的基盘中生出，背面密被无基盘的硬毛，并混生短柔毛，沿脉毛极密，叶柄密被长硬毛；茎生叶多数，疏离互生，叶片披针形或椭圆形，下叶柄长达7cm，向上逐渐变小，具短柄至无柄，其他同基生叶。蝎尾状花序多数，顶生及腋生，组成疏松的圆锥花序，顶端蝎尾状花序常成钝角叉开，花序梗密被长硬毛。花芽绿色或淡红色；花萼外面密被长硬毛，5深裂，裂片卵形；花冠白色、蓝色或稀紫色，檐部深5裂至近基部，裂片宽卵形，与管近等长，喉部具5个横向长方形的附属物；雄蕊5，花丝极短，花药卵形；子房4裂，花柱极短。小坚果卵形，整个密生锚状刺，果梗稍长于花萼。花果期几全年。

【生长环境】生于海拔120～2600m的林下、灌丛下、山坡草地和路边。

【分布】云南全省各地。

【拍摄地】云南泸西。

【性味】甘、微苦，凉。

【功效】清热解毒，利尿消肿，活血。

【主治】用于急性肾炎，月经不调，外用治痈肿疮毒及毒蛇咬伤。

【用法】水煎服，10～15克。

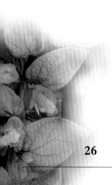

⟨27⟩ 小齿锥花

【中文名】小齿锥花
【别名】木锥花

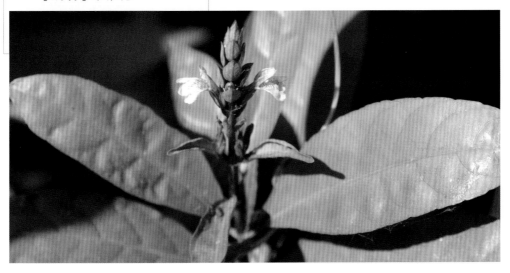

【基源】为唇形科植物小齿锥花 *Gomphostenma microdon* Dunn的根。

【植物形态】亚灌木，高1～2m。幼枝四方形，密被灰黄色星状毛。单叶对生；叶片长椭圆形，长10～20cm，宽5～10cm，叶缘具细锯齿；叶柄及叶背密被灰黄色星状毛。稀穗状花序成对生于叶腋，花梗长于叶柄，有叶状小苞片，被星状毛；花红色；萼10脉，5等裂；花冠管纤弱，喉部扩大，肢2唇形，上唇头盔状；下唇阔3裂；雄蕊4；子房4裂。小坚果。

【生长环境】生于海拔640～1300m的沟谷或平地的热带雨林下。

【分布】西双版纳、澜沧、普洱等地。

【拍摄地】云南景洪。

【性味】苦，凉。

【功效】清热解毒，止咳化痰，消炎利尿。

【主治】肺炎，气管炎、支气管炎，咳嗽痰多，尿路感染，膀胱炎，肾炎水肿，尿路结石，月经不调，不孕。

【用法】水煎服，10～15克。

【选方】治咳嗽痰多。本品12克、鼠曲草30克、五味子10克，水煎服。

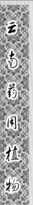
28 小窃衣

【中文名】小窃衣

【别名】破子草，大叶山胡萝卜，窃衣，鹤虱

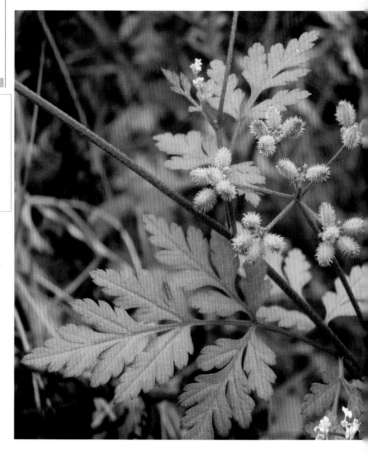

【基源】为伞形科植物窃衣 *Torilis japonica* （Houtt.）DC.的根及果。

【植物形态】一年或多年生草本，高20～120cm。主根细长，圆锥形，棕黄色，支根多数。茎有纵条纹及刺毛。叶片长卵形，1～2回羽状分裂，边缘羽状深裂至全缘。复伞形花序顶生或腋生；总苞片3～6，通常线形，极少叶状；伞辐4～12，开展，有向上的刺毛；小伞形花序有花4～12，萼齿细小，三角形或三角状披针形；花瓣白色、紫红或蓝紫色，倒圆卵形，顶端内折，果实圆卵形，通常有内弯或呈钩状的皮刺。花果期4～10月。

【生长环境】生于海拔150～3060m的杂木林下、林缘、荒山坡、河沟边以及溪边草丛阴湿处。

【分布】昆明、东川、普洱、临沧、大理、鹤庆、洱源、剑川、漾濞、昭通、大关、贡山、西畴、双柏等地。

【拍摄地】云南昆明。

【性味】苦、辛，性平。

【功效】杀虫止泻，收湿止痒。

【主治】虫积胀痛，驱蛔虫。

【用法】水煎服，10～15克。

【中药化学成分】果实中含律草烯、左旋大牻牛儿烯、窃衣内酯、氧化窃衣内酯、窃衣醇酮以及多种倍半萜成分。

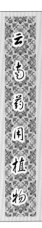

29 小茴香

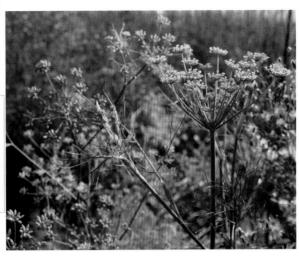

【中文名】小茴香

【别名】茴香子，土茴香，野茴香，大茴香，谷茴香，谷香，香子，怀香

【基源】为伞形科植物茴香 *Foeniculum vulgare* Mill.的果实。

【植物形态】多年生草本，高0.4～2m。具强烈香气。茎直立，光滑无毛，灰绿色或苍白色，上部分枝开展，表面细纵沟纹。茎生叶互生，叶鞘边缘膜质；叶片轮廓主圆阔三角形，4～5回羽状全裂；末回裂片丝状。复伞形花序顶生或侧生；小伞形花序有花14～39朵，花柄纤细；花小，无萼齿；花瓣黄色，倒卵形或近倒卵形，淡黄色，中部以上向内卷曲，先端微凹；雄蕊5，花丝略长于花瓣，花药卵圆形，淡黄色；子房下位，2室。双悬果长圆形，主棱5条；每棱槽内有油管1，合生面有油管2，胚乳腹面近平直或微凹。花期5～6月，果期7～9月。

【生长环境】生于海拔1000～2800m，栽培。

【分布】云南全省各地。

【拍摄地】云南通海。

【性味】辛，温。

【功效】温肾暖肝，行气止痛，和胃。

【主治】寒疝腹痛，睾丸偏坠，脘腹冷痛，食少吐泻，胁痛，肾虚腰痛，痛经。

【用法】水煎服，3～6克；或入丸、散。外用：适量，研末调敷，或炒热温熨。

【选方】治肾虚腰痛。本品10克、续断15克、台乌15克、牛膝15克、葛根30克，水煎服。

【中药化学成分】果实所含挥发油的组成很复杂，主要成分为反式-茴香脑，其次为柠檬烯、小茴香酮等。果实脂肪油经鉴定的有16种脂肪酸：10-十八碳烯酸、花生酸、棕榈酸、山嵛酸等。

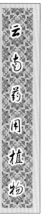

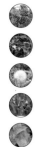

30 小通草

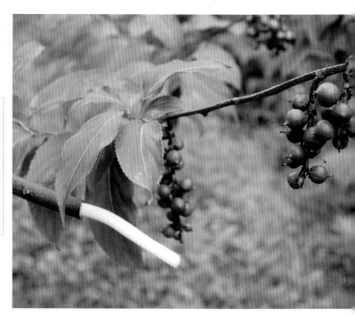

【中文名】小通草

【别名】西域旌节花，喜马山旌节花，通条树，空藤杆

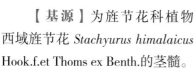

【基源】为旌节花科植物西域旌节花 *Stachyurus himalaicus* Hook.f.et Thoms ex Benth.的茎髓。

【植物形态】落叶灌木或小乔木，高3～5m；树皮平滑，棕色或深棕色，小枝褐色，具浅色皮孔。叶片坚纸质至薄革质，披针形至长圆状披针形，先端渐尖至长渐尖，基部钝圆，边缘具细而密的锐锯齿，齿尖骨质并加粗，侧脉5～7对，两面均凸起，细脉网状；叶柄紫红色。穗状花序腋生，无总梗，通常下垂，基部无叶；花黄色，几无梗；苞片1枚，三角形；小苞片2，宽卵形，顶端急尖，基部连合；萼片4枚，宽卵形，长约3mm，顶端钝；花瓣4枚，倒卵形，长约5mm；雄蕊8枚，通常短于花瓣；花药黄色，2室，纵裂；子房卵状长圆形，柱头头状。果实近球形，无梗或近无梗，具宿存花柱，花粉粒球形或长球形，极面观为三角形或三角圆形，赤道面观为圆形，具三孔沟。花期3～4月，果期5～8月。

【生长环境】生于海拔1700～2900m的山坡林中。

【分布】云南全省各地。

【拍摄地】云南昆明。

【性味】淡，平。

【功效】利尿，催乳，清湿热。

【主治】治水肿，淋病等症。

【用法】水煎服，6～10克。

31 小铁仔

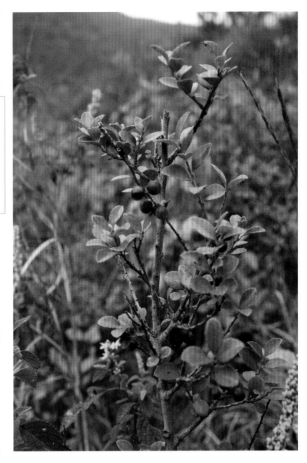

【中文名】小铁仔

【别名】碎米果，大红袍，万年青，铁扫把，牙痛草

【基源】为紫金牛科铁子属植物铁仔 *Myrsine africana* L.的全草。

【植物形态】灌木，高0.5～1m，小枝圆柱形，叶片革质或坚纸质，椭圆状倒卵形，有时近圆形、长圆形或披针形，边缘常从中部以上具锯齿，齿端常具短刺尖，两面无毛，背面常具小腺点，尤以边缘较多，侧脉很多，不明显，不连成边缘脉；花簇生或近伞形花序，基部具一圈苞片，无毛或被腺状微柔毛。果球形，红色变紫黑色，光亮。花期2～3月，有时5～6月，果期10～11月，有时2月或6月。

【生长环境】生于海拔1000～3600m的灌木丛中、石山坡、荒坡疏林中或林缘中。

【分布】迪庆、楚雄、普洱、临沧、文山、红河、丽江等地。

【拍摄地】云南富民。

【性味】苦、涩，微甘，平。

【功效】清热利湿，收敛止血。

【主治】牙痛，肾炎，疮疡肿毒。

【用法】水煎服，10～30克。

【选方】治胃火牙痛。本品30克、生石膏100克，煎水代茶饮。

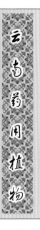

32 小雀花

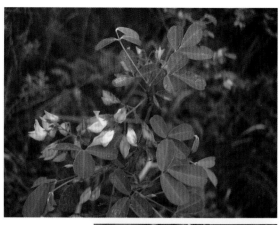

【中文名】小雀花
【别名】多花菞子梢

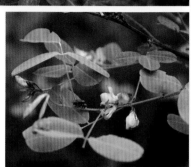

【基源】为蝶形花科植物 小雀花 *Campylotropis polyantha*（Franch.）A. K. Schindl.的根。

【植物形态】灌木，多分枝。嫩枝有棱，被较疏或较密的短柔毛，老枝暗褐色或黑褐色，无毛或被较疏短柔毛。羽状复叶具3小叶；小叶椭圆形至长圆形、椭圆状倒卵形至长圆状倒卵形或楔状倒卵形，先端微缺、圆形或钝，具小凸尖，基部圆形或有时向基部渐狭呈宽楔形或近楔形，上面绿色，通常无毛，稀有短柔毛，脉明显，下面淡绿色，贴生或近贴生长柔毛或短柔毛，毛较疏生至密生，有时近于绢毛。总状花序腋生并常顶生形成圆锥花序，有时花序下无叶或腋出花序的叶发育较晚以致开花时形成无叶的圆锥花序，有时总状花序短缩并密集，形如花序分枝或类似簇生这状；花冠粉红色、淡红紫色或近白色，龙骨瓣呈直角或钝角内弯；子房被毛。荚果椭圆形或斜卵形，向两端渐狭，顶端渐尖，具喙尖，稀为宽椭圆形或近圆形，基部具果颈，被白色至棕色长柔毛或短柔毛，边缘密生纤毛。花、果期3～11（12）月。

【生长环境】生于海拔400～2800m的山坡灌丛。

【分布】昆明、永胜、宁蒗、维西、大理、祥云、禄丰、楚雄、宾川、会泽、蒙自等地。

【拍摄地】云南昆明。

【性味】苦，寒。

【功效】清热利湿，解毒。

【主治】祛淤，止痛，祛痰。

【用法】水煎服，15～30克。

【选方】治各种感染性疾病，本品30克，配方用。

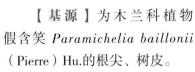

33 山白兰

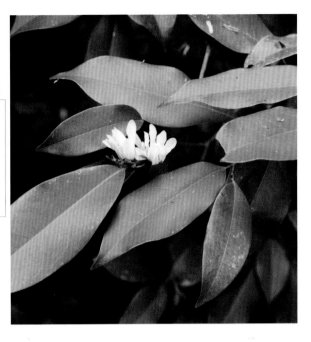

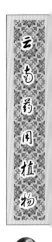

【中文名】山白兰
【别名】山桃树

【基源】为木兰科植物假含笑 *Paramichelia baillonii* （Pierre）Hu.的根尖、树皮。

【植物形态】合果木是木兰科中单种属植物，对木兰科分类系统和植物地理区系研究有科学价值。且本树木材细致、美观、坚韧、耐腐、抗虫，属优质木材。常绿乔木，高25～35m。芽、嫩枝、叶柄和叶背被白色平伏长毛。花淡黄色，芳香，花被片8～21，倒披针形至披针形。聚合果肉质，椭圆状圆柱形。寡种属植物。

【生长环境】生于海拔700～1500m处的山地雨林中。

【分布】勐腊、景洪、金平、普洱、澜沧、思茅、沧源、耿马、临沧、盈江等地。

【拍摄地】云南普洱。

【性味】苦、涩，寒。

【功效】消肿解毒，收敛止血。

【主治】痈疽疮疡，丹毒，恶疮，无名肿毒，虫蛇咬伤，外伤溃疡日久不愈，吐血，大便出血，以及各种外伤出血。

【用法】水煎服，10～15克。

【选方】治丹毒。本品15克、玄参10克、千里光15克、丹参12克，水煎服。

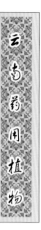

34 川续断

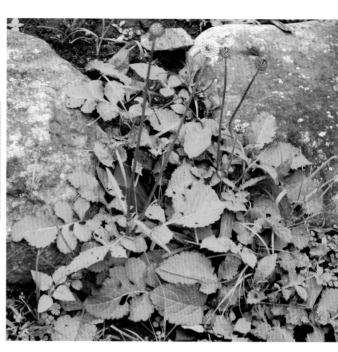

【中文名】川续断
【别名】续断

【基源】为川续断科植物川续断 *Dipsacus asper* Wall. 的根。

【植物形态】多年生草本，高达2m；主根圆柱形，黄褐色，稍肉质；茎具6~8条棱，棱上具短而粗的硬刺。基生叶丛生，叶片倒向羽裂，顶端裂片大，长椭圆形或披针形，全缘或具疏齿，叶面被白色柔毛，背面沿脉被刺毛；茎生叶，中下部的为羽状深裂，全缘或在基部3裂。头状花序球形，具总梗，总苞片叶状，披针形或线形，被硬毛；花萼四棱形，浅盘状，通常4裂，外面被短毛，花冠淡黄色或白色，顶端4裂，裂片不等大，花管细弱，内外被毛；雄蕊4，花丝扁平，花药紫色；子房下位，花柱常短于雄蕊，柱头短棒状。瘦果倒卵形，淡褐色，藏于副萼内，仅顶端外露。

【生长环境】生于海拔2000~3400m的沟边、草丛、林缘和田野路旁。

【分布】昆明、东川、迪庆、南涧、弥渡、巍山、普洱、大理、蒙自、丽江、贡山等地。

【拍摄地】云南昆明。

【性味】苦，微温。

【功效】强筋骨，续筋接骨，活血祛淤。

【主治】腰背酸痛，足膝无力，胎漏，崩漏，带下，遗精，跌打损伤，疮肿。

【用法】水煎服，10~30克。

【选方】治腰背酸痛。本品30克、飞龙掌血15克、扁担藤30克、滇威灵仙30克，泡酒服。

【中药化学成分】川续断根含环烯醚萜糖苷：当药苷、马钱子苷、茶茱萸苷；三萜皂苷：木通皂苷、川续断皂苷等。

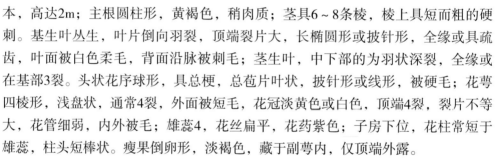

⬥35⬥ 飞龙掌血

【中文名】飞龙掌血

【别名】见血飞（文山），黄大金根（红河），血棒头、血淋甲（保山），小格藤（临沧），刺枇杷（昆明），三百棒（湖北），八大王（贵州），猴子香橼（屏边），铁掌米树（龙陵），硬诺实者实刚（潞西，傣语译音），钩藤子（勐腊、易武），迷通果（金平），野花椒（勐海，南糯山），白见血飞（普洱）。黄肉树（台湾），三百棒（湖南、贵州），大救驾、三文藤、牛麻簕、鸡爪簕、簕钩（广东），入山虎、小金藤、爬山虎、抽皮簕、油婆簕、画眉跳、散血飞，散血丹、烧酒钩、猫爪簕（广西），温答（壮族语音），亦雷（瑶族语音），八大王（贵州），黄椒根、溪椒（四川）

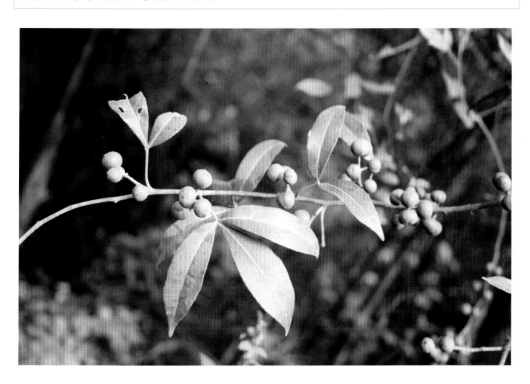

【基源】为芸香科植物飞龙掌血 *Toddalia asiatica*（L.）Lam.的根、茎，或用全株。

【植物形态】木质粗壮藤本，常蔓生或小灌木，老茎干有较厚的木栓层，表皮纵皱，皮孔明显，茎枝及叶轴上有甚多锋利圆锥状锐刺，嫩枝上被锈红色、褐色或灰白色细毛或短柔毛。3小叶复叶，小叶几无柄，倒卵状长圆形或倒卵形或长圆

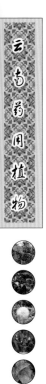

形，纸质或近革质，密生的透明油点，表面深绿色，揉碎有类似柑橘叶的香气，顶部短尾状长尖或骤狭急尖而钝头，有时微凹缺，基部楔形，有时略偏斜，叶缘有细裂齿或细钝锯齿，中脉在两面突起，嫩时微具疏毛，侧脉甚多而纤细。花淡黄绿色或淡白色，两性；雄花序为伞房状圆锥花序，腋生，苞片及萼片近筒形，萼片5，卵状三角形，几无毛；花瓣5，窄长椭圆形，内面有粉状毛；雄蕊5，稀为4，较花瓣长；雌花序呈聚伞圆锥花序，花较少，退化雄蕊4~5，子房被毛。果橙黄色至紫红色，表面平滑，有微凸起的肋脊，5室，可食。花期几乎全年，在云南花期多为10~12月，果期12月至翌年2月。

【生长环境】生于海拔560~2600m的林下、林缘、荆棘灌丛，或攀援于它树上。

【分布】蒙自、西畴等地。

【拍摄地】云南普洱。

【性味】味苦、麻、性温；有小毒。

【功效】活血散淤，祛风除湿，消肿止痛。

【主治】治感冒风寒，胃痛，风湿骨痛，肋间神经痛，疖疮肿毒、跌打损伤，咯血等；在印度代金鸡纳霜治疟疾。

【用法】水煎或泡酒服，10~15克。

【选方】治肋间神经痛。本品10克、柴胡12克、桂枝10克、虎杖15克、小红参15克，水煎服。

【中药化学成分】根皮和茎皮含小檗碱及benzylisoquinolines类生物碱：chelerythrine（=toddaline），dihydrochelerythrine，toddalinine；又含香豆素：toddalactone，isopimpinellin，pimpinellin，aculeatin，bergapten，toddaculine，luvangetin等；还含citronellal，linalool等精油。

36 飞扬草

【中文名】飞扬草

【别名】节节草，奶汁草，大飞扬，九层草，乳籽草

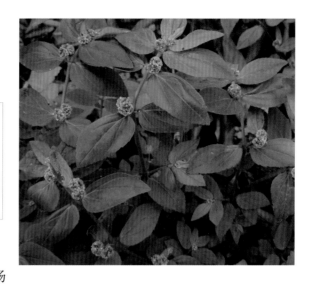

【基源】为大戟科植物飞扬草 *Euphorbia hirta* L.的带根全草。

【植物形态】一年生草本。被硬毛，含白色乳汁。茎通常自基部分枝；枝常淡红色或淡紫色；匍匐状或扩展。叶对生；叶片披针状长圆形至卵形或卵状披针形，先端急尖而钝，基部圆而偏斜，边缘有细锯齿，稀全缘，中央常有1紫色斑，两面被短柔毛，下面沿脉的毛较密。杯状花序多数密集成腋生头状花序；花单性；总苞宽钟状，外面密被短柔毛，顶端4裂；腺体4，漏斗状，有短柄及花瓣状附属物；雄花具雄蕊1；雌花子房3室，花柱3。蒴果卵状三棱形，被短柔毛；种子卵状四棱形。花期全年。

【生长环境】生于海拔1300m以下的山坡林中、河边阴湿地。

【分布】云南全省大部分地区。

【拍摄地】云南元江。

【性味】微酸、苦，寒。

【功效】清热解毒，利湿止痒，通乳。

【主治】腹泻，痢疾，水肿，肺炎，鼻衄，骨折，跌打损伤，风湿骨痛，疮毒，湿疹，脚疮湿痒。

【用法】水煎服，5～10克。外用，捣敷患处或捣烂泡水浸患处。

【选方】治脚疮湿痒，本品捣烂取汁或浸水（搽）洗患处。

【中药化学成分】全草含无羁萜、β-香树脂醇、三十一烷、β-谷甾醇，又含蒲公英赛醇、蒲公英赛酮、菠菜甾醇、豆甾醇、蒲桃醇、树皮素、鼠李素-3-鼠李糖苷；茎含无羁萜、三十烷醇、三十一烷醇、蒲公英赛醇、三十一烷、β-香树脂醇等；叶含没食子酸、槲皮苷、杨梅苷、3，4-二-O-没食子酸奎宁酸、2，4，6-三-O-没食子酸-D-葡萄糖及1，2，3，4，6-五-O-没食子酸-β-D-葡萄糖；新鲜花含并没食子酸。

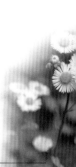

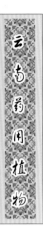

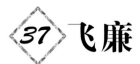

37 飞廉

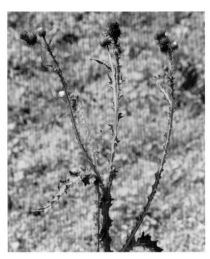

【中文名】飞廉

【别名】"策尔娘绛策子"（藏语），刺飞廉（西藏），红马刺，草地一支蒿，小蓟

【基源】为菊科植物节毛飞廉 *Carduus acanthoides* L.的全草。

【植物形态】一年生或二年生草本，高20～100cm。主根圆柱状，延长，向下渐狭，具侧根和纤维状细根。茎单一，直立，具长分枝或不分枝，茎和枝有纵棱，被具节长毛，先端毛较密。基生叶长椭圆形或狭倒披针形，羽状浅裂至深裂，裂片6～12对，半椭圆形、斜半椭圆形或三角形，边缘有不规则的钝锯齿，齿端及齿缘有黄白色、长3～5mm的针刺，有时叶不呈羽状分裂而为粗大的锯齿，叶柄短；茎下部叶同基生叶，向上叶渐小，最上部叶条形或线形，全部茎生叶先端渐尖或急尖，具长针刺，基部渐狭并沿茎下延成茎翅，翅缘有不规则的粗锯齿，齿端和齿缘具长针刺，两面绿色，表面沿脉散生具节长毛，背面疏生具节长毛。头状花序3～5个集生或单生于茎枝先端；花序梗短或近无；总苞钟形或卵形；总苞片多层，外层三角状钻形或线形，长约7mm，先端渐尖并延伸成淡褐色或淡黄色的长针刺，中层钻状三角形或狭披针形，先端具长针刺，内层线状披针形，长达16mm，先端钻状长渐尖，无针刺，全部总苞片无毛或疏被白色蛛丝状毛。小花全部两性，结实，花冠红色、紫红色或紫色，管状，冠檐狭钟形，5深裂，裂片线形，冠管纤细，长8～9mm。瘦果楔状椭圆形，淡褐色，先端平截，有亮蜡质的果缘，基底着生面平，无毛，具多数横绉纹；冠毛多层，白色或带淡褐色，糙毛状，外层较短，内层长达15mm。花果期3～9月。

【生长环境】生于海拔1800～3500m的林下、灌丛中、山坡、草地、水边、田间。

【分布】昆明、宜良、丽江、中甸、德钦等地。

【拍摄地】云南曲靖。

【性味】甘、淡，凉。

【功效】凉血止血，解毒生肌。

【主治】用于各种出血，跌打，淤肿，恶疮；外敷治烧伤，烫伤。

【用法】水煎服，10～15克。外用，鲜品捣敷患处。

38 马齿苋

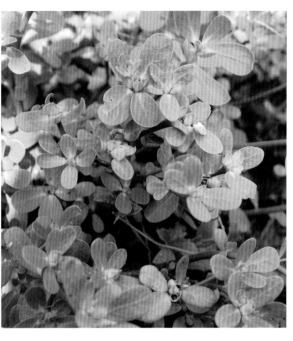
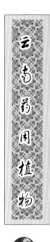

【中文名】马齿苋

【别名】马苋，五行草，长命菜，五方草

【基源】为马齿苋科植物马齿苋 *Portulaca oleracea* L.的幼嫩茎叶。

【植物形态】一年生草本，全株无毛。茎平卧或斜倚，伏地铺散，多分枝，圆柱形，淡绿色或带暗红色。叶互生，有时近对生，叶片扁平，肥厚，倒卵形，似马齿状，全缘，上面暗绿色，下面淡绿色或带暗红色。花无梗，常3~5朵簇生枝端，午时盛开；萼片2，对生，绿色，盔形，左右压扁，长约4mm，顶端急尖，背部具龙骨状凸起，基部合生；花瓣5，稀4，黄色，倒卵形，顶端微凹，基部合生；雄蕊通常8或更多，花药黄色；子房无毛。蒴果卵球形，盖裂。花期5~8月，果期6~9月。

【生长环境】生于田野路边及庭园废墟等向阳处。

【分布】云南全省各地。

【拍摄地】云南景东。

【性味】甘、酸，寒。

【功效】清热解毒，利水去湿，散血消肿，除尘杀菌，消炎止痛，止血凉血。

【主治】痢疾，肠炎，肾炎，产后子宫出血，便血，乳腺炎。

【用法】水煎服，10~30克。

【选方】治痢疾、肠炎。本品30克、枳壳10克、木香6克，水煎服。

【中药化学成分】全草含大量去甲肾上腺素和多量钾盐（包括硝酸钾、氯化钾、硫酸钾和其他钾盐），还含多巴、多巴胺、甜菜素、甜菜式、草酸、苹果酸、谷氨酸、天冬氨酸以及葡萄糖、蔗糖等。

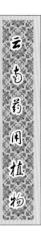

39 马桑

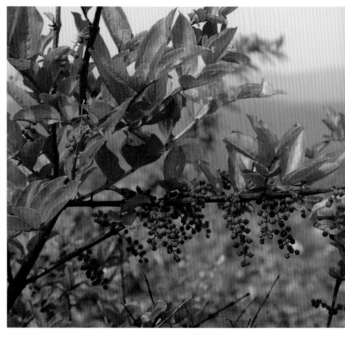

【中文名】马桑

【别名】千年红，马鞍子，水马桑，野马桑，马桑柴，乌龙须，醉鱼儿，闹鱼儿，黑龙须，黑虎大王，紫桑

【基源】为马桑科植物马桑 *Coriaria nepalensis* Wall.的根、叶。

【植物形态】落叶灌木，高

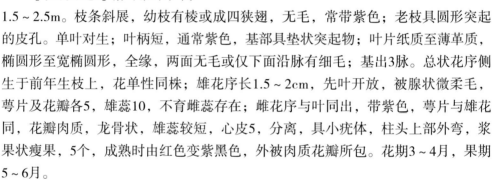

1.5～2.5m。枝条斜展，幼枝有棱或成四狭翅，无毛，常带紫色；老枝具圆形突起的皮孔。单叶对生；叶柄短，通常紫色，基部具垫状突起物；叶片纸质至薄革质，椭圆形至宽椭圆形，全缘，两面无毛或仅下面沿脉有细毛；基出3脉。总状花序侧生于前年生枝上，花单性同株；雄花序长1.5～2cm，先叶开放，被腺状微柔毛，萼片及花瓣各5，雄蕊10，不育雌蕊存在；雌花序与叶同出，带紫色，萼片与雄花同，花瓣肉质，龙骨状，雄蕊较短，心皮5，分离，具小疣体，柱头上部外弯，浆果状瘦果，5个，成熟时由红色变紫黑色，外被肉质花瓣所包。花期3～4月，果期5～6月。

【生长环境】生于海拔1300～2700m的山坡灌木丛中、林下。

【分布】云南全省大部分地区。

【拍摄地】云南元江。

【性味】苦、辛、寒。

【功效】祛风除湿，镇痛，杀虫。

【主治】风湿麻木，痈疮肿毒，风火牙痛，痞块，瘰疬，急性结膜炎，汤火伤，跌打损伤。

【用法】本品适量，配方泡酒外用。

【选方】治湿疹。本品叶适量，研末调醋搽患处。

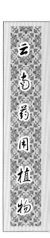

40 马莲鞍

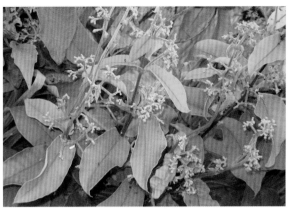

【中文名】马莲鞍

【别名】古羊藤，南苦参，有毛老鸦嘴，虎阴藤（广西），红藤，藤苦参，地苦参，山暗消（云南），哈骂醒合（傣语），哈骂不果（哈尼语）

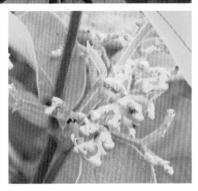

【基源】为萝藦科植物马莲鞍 *Streptocanlon griffithii* Hook.f.的全草。

【植物形态】木质藤本，具乳汁；茎褐色，具皮孔；枝条、叶、花梗、果实均密被棕黄色绒毛，老枝被毛渐渐脱落。根圆柱状，弯曲，木质，根皮暗棕色，有瘤状突起和不规则的纵皱纹。叶厚纸质，倒卵形至阔椭圆形，长7～15cm，宽3～7cm，中部以上较宽，顶端急尖或钝，具小尖头，基部浅心形，叶面深绿色，叶背浅绿色，干后灰褐色；中脉和侧脉在叶面凹陷，在叶背略凸起，侧脉每边14～18条，羽状脉平行；叶柄长3～7mm。聚伞花序腋生，三歧，阔圆锥状；花序梗和花梗有许多苞片和小苞片着生；苞片和小苞片卵状披针形，外面密被绒毛；花小，花蕾近圆形，长和宽约3mm；花冠外面黄绿色，内面黄红色，辐状，花冠筒短，裂片卵圆形，向右覆盖；副花冠裂片丝状，与花丝背部合生，着生在花冠的基部；花丝离生，丝状，或钻状，花药与柱头顶贴连，药隔顶上的膜片在柱头顶合生；花粉器匙形，载粉器内藏有许多四合花粉，基部的黏盘贴在柱头上；子房被柔毛，心皮离生，柱头圆锥状凸起。蓇葖双生，张开成直线或达200°角，圆柱状，长7～12cm，直径5～7mm，外果皮密被绒毛；种子长圆形，扁平，长9mm，宽3mm，棕褐色，顶端种毛白色或淡黄白色；种毛长3cm。花期6～10月，果期8月～翌年3月。

【生长环境】生于海拔200～1500m的低山沟谷林下藤灌丛中。

【分布】景洪、勐腊、耿马、临沧、普洱、思茅、屏边、金平、河口等地。

【拍摄地】云南普洱。

【性味】苦、凉。

【功效】行气止痛，清热解毒，消积健胃。

【主治】用于消化不良，胃肠搅动，肠炎腹泻，感冒，泄泻。跌打损伤，腰腿痛，慢性肾炎，水肿，肛痛，肠痈。

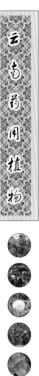

41 马醉木

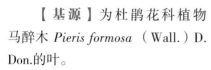

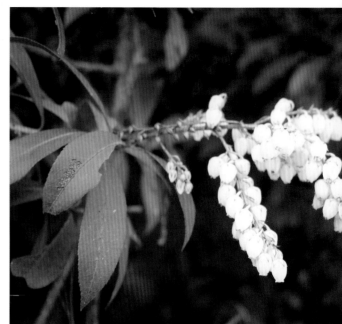

【中文名】马醉木
【别名】棂木

【基源】为杜鹃花科植物马醉木 *Pieris formosa* （Wall.）D. Don.的叶。

【植物形态】常绿灌木或小

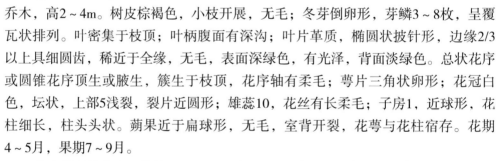

乔木，高2～4m。树皮棕褐色，小枝开展，无毛；冬芽倒卵形，芽鳞3～8枚，呈覆瓦状排列。叶密集于枝顶；叶柄腹面有深沟；叶片革质，椭圆状披针形，边缘2/3以上具细圆齿，稀近于全缘，无毛，表面深绿色，有光泽，背面淡绿色。总状花序或圆锥花序顶生或腋生，簇生于枝顶，花序轴有柔毛；萼片三角状卵形；花冠白色，坛状，上部5浅裂，裂片近圆形；雄蕊10，花丝有长柔毛；子房1，近球形，花柱细长，柱头头状。蒴果近于扁球形，无毛，室背开裂，花萼与花柱宿存。花期4～5月，果期7～9月。

【生长环境】生于海拔800～1200m的山坡疏林下、林缘及溪谷旁灌丛中。

【分布】除滇南外，云南全省各地均有分布。

【拍摄地】云南景东。

【性味】苦，凉；大毒。

【功效】杀虫药。

【主治】疥疮。

【用法】适量煎水外洗。

【中药化学成分】叶含马醉木毒素、马醉木素、马醉木槲皮素、蒲公英赛醇等。

42 乌鸦果

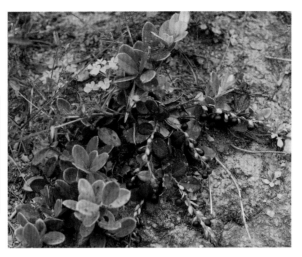

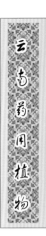

【中文名】乌鸦果

【别名】土千年健，千年矮，老鸦泡，老鸦果（云南）

【基源】为杜鹃花科植物乌鸦果 *Vaccinium fragile* Franch. 的根、叶及全草。

【植物形态】常绿矮小灌木，高20～50cm，最高可达1m以上；地下有木质粗根，有时粗大成疙瘩状。茎多分枝，有时丛生，枝条疏被或密被具腺长刚毛和短柔毛。叶密生，叶片革质，长圆形或椭圆形，顶端锐尖、渐尖或钝圆，基部钝圆或楔形渐狭，边缘有细锯齿，齿尖锐尖或针芒状，两面被刚毛和短柔毛，或仅有少数刚毛，或仅有短柔毛，或两面近于无毛，除中脉在两面略突起外，侧脉均不明显。总状花序生枝条下部叶腋和生枝顶叶腋而呈假顶生，多数花，偏向花序一侧着生；序轴被具腺长刚毛和短柔毛，有时仅有短柔毛；苞片叶状，有时带红色，长4～9mm，两面被糙伏毛，边缘有齿或有刚毛；花梗被毛；花萼通常绿色带暗红色，萼筒被毛或无毛，萼齿三角形，密被短毛或有时近无毛；花冠白色至淡红色，有5条红色脉纹，口部缢缩，外面无毛或有时有短柔毛，内面密生白色短柔毛，裂齿短小，三角形，直立或略向外反折；雄蕊内藏，短于花冠，花丝长2mm，被疏柔毛；花柱内藏。浆果球形，绿色变红色，成熟时紫黑色，外面被毛或无毛。花期为春夏以至秋季，果期7～10月。

【生长环境】生于海拔1100～3400m的云南松林、次生灌丛或草坡，为酸性土的指示植物。

【分布】云南西北、东北、中部、东南部。

【拍摄地】云南昆明。

【性味】根：酸，凉。

【功效】根：舒筋通络，活血，止痛，消炎。

【主治】根：用于风寒湿痹，筋骨挛痛，手足顽麻，跌打损伤，目赤，疟腮，痢疾，胃痛，半身不遂。叶：敷疮，消风。果实：久咳，失眠。

【用法】水煎服，15～30克。

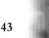

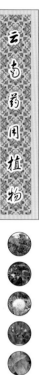

43 云南山梅花

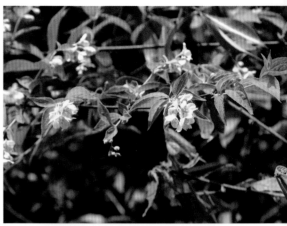

【中文名】云南山梅花

【别名】西南山梅花

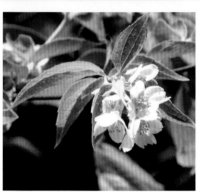

【基源】为虎耳草科植物山梅花 *Philadelphus delavayi* Franch. 的根皮。

【植物形态】落叶灌木，高2~5m。小枝带紫色，近无毛；树皮褐色，脱落。叶对生，被长柔毛；叶片卵形至狭卵形，先端渐尖，基部圆形，边缘有锯齿，上面近无毛，下面密生长柔毛。聚伞花序总状或伞房状，具7~11花；疏被柔毛；萼筒长约3mm，疏被柔毛或白粉，裂片4，紫绿色，近卵形，边缘和两面或多或少具柔毛；花瓣白色，近圆形或阔倒卵形，长约1cm，宽约9cm，先端微缺；雄蕊多数；子房半下位，花柱长3~5mm，仅上端2裂，或连合至近柱头处，柱头4。蒴果，4瓣裂。种子小，多数。花、果期5~9月。

【生长环境】生于海拔1700~3200m的林下、灌丛中或村边道旁。

【分布】云南全省大部分地区。

【拍摄地】云南丽江。

【性味】辛，温。

【功效】活血，止痛，截疟。

【主治】跌打损伤，腰肋疼痛，疟疾。

【用法】水煎服，10~15克。

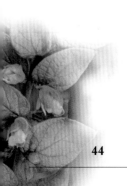

44 云南地桃花

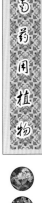

【中文名】云南地桃花

【别名】肖梵天花，野桃花，野鸡花

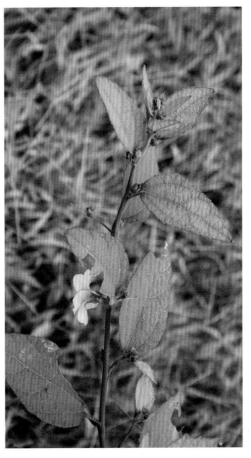

【基源】为锦葵科植物云南地桃花 *Urena lobata* L.var. *yunnanensis* S. Y. Hu的全草。

【植物形态】叶似槭叶状，茎下部的叶卵形，常掌状3～5浅裂，具不整齐齿牙，上部的叶卵形或椭圆形，具不整齐齿牙，上面粗糙，被星状柔毛，下面密被灰白色星状绒毛。花茎簇生，很少单生；小苞片疏被星状柔毛，长约4mm，较萼片为短；花瓣长15～25mm，粉红色。蒴果大，直径7～8mm。

【生长环境】生于海拔1300～2200m的山坡灌丛或沟谷草丛间。

【分布】云南全省大部分地区。

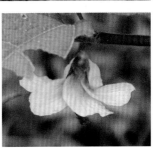

【拍摄地】云南玉溪。

【性味】甘、辛，凉。

【功效】祛风利湿，清热解毒。

【主治】感冒发热，疟疾，风湿痹痛，痢疾，水肿，淋症，月经不调，白带，吐血，乳腺炎，痈肿，外伤出血。

【用法】水煎服，10～30克。

云南药用植物

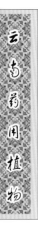

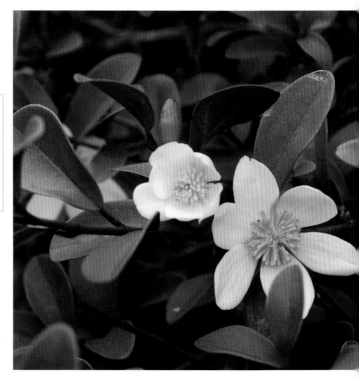

45 云南含笑

【中文名】云南含笑

【别名】皮袋香，山栀子，山枝子，十里香，石小豆，山辛夷

【基源】为木兰科植物云南含笑 *Michelia yunnanensis* Franch. ex Finet et Gagnep.的花蕾、幼果。

【植物形态】常绿灌木，丛生。高可达2~4m。芽、幼枝、幼叶背面、叶柄、花梗密被深红色平伏毛。叶革质，倒卵形、窄倒卵形或窄倒卵状椭圆形，上面绿色，背面有平伏毛，极香。叶互生，倒卵状椭圆形，顶端急尖，基部楔形，全缘。花单生叶腋，花芽具棕褐色茸毛。花芳香，花瓣白色。雄蕊多数。多分枝，分枝无毛。单叶互生，革质，矩状椭圆形或倒卵状披针形，全缘，叶柄长约2cm，两面均无毛，有光泽，网脉根明显。叶腋有芽，被红棕色毛，花蕾为大形苞片包被，苞片密被棕色绢毛，微开。

【生长环境】多生于海拔1100~2300m林下及山地灌木丛中。

【分布】昆明、玉溪、楚雄、丽江、大理、文山、红河等地。

【拍摄地】云南昆明。

【性味】涩、微苦，凉。

【功效】清热，消炎，解毒。

【主治】鼻炎，偏头疼，眼炎，喉炎。

【用法】水煎服，10~15克。

【选方】治鼻炎流涕不止。本品花研末温开水送服，每次1克，每天3次。

46 云南杨梅

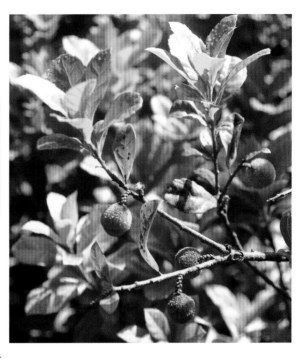

【中文名】云南杨梅

【别名】酸杨梅，矮杨梅，滇杨梅

【基源】为杨梅科植物云南杨梅 *Myrica nana* Cheval.的根皮、果实。

【植物形态】常绿灌木，高 0.5~2m。小枝较粗壮，无毛或有稀疏柔毛。叶革质或薄革质，叶片长椭圆状倒卵形至短楔状倒卵形，顶端急尖或钝圆，基部楔形，中部以上常有少数粗锯齿，成长后上面腺体脱落留下凹点，下面腺体常不脱落，无毛或有时上面中脉上有稀疏柔毛，叶柄无毛或有稀疏柔毛，叶脉在上面凹陷，下面凸起。雌雄异株，雄花序单生于叶腋，直立或向上倾斜；分枝极缩短而呈单一穗状，每分枝具1~3雄花。雄花无小苞片，有1~3枚雄蕊；雌花序基部具极短而不显著的分枝，单生于叶腋，每分枝通常具2~4不孕性苞片及2雌花；雌花具2小苞片，子房无毛。核果红色，球状。2~3月开花，6~7月果实成熟。

【生长环境】生于海拔1800~2700m的山地灌木丛中。

【分布】东川、昆明、曲靖、楚雄、大理、蒙自、永胜等地。

【拍摄地】云南昆明。

【性味】果实：酸、温。根皮：辛、细。

【功效】果实：生津解渴、和胃消食。根皮：理气、止血、化淤、消炎。

【主治】果实：烦渴、吐泻，痢疾，腹痛，消化不良；根皮：胃痛，隔食呕吐，疝气，吐血，血崩，外伤出血，跌打损伤，牙痛，烧烫伤，恶疮。

【用法】水煎服，10~30克。

【选方】治久泻不止。本品根30克、胡椒3颗，水煎浓汁200毫升，顿服。

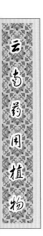
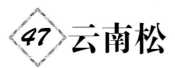

47 云南松

【中文名】云南松

【别名】飞松，青松，长毛松，松节

【基源】为松科植物云南松 *pinus yunnanensis* Franch.的根、茎、叶、果、树脂。

【植物形态】乔木，树高达30m，胸径1m。树皮灰褐色。深纵裂，裂片厚或裂成不规则的鳞状快片脱落，枝展开，稍下垂。叶通常3针一束，叶鞘宿存。雄球花圆柱状，生于新枝下部的包腋内，聚集成穗状。球果圆锥状卵圆形，种子近卵圆形或倒卵形，微扁。花期4～5月，果期翌年10～11月。

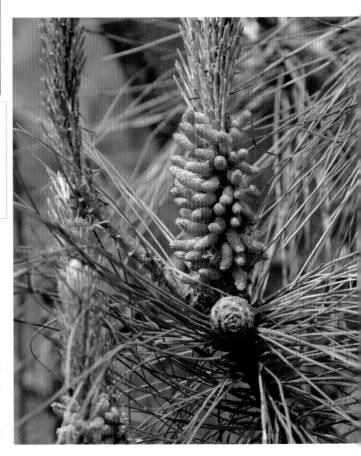

【生长环境】生长于海拔1000～3000m的山坡上，多组成单纯林或与旱冬瓜、华山松、栎类等树种组成混交林。

【分布】云南全省各地。

【拍摄地】云南泸西。

【性味】苦、辛，温。

【功效】祛风燥湿，舒筋活络。

【主治】关节风痛，转筋挛急，脚气痿软，鹤膝风，跌打淤血。

【用法】水煎服，10～15克。

【中药化学成分】富含松脂，松香含量65%～70%，松节油含量15%～25%。

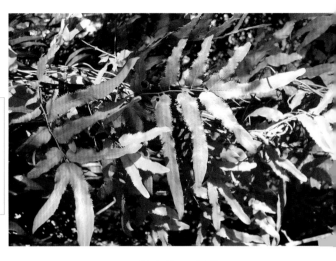

48 云南海金沙

【中文名】云南海金沙

【基源】为海金沙科云南海金沙 *Lygodium yunnanense* Ching 的全草、孢子。

【植物形态】植株高攀达3m。三回羽状，叶轴上面有二条狭边；羽片多数，相距约9～12cm，对生于叶轴的距上，距长约5mm，端有一丛黄色柔毛；羽片三角形，长尾头，柄两侧有狭边，上有稀疏短毛，奇数二回羽状；一回小羽片3～5对，以膨大的关节着生于羽轴上（羽轴两侧有狭翅），互生，开展，基部的一回小羽片最大，卵状披针形，长尾头，下部的羽状，上部的不分裂；末回小羽片2～3对，有短柄，短柄有毛；两侧有狭翅，也以膨大关节着生于小羽轴上，基部一片卵状披针形，先端钝圆，基部为不对称的耳形，向上的末回羽片渐短，顶端一片特长，披针形，钝头，单生或有时和下面1～2片在基部连合；从第三片小羽片起不分裂，卵状披针形，基部两侧有不对称的耳片；顶生的一回小羽片阔披针形，基部近圆形，钝头，基部常有1～2个汇合裂片。叶缘有锯齿。中脉明显，侧脉纤细，分离，明显，自中脉斜上，2～3回二叉分歧，直达孢子囊穗基部。叶纸质，干后暗绿褐色，两面沿中脉及小脉疏生短刚毛。孢子囊穗沿叶缘排列，较稀疏，线形，暗褐色或褐棕色，略有淡灰毛。

【生长环境】生于草坡，河谷上。

【分布】滇西南。

【拍摄地】云南景洪。

【性味】甘、淡，寒；无毒。

【功效】清热解毒，利水通淋。

【主治】热淋，血淋，沙淋，白浊，女子带下，水湿肿满，湿热泻痢，湿热黄疸，吐血，衄血，尿血，外伤出血。

【用法】布包水煎服，10～15克。

【中药化学成分】含脂肪油、水溶性成分海金沙素。从孢子中分得反式-对-香豆酸，另含脂肪油、肉豆蔻酸、棕榈酸等脂肪酸。

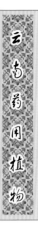

49 五爪金龙

【中文名】五爪金龙

【别名】五爪龙，上竹龙，牵牛藤，黑牵牛，假土瓜藤（广西）

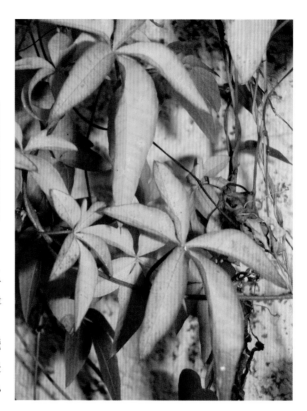

【基源】为旋花科植物五爪金龙 *Ipomoea cairica*（L.）Sweet 的块根、叶及果实。

【植物形态】多年生缠绕草本，全体无毛，老时根上具块根。茎细长，有细棱，有时有小疣状突起。叶掌状5深裂或全裂，裂片卵状披针形、卵形至椭圆形，中裂片较大，长4~5cm，宽2~2.5cm，两侧裂片稍小，顶端渐尖或稍钝，具小短尖头，基部楔形渐狭，全缘或不规则微波状，基部1对裂片通常再2裂；叶柄长2~8cm，基部具小的掌状5裂的假托叶。聚伞花序腋生，具1~3花，或偶有3朵以上；苞片及小苞片均小，鳞片状，早落；花梗有时具小疣状突起；萼片稍不等长，外方2片较短，卵形，外面有时有小疣状突起，内萼片稍宽，萼片边缘干膜质，顶端钝圆或具不明显的小短尖头；花冠紫红色、紫色或淡红色、偶有白色，漏斗状；雄蕊不等长，花丝基部稍扩大下延贴生于花冠管基部以上，被毛；子房无毛，花柱纤细，长于雄蕊，柱头2球形。蒴果近球形2室，4瓣裂。种子黑色，边缘被褐色柔毛。

【生长环境】生于海拔550~610m的山坡或路边灌丛。

【分布】河口、金平等地。

【拍摄地】云南通海。

【性味】甘，寒。

【功效】清热解毒，止咳，止血，通淋利水。

【主治】块根、叶（五叶藤）：用于骨蒸劳热，咳嗽，咳血，淋证，水肿，小便不利，痈肿疮疖。果实：用于跌打损伤。

【用法】水煎服，10~15克。

50 五叶红

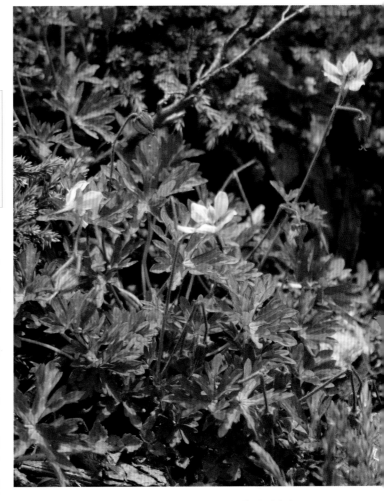

【中文名】五叶红

【别名】隔山消，紫地榆，赤地榆

【基源】为牻牛儿苗科五叶老鹳草 *Geranium delavayi* Franch. 的根茎。

【植物形态】多年生草本，高15～30cm。根状茎直立，略有倒生疏白毛，向顶部毛较密。叶对生，五角形，5深裂几达基部；裂片菱状楔形，下部全缘，中部以上羽裂或齿状缺刻；小裂片矩圆形，锐尖头；基生叶和下部茎生叶有长柄。花序顶生，柄长4～6cm，有2花，有柔毛；花柄较短，有密短伏毛和长而开展的腺毛；萼片有同样的毛；花瓣紫色，强度向后反转。

【生长环境】生于海拔1500～4800m的林缘。

【分布】迪庆、红河、东川、丽江、鹤庆等地。

【拍摄地】云南昆明。

【性味】苦、涩，凉。

【功效】收敛，消食，止血。

【主治】治疗腹泻，痢疾，胃肠出血，痔疮出血。

【用法】水煎服，10～15克。

【选方】治痔疮出血。本品15克、虎杖20克、翻白叶根15克，水煎服。

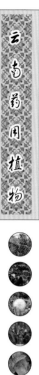

51 风筝果

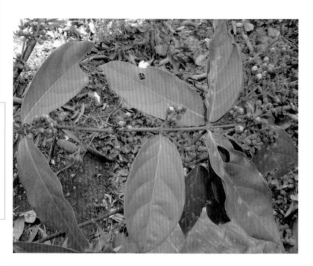

【中文名】风筝果
【别名】风车藤

【基源】为金虎尾科植物风筝果*Hiptage benghalensis* (L.) Kurz的藤茎。

【植物形态】灌木或藤本，攀援，长3～10m或更长；幼嫩部分和总状花序密被淡黄褐色或银灰色柔毛。老枝无毛，锈红色或暗灰色，具浅色皮孔。叶片革质，长圆形，椭圆状长圆形或卵状披针形，长9～18cm，宽3～7cm，先端渐尖，基部阔楔形或近圆形，背面常具2腺体，全缘，幼时淡红色，被短柔毛，老时变绿色，无毛，主脉及侧脉（6～7对）两面均稍突起；叶柄长5～10mm，上面具槽。总状花序腋生或顶生，长5～10cm，被淡黄褐色柔毛，花梗长1～1.6（～2）cm，密被黄褐色短柔毛，中部以上具关节，具小苞片2枚，钻状披针形，长2～4mm；花芽球形，径5～7mm。花大，径1.5～2.5cm，极芳香；萼片5，阔椭圆形或卵形，长5～6mm，先端圆形，外面密被黄褐色短柔毛，具1粗大长圆形腺体，一半附着在萼片上，一半下延贴生于花梗上；花瓣白色，基部具黄色斑点，或淡黄色或粉红色，圆形或阔椭圆形，内凹，长8～15mm，宽5～10mm，先端圆形，基部具爪，边缘具流苏，外面被短柔毛，雄蕊10，最大者长8～12mm，其余3～5mm，花药椭圆形，长1～2mm；花柱长约12mm，拳卷状。翅果除果核被短绢毛外，余无毛，中翅椭圆形或倒卵状披针形，长3.5～5（～7）cm，宽1～1.6cm，顶端全缘或微裂，侧翅披针状长圆形，长1.5～3cm，背部具1三角形鸡冠状附属物。花期2～4月，果期4～5月。

【生长环境】生于海拔（100～）200～1900m的沟谷密林、疏林中或沟边路旁，也栽培于园庭观赏。

【分布】临沧、普洱、西双版纳、德宏、曲靖、红河等地。

【拍摄地】云南普洱。

【性味】微苦、涩，温。

【功效】温肾益气，敛汗涩精。

【主治】滑精，遗精，体弱虚汗。

【用法】水煎服，10～30g。

52 凤尾参

【中文名】凤尾参
【别名】松毛参，小咳药

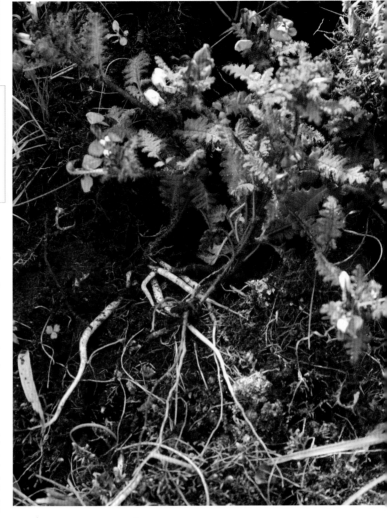

【基源】为玄参科植物纤裂马先蒿 *Pedicularis tenuisecta* Franch.ex Maxim.的根。

【植物形态】多年生草本，高30~45cm。根圆锥形，常有分枝。茎中空，四棱状，或有时下部完全方形，沿棱有毛线4条，节上毛尤密。基生叶花时已枯，茎生叶4枚轮生。叶片长圆状披针形或线状披针形，羽状浅裂至中裂，缘有刺尖及锯齿。穗状花序生于茎顶或下部间断生于叶腋成花轮，花冠紫红色。花期7~8月。蒴果，狭卵形。果期8~9月。

【生长环境】生于海拔1300~2700m山坡草地、林缘草甸。

【分布】迪庆、丽江、怒江、大理、昆明等地区。

【拍摄地】云南昆明。

【性味】苦，平。

【功效】补气养血，止咳祛痰。

【主治】气血两虚，神经衰弱，虚寒咳嗽，支气管哮喘，筋骨疼痛。

【用法】水煎服，10~15克。

【选方】治神经衰弱。本品15克、灵芝10克、五味子10克、红糖适量，水煎服。

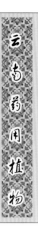

53 凤尾蕨

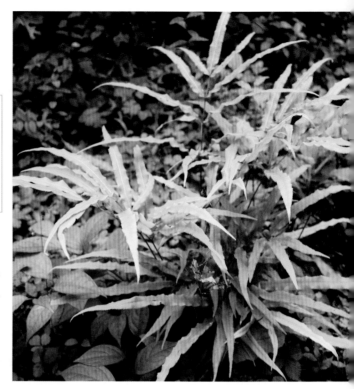

【中文名】凤尾蕨

【别名】凤尾草，玉龙草，鸡足草，井边草，大叶凤尾草

【基源】为凤尾蕨科植物凤尾蕨 *Pteris multifida* Poir nervosa 的全草。

【植物形态】植株高50～70cm。根状茎短而直立或斜升，粗约1cm，先端被黑褐色鳞片。叶簇生，二型或近二型；禾秆色，有时带棕色，偶为栗色，表面平滑；叶片卵圆形，一回羽状；不育叶的羽片（2）3～5对（有时为掌状），通常对生，斜向上，狭披针形或披针形（第二对也往往二叉），叶缘有软骨质的边并有锯齿，锯齿往往粗而尖，也有时具细锯齿；能育叶的羽片3～5（8）对，对生或向上渐为互生，斜向上，基部一对有短柄并为二叉，偶有三叉或单一，向上的无柄，线形（或第二对也往往二叉），顶生三叉羽片的基部不下延或下延。主脉下面强度隆起，禾秆色，光滑；侧脉两面均明显，稀疏，斜展，单一或从基部分叉。叶干后纸质，绿色或灰绿色，无毛；叶轴禾秆色，表面平滑。

【生长环境】生于海拔1700～2400m的林下石缝中。

【分布】云南全省各地。

【拍摄地】云南昆明。

【性味】淡，凉。

【功效】清热利湿，凉血止血，消肿解毒。

【主治】黄疸型肝炎，泻痢，水肿，淋浊，月经不调，喉痛，烫伤，吐血，扁桃腺炎，腮腺炎。

【用法】水煎服，10～30克。

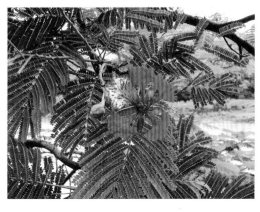

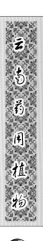

54 凤凰木

【中文名】凤凰木

【别名】凤凰花，红花楹，火树

【基源】为豆科植物凤凰木 *Delonix regia* （Boj.）Raf.的树皮。

【植物形态】高大落叶乔木，无刺，高达20余米，胸径可达1m；树皮粗糙，灰褐色；树冠扁圆形，分枝多而开展；小枝常被短柔毛并有明显的皮孔。叶为二回偶数羽状复叶，具托叶；下部的托叶明显地羽状分裂，上部的成刚毛状；叶柄长7～12cm，光滑至被短柔毛，上面具槽，基部膨大呈垫状；羽片对生，15～20对，小叶25对，密集对生，长圆形，两面被绢毛，先端钝，基部偏斜，边全缘；中脉明显；小叶柄短。伞房状总状花序顶生或腋生；花大而美丽，直径7～10cm，鲜红至橙红色，具4～10cm长的花梗；花托盘状或短陀螺状；萼片5，里面红色，边缘绿黄色；花瓣5，匙形，红色，具黄及白色花斑，开花后向花萼反卷，瓣柄细长，长约2cm；雄蕊10枚；红色，长短不等，向上弯，花丝粗，下半部被绵毛，花药红色，长约5mm；子房长约1.3cm，黄色，被柔毛，无柄或具短柄，花柱长3～4cm，柱头小，截形。荚果带形，扁平，长30～60cm，宽3.5～5cm，稍弯曲，暗红褐色，成熟时黑褐色，顶端有宿存花柱；种子20～40颗，横长圆形，平滑，坚硬，黄色染有褐斑，长约15mm，宽约7mm。花期6～7月，果期8～10月。

【生长环境】生于海拔1500m以下。

【分布】滇南有栽培。

【拍摄地】云南元江。

【性味】淡、辛，温。

【功效】平肝潜阳。

【主治】用于肝阳上亢，高血压、头晕、目眩、烦躁。

【用法】内服：煎汤，3～10克；或开水洗眼。

【中药化学成分】木部含β–谷甾醇、羽扇豆醇、槲皮素、脯氨酸、赖氨酸、丙氨酸、缬氨酸、酪氨酸、葡萄糖、半乳糖和鼠李糖；树皮含赤藓醇、羽扇豆醇、β–谷甾醇；花含β–谷甾醇及其葡萄糖苷、三十一烷、三十一醇、原儿茶酸、槲皮素、类胡萝卜素；花芽含2-酮戊二酸、草酰乙酸、二羟乙酸和丙酮酸；种子含半乳甘露聚糖。

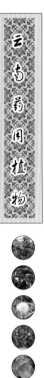
55 木瓜

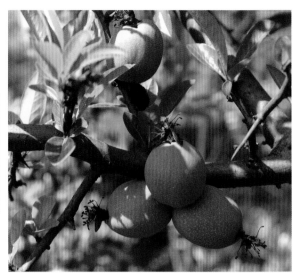

【中文名】木瓜

【别名】榠楂，木李，海棠

【基源】为蔷薇科植物贴梗海棠 *Chaenomeles speciosa*（Sweet）Nakai的果实。

【植物形态】灌木或小乔木，高达5～10m，树皮成片状脱落；小枝无刺，圆柱形，幼时被柔毛，不久即脱落，紫红色，二年生枝无毛，紫褐色；冬芽半圆形，先端圆钝，无毛，紫褐色。叶片椭圆卵形或椭圆长圆形，稀倒卵形，先端急尖，基部宽楔形或圆形，边缘有刺芒状尖锐锯齿，齿尖有腺，幼时下面密被黄白色绒毛，不久即脱落无毛；叶柄微被柔毛，有腺齿。花单生于叶腋，花梗短粗，无毛；花，萼筒钟状外面无毛；萼片三角披针形，边缘有腺齿，外面无毛，内面密被浅褐色绒毛，反折；花瓣倒卵形，淡粉红色；雄蕊多数，长不及花瓣之半；花柱3～5，基部合生，被柔毛，柱头头状，有不明显分裂，约与雄蕊等长或稍长。果实长椭圆形，长10～15cm，暗黄色，木质，味芳香，果梗短。花期4月，果期9～10月。

【生长环境】温带树种。适应性强，喜光，也耐半阴，耐寒，耐旱。对土壤要求不严，在肥沃、排水良好的黏土、壤土中均可正常生长，忌低洼和盐碱地。

【分布】云南全省各地有栽培。

【拍摄地】云南昆明。

【性味】酸，平。

【功效】舒经活络，和胃化湿，止渴消肿。

【主治】湿痹拘挛，腰膝关节酸重疼痛，吐泻，转筋，脚气水肿。

【用法】水煎服，10～15克。

【中药化学成分】果实含苹果酸、酒石酸、枸橼酸和皂苷，还含齐墩果酸。

56 木棉

【中文名】木棉

【别名】英雄树，攀枝花，红棉

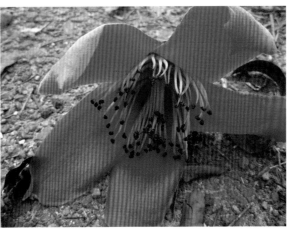

【基源】为木棉科植物木棉 *Bombax ceiba* L.的花、树皮和根。

【植物形态】大乔木：落叶大乔木，高达40m；树干直，树皮灰色，枝干均具短粗的圆锥形大刺，后渐平缓成突起。枝近轮生，平展。掌状复叶互生，总叶柄长15～17cm；小叶5～7，长椭圆形，长10～20cm，两端尖，全缘，无毛。花果：花大，红色，聚生近枝端，春天先叶开放。蒴果大，椭圆形，木质，外被绒毛，成熟时5裂，内壁有白色长绵毛。

【生长环境】喜温暖干燥和阳光充足环境。

【分布】云南金沙江河谷、云南南部。

【拍摄地】云南景洪。

【性味】花：甘、淡，凉。树皮、根：微苦，凉。

【功效】清热利湿，祛风除湿，活血消肿。

【主治】花：清热利湿，解暑。用于肠炎，痢疾，暑天可作凉茶饮用。树皮：祛风除湿，活血消肿。用于风湿痹痛，跌打损伤。根：散结止痛。胃痛，颈淋巴结结核。

【用法】水煎服，10～15克。

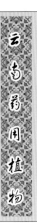

57 木蝴蝶

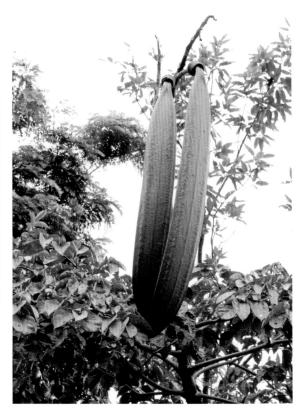

【中文名】木蝴蝶

【别名】千张纸，破故纸，毛鸦船（四川），王蝴蝶（贵州），千层纸，土黄柏（广西），兜铃（滇南本草），海船（四川，普洱，西双版纳），朝筒（普洱），"棵黄价"（广西壮族语），牛脚筒（海南）

【基源】为紫薇科植物木蝴蝶 *Oroxylum indicum* （L.）Vent. 的种子。

【植物形态】小乔木，高达10m。2～3回三数羽状复叶，小叶卵形，先端短尖，基部近圆形，偏斜，两面近光滑无毛，侧脉5～6对，网脉在叶下面明显；全缘。顶生总状花序，花大，紫红色；花萼钟状，肉质紫色，顶端平截；花冠营肉质，5裂；雄蕊5，插生于花冠管中部，柱头扁平，舌状。蒴果黑绿色，长披针形，扁平，木质，长60～100cm，宽5～8cm，厚约1cm，2瓣裂开，隔膜木质扁平；种子多列，扁圆形，周围具白色透明膜质翅，连翅长约6～7cm，宽3.5～4cm。花期6～9月，果期8～11月。

【生长环境】生长于海拔100～1800m的干热河谷地区阳坡，疏林中区域。

【分布】西双版纳、凤庆、新平、河口、西畴等地和金沙江、澜沧江流域的干热河谷地区。

【拍摄地】云南泸西。

【性味】种子：苦、甘，凉。树皮：微苦、甘，凉。

【功效】种子：清肺利咽，舒肝和胃，生肌；树皮：清热利湿，消肿解毒。

【主治】种子：用于肺热咳嗽，喉痹，音哑，肝胃气痛；树皮：用于肝炎，小便涩痛，咽喉肿痛，湿疹，痈疮溃烂。

【用法】水煎服，10～15克。

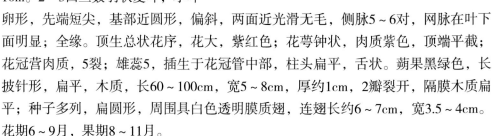

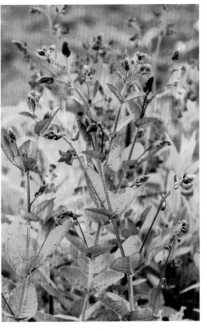

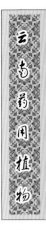

58 毛（莸）子梢

【中文名】毛（莸）子梢

【别名】大红袍，锈钉子

【基源】为蝶形花科植物毛（莸）子梢 *Campylotropis hirtella*（Franch.） A. K. Schindl. 的根。

【植物形态】灌木，高0.7～2m，全株被黄褐色长硬毛与小硬毛，枝有细纵棱。羽状复叶具3小叶；托叶线状披针形；小叶近革质或纸质，三角状卵形或宽卵形，有时卵形或近宽椭圆形，先端钝、圆形或有时微凹，基部微心形至近圆形，两面稍密生小硬毛与长硬毛，沿脉上毛更密，上面绿色，下面带苍白色，叶脉网状，下面特别隆起。总状花序每1～2腋生并顶生，通常于顶部形成无叶的大圆锥花序；苞片披针形，宿存；花萼长4.5～7mm，密生小硬毛与长硬毛，上方裂片近1/2或1/2以上合生，先端分离部分长0.8～2.5mm；花冠红紫色或紫红色，龙骨瓣略呈直角内弯，瓣片上部比瓣片下部（连瓣柄）短；子房有毛。荚果宽椭圆形，表面具明显的暗色网脉并密被长硬毛与小硬毛。花期（6）7～10月，果期（9）10～11月。

【生长环境】生于海拔900～4100m灌丛、林缘、疏林内、林下、山溪边以及山坡、向阳草地等处。

【分布】大理、昭通等地。

【拍摄地】云南昆明。

【性味】苦，温。

【功效】温经活络，调经，止血，消炎。

【主治】急慢性胃炎，胃十二指肠溃疡，跌打损伤，痛经，崩漏，血小板减少性紫癜。

【用法】水煎服，10～15克。

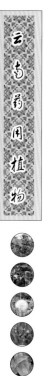

59 毛石韦

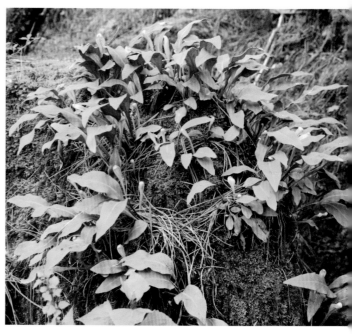

【中文名】毛石韦
【别名】石韦

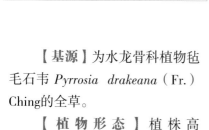

【基源】为水龙骨科植物毡毛石韦 *Pyrrosia drakeana*（Fr.）Ching的全草。

【植物形态】植株高25～60cm。根状茎短促，横卧，密被披针形棕色鳞片，鳞片具长尾状渐尖头，周身密被睫状毛，顶端的睫状毛丛生，分叉和卷曲，膜质，全缘。叶近生，一型，叶柄粗壮，坚硬，基部密被鳞片，向上密被星状毛，禾秆色或淡棕色，叶片阔披针形，短渐尖头，基部通常扩展成为最宽处，近圆楔形，不对称，稍下延，全缘，或下部呈波状浅裂，干后革质，上面绿色，光滑无毛，但密布洼点，下面灰绿色，被两种星状毛。主脉下面隆起，上面平坦，侧脉可见，小脉不显。孢子囊群近圆形，整齐地成多行排列于侧脉之间，幼时被星状毛覆盖，呈淡棕色，成熟时孢子囊开裂，呈砖红色，不汇合。

【生长环境】附生于海拔1000～3600m的林中石上、树干上。

【分布】云南全省各地。

【拍摄地】云南丽江。

【性味】甘，平。

【功效】清热，利尿。

【主治】热淋涩痛，尿血，石淋，肾炎，崩漏，肺热咳嗽。

【用法】水煎服，10～15克。

【选方】治咳嗽不止。本品30克、甘松15克、五味子10克，水煎服。

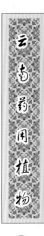

60 毛枝绣线菊

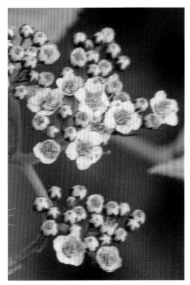

【中文名】毛枝绣线菊

【别名】千颗米

【基源】为蔷薇科植物绣线菊 *Spiraea martinii* Levl.的全草。

【植物形态】灌木，高1.5～2.5m；小枝圆柱形，幼时黄褐色，密被绒毛，老时呈棕褐色；冬芽小，卵形，具数枚鳞片，外被短柔毛。叶片椭圆形至倒卵形，大小不等，有时常3浅裂，边缘有3～5钝锯齿，上面无毛或微被短柔毛，暗绿色，下面密被

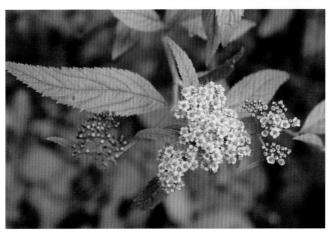

短柔毛，灰白色，具羽状脉或基部有显著3脉。伞形花序密集在小枝上，无总梗，具花5～18朵，基部簇生数枚大小不等的叶片；花梗无毛；苞片披针形，微被短柔毛或无毛；花，萼片卵状三角形或三角形，内面微被短柔毛；花瓣近圆形或倒卵形，白色；雄蕊20～25，比花瓣短；花盘明显，具10个发达的裂片，排列成圆环形；子房微被短柔毛，花柱比雄蕊短。蓇葖果开张，仅沿腹缝稍具短柔毛，花柱近顶生，稍倾斜或直立开展，具直立萼片。花期2～3月，果期4～5月。

【生长环境】生于海拔1450～2050m的干燥坡地、山谷、路旁及灌木丛中。

【分布】云南全省大部分地区。

【拍摄地】云南昆明。

【性味】苦，凉。

【功效】清热解毒。

【主治】目赤肿痛，头痛，牙痛，肺热咳嗽；外用治创伤出血。

【用法】水煎服，10～15克。

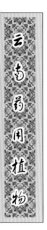

61 毛野丁香

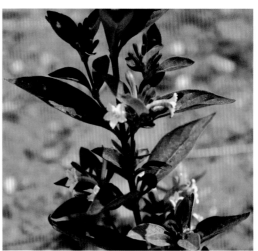

【中文名】毛野丁香

【别名】川滇野丁香，长毛野丁香，小叶野丁香，细叶野丁香

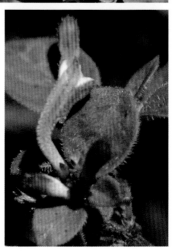

【基源】为茜草科植物川滇野丁香 *Leptodermis pilosa* Diels的叶。

【植物形态】灌木，高0.7～2.5（～3）m。嫩枝被短绒毛或短柔毛，老枝无毛，有片状纵裂的薄皮。叶假轮生，纸质或薄革质，卵形或长圆形，先端短尖、钝或圆，基部楔形或渐狭，两面被柔毛或叶背面近无毛，常有缘毛，边缘干后常外卷，侧脉3～5对，在叶面不明显，在背面稍凸起或不明显；叶柄短，被柔毛；托叶阔三角形，先端骤尖，被柔毛或绒毛。聚伞花序顶生和近枝顶腋生；花无梗或具短梗；小苞片干膜质，透明，被柔毛，比花萼长，约2/3～3/4合生，分离部分钻状渐尖，具短尖头，有脉纹，具缘毛；花冠淡紫色，漏斗状，稍弯，外面密被短绒毛，内面被长柔毛，花冠裂片5，阔卵形，边缘狭而薄，内折，先端内弯；雄蕊5，生于冠管喉部，花丝短，花药线形，短柱花的稍伸出，长柱花的内藏；柱头3～5裂，丝状，长柱花的伸出，短柱花的内藏。种子有与种皮紧贴的网状假种皮。花期5～9月，果期9～10月。

【生长环境】生于海拔1600～4000m处的山谷、山坡、山边、平地、溪边的林中、林缘或灌丛。

【分布】会泽、丽江、永胜、德钦、维西、中甸、贡山、兰坪、剑川、鹤庆、洱源、大理、昆明、禄劝、江川、蒙自、景东等地。

【拍摄地】云南昆明。

【性味】苦，平。

【功效】祛风除湿。

【主治】用于头痛，风湿关节痛。

【用法】水煎服，10～15克。

62 毛蕊花

【中文名】毛蕊花

【别名】一炷香（丽江），
大毛叶（大理）

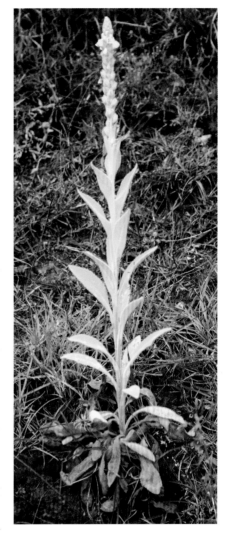

【基源】为玄参科植物毛蕊花 *Verbascum thapsus* L.的全草。

【植物形态】二年生草本，高可达1.5m，全株被密而厚的浅灰黄色星状毛。基生叶和下部的茎生叶倒披针状矩圆形，基部渐狭成短柄状，长达15cm，宽达6cm，边缘具浅圆齿，上部茎生叶逐渐缩小而渐变为矩圆形至卵状矩圆形，基部下延成狭翅。穗状花序圆柱状，长达30cm，直径达2cm，结果时还可伸长和变粗，花密集，数朵簇生在一起（至少下部如此），花梗很短；花萼长约7mm，裂片披针形；花冠黄色，直径1～2cm；雄蕊5，后方3枚的花丝有毛，前方二枚的花丝无毛，花药基部多少下延而成个字形。蒴果卵形，约与宿存的花萼等长。花期6～8月，果期7～10月。

【生长环境】生于海拔1400～3300m的草坡、路边灌丛中及石灰山地。

【分布】贡山、泸水、香格里拉、维西、丽江、鹤庆、剑川、大理、大姚等地。

【拍摄地】云南大理。

【性味】辛、苦，寒，有小毒。

【功效】清热解毒，止血散淤。

【主治】用于咳喘，肠痈；外用于外伤出血，关节扭痛，疮毒。

【用法】水煎服，10～15克。

云南药用植物

63

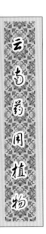

63 水杨柳

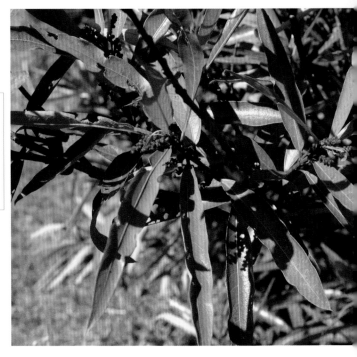

【中文名】水杨柳

【别名】水锥木，细杨柳，"哥孩"（傣语）

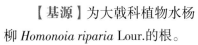

【基源】为大戟科植物水杨柳 Homonoia riparia Lour.的根。

【植物形态】常绿灌木，高 0.5～3m。幼枝具棱，被锈色短柔毛，后变无毛。单叶互生，被短柔毛；托叶钻状，基部稍扩大被毛，脱落；叶条状长圆形或狭披针形，全缘或有疏离的细齿，表面无毛或被疏柔毛，下面在叶脉上略被毛，以中脉较密，叶脉间密被鳞片；侧脉9～16对，网脉略明显。花小，单性异株；无花瓣；苞片卵形或近三角形，先端尖，外面被短柔毛；雄花花梗极短，组成总状花序，萼片5，长圆形或倒卵形，先端急尖，镊合状，雄蕊极多数，花丝部分连合而成多束；雌花组成穗状花序；萼片5，卵状披针形，先端渐尖，外被短柔毛。蒴果近球形，密被灰褐色短柔毛；种子近卵形。花期1～5月。

【生长环境】生于海拔50～1400m的河滩石砾中丛生。

【分布】滇南、滇西、滇东南。

【拍摄地】云南宁洱。

【性味】苦，寒。

【功效】清热，利胆，利尿，解毒。

【主治】急慢性肝炎，胆囊炎，胆结石，膀胱结石，淋病，梅毒，痔疮，跌打损伤，烫伤。

【用法】水煎服，10～15克。

【中药化学成分】全草含三萜类、甾醇类、黄酮类、挥发油及其他成分。

64 火炭母草

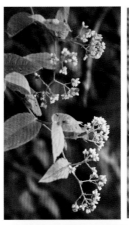
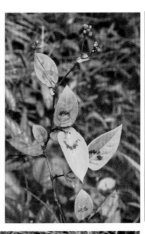

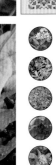

【中文名】火炭母草

【别名】火炭毛，乌炭子，运药，火炭母，山荞麦草，地蝴蝶，白饭草，大叶沙滩子，乌饭藤，水沙柑子，鸪鹚饭，水退淤，胖根藤，火炭藤，金不换，拔毒散

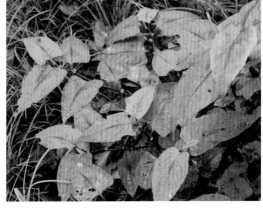

【基源】为蓼科植物火炭母草 *Polygonum chinense* L.的地上部分。

【植物形态】多年生草本，长达1m。茎近直立或蜿蜒，无毛。叶互生，有柄，叶柄基部两侧常各有一耳垂形的小裂片，垂片通常早落；托叶鞘通常膜质，斜截形；叶片卵形或长圆状卵形，长5~10cm，宽3~6cm，先端渐尖，基部截形，全缘，两面均无毛，有时下面沿脉有毛，下面有褐色小点。头状花序排成伞房花序或圆锥花序；花序轴密生腺毛；苞片膜质，卵形，无毛；花白色或淡红色；花被5裂，裂片果时增大；雄蕊8，花柱3。瘦果卵形，有3棱，黑色，光亮。花期7~9月，果期8~10月。

【生长环境】生于海拔600~1800m的河边潮湿草丛中。

【分布】昆明、大理、福贡、贡山、普洱、景洪、勐海、蒙自、屏边、文山、西畴、麻栗坡等地。

【拍摄地】云南普洱。

【性味】微酸、微涩，凉。

【功效】清热解毒、利湿消滞、凉血止痒、明目退翳。

【主治】痢疾，泄泻，咽喉肿痛，白喉，肺热咳嗽，百日咳，肝炎，带下，癌肿，中耳炎，湿疹，眩晕耳鸣，角膜云翳，跌打损伤。

【用法】内服：煎汤，9~15克，鲜品30~60克。外用：适量，捣敷；或煎水洗。

【中药化学成分】叶中含有β-谷甾醇、山奈酚、槲皮素、并没食子酸、没食子酸、3-O-甲基并没食子酸、山奈酚-7-O-葡萄糖苷、山奈酚-3-O-葡萄糖醛酸苷。

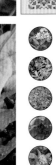

云南药用植物

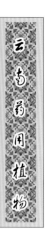

65 火麻仁

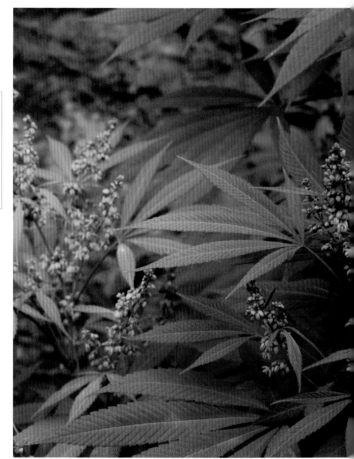

【中文名】火麻仁

【别名】山丝苗，线麻，胡麻，野麻，火麻

【基源】为桑科植物大麻 *Cannabis sativa* L.的种子。

【植物形态】一年生直立草本，高1~3m，枝具纵沟槽，密生灰白色贴伏毛。叶掌状全裂，裂片披针形或线状披针形，长7~15cm，中裂片最长，宽0.5~2cm，先端渐尖，基部狭楔形，表面深绿，微被糙毛，背面幼时密被灰白色贴状毛后变无毛，边缘具向内弯的粗锯齿，中脉及侧脉在表面微下陷，背面隆起；叶柄长3~15cm，密被灰白色贴伏毛；托叶线形。雄花序长达25cm；花黄绿色，花被5，膜质，外面被细伏贴毛，雄蕊5，花丝极短，花药长圆形；小花柄长约2~4mm；雌花绿色；花被1，紧包子房，略被小毛；子房近球形，外面包于苞片。瘦果为宿存黄褐色苞片所包，果皮坚脆，表面具细网纹。花期5~6月，果期为7月。

【生长环境】栽培。

【分布】云南全省各地。

【拍摄地】云南昆明。

【性味】甘、平；花有毒。

【功效】种仁：润肠通便；花：通淋活血。

【主治】种仁：肠燥便秘，消渴，热淋；花：风痹，痢疾，月经不调，疥疮，癣癫。

【用法】水煎服，10~15克。

66 火棘

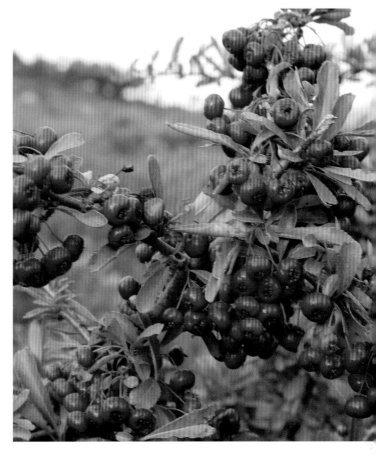

【中文名】火棘

【别名】火把果，救兵粮，救命粮，赤阳子

【基源】为蔷薇科植物火棘 *Pyracantha fortuneana*（Maxim.）Li 的果实。

【植物形态】常绿灌木，高达3m。侧枝短，先端成刺状，嫩枝外被锈色短柔毛，老枝无毛。叶互生在短枝上簇生；叶柄短，无毛或嫩时有柔毛；叶片倒卵形至倒卵状长圆形，先端圆钝或微凹，有时具短尖头，基部楔形，不延连于叶柄，边缘有锯齿，近基部全缘。花两性，集生复伞房花序；叶柄长约1cm；萼筒钟状；萼片5，三角形，先端钝；花瓣近圆形，白色；雄蕊20，花药黄色，花柱5，离生，子房上部密生白色柔毛。果实近球形，直径约5mm，橘红或深红色。花期3～5月。果期8～11月。

【生长环境】生于海拔2000m左右的山地、丘陵地阳坡灌丛草地及河沟路旁。

【分布】云南全省大部分地区。

【拍摄地】云南昆明。

【性味】甘、酸、涩，平；无毒。

【功效】健脾消积，收敛止痢，止痛。

【主治】痞块，食积停滞，脘腹胀满，泄泻，痢疾，崩漏，带下，跌打损伤。

【用法】水煎或研末服，3～15克。

【选方】泄泻不止，本品15克、胡椒3粒，水煎服。

【中药化学成分】果实含多种维生素，18种氨基酸，脂肪酸中亚麻酸、亚油酸、油酸，蛋白质及糖，另外还含β-谷甾醇、圣草素、芸香苷、芒花苷、异槲皮苷和槲皮素。

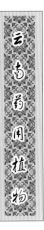

67 牛至

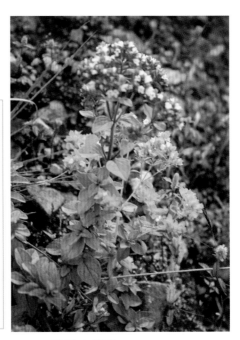

【中文名】牛至

【别名】香薷，小叶薄荷，野荆芥、随经草（江苏），白花茵陈（江西、云南），茵陈、糯米条（江西），土茵陈（福建），排香草（湖南），小田草、满坡香（贵州），香炉草、接骨草（四川），土香薷（四川、贵州），野薄荷、五香草、暑草（陕西），苏子草、香乳、浮香草、琦香、满山香、满天星、玉兰至、山薄荷（云南）

【基源】为唇形科植物牛至 *Origanum vulgare* L.的地上部分。

【植物形态】多年生草本，或近灌木；根茎斜生，其节上具纤细的须根，多少木质。茎直立或近基部倚地，通常高25～60cm，四棱形，多少带紫色，具倒向或微蜷曲的微柔毛。叶卵圆形或长圆状卵圆形，先端钝或稍钝，基部宽楔形至近圆形或微心脏形，全缘或有远离的小锯齿，叶面亮绿色。常带紫晕，具不明显的柔毛及凹陷的腺点，背面明显被柔毛及凹陷的腺点，叶柄短，具柔毛；苞叶大多无柄，常具紫色。伞房状圆锥花序，开张，多花密集，由多数长圆状在果时多少伸长的小穗状花序组成；苞片长圆状倒卵形至倒卵形或倒披针形，锐尖，绿色或带紫晕，全缘；花冠紫红色、淡红色、至白色，管状钟形，两性花管长5mm，超出萼，雌花花冠管短于萼，外疏被微柔毛，内面在喉部疏被微柔毛，二唇形，上唇直立，先端2浅裂，下唇开张，3裂，中裂片较大；雄蕊4，在两性花中后对短于上唇，前对略伸出花冠，在雌花中近相等，藏于冠筒，花丝无毛，花药卵圆形，2室，两性花由三角状楔形的药隔分离，叉开，而雌花中退化雄蕊的药室近于平行。小坚果卵圆形，先端浑圆，基部骤狭，微具棱角，褐色，无毛。花期6～9月，果期10～12月。

【生长环境】生于海拔500～3600m路边、干坡、林下、草地。

【分布】云南全省各地。

【拍摄地】云南昆明。

【性味】辛，微温。

【功效】消暑解表，利水消肿。

【主治】用于暑湿感冒，头痛身重，腹痛吐泻，水肿。

【用法】水煎服，10～15克。

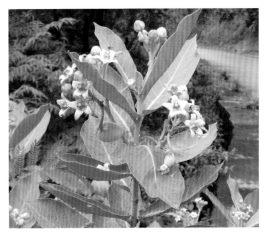

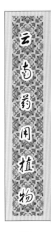

68 牛角瓜

【中文名】牛角瓜

【别名】羊浸树，断肠草，
五狗卧花心

【基源】为萝藦科植物牛角瓜 *Calotropis gigantea* （L.） Dry.ex Ait.f.的叶、根、皮。

【植物形态】立灌木，高达3m，全株具乳汁；茎黄白色，枝粗壮，幼枝部分被灰白色绒毛。叶倒卵状长圆形或椭圆状长圆形，长8～20cm，宽3.5～9.5cm，顶端急尖，基部心形；两面被灰白色绒毛，老渐脱落；侧脉每边4～6条，疏离；叶柄极端，有时叶基部抱茎。聚伞花序伞形状，腋生和顶生；花序梗和花梗被灰白色绒毛，花梗长2～2.5cm；花萼裂片卵圆形；花冠紫蓝色，辐状，直径3～4cm，裂片卵圆形，长1.5cm，宽1cm，急尖；副花冠裂片比合蕊柱短，顶端内向，基部有距。蓇葖单生，膨胀，端部外弯，长7～9cm，直径3cm，被短柔毛；种子广卵形，长5mm，宽3mm，顶端具白色绢质种毛；种毛长2.5cm。花果期几乎全年。

【生长环境】生于海拔300～1700m的向阳山坡、旷野。

【分布】西双版纳、宾川、禄劝、元谋、巧家、建水、元江、墨江、盈江、瑞丽等地。

【拍摄地】云南元江。

【性味】苦，凉；有大毒。

【功效】解毒杀虫，祛痰定喘。

【主治】茎皮：用于体癣，疥疮。 叶：用于顿咳，咳嗽痰喘。 全草：用于无名肿毒，骨折。

【用法】鲜叶15～24克，切碎，水煎服，或炖猪瘦肉服；外用：适量。（有大毒）

【中药化学成分】地上部、叶和乳汁含多种强心苷、异牛角瓜苷、马利筋苷、乌斯卡定苷和白花牛角瓜苷等，还含有α-，β-香树脂醇及其苯甲酸酯、蒲公英甾醇及乙酯；种子含生物碱、三萜和其他萜类成分。

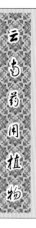
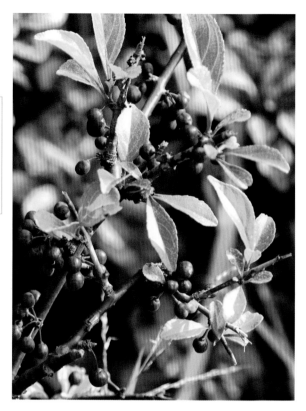

69 牛筋条

【中文名】牛筋条

【别名】红眼睛，白牛筋，
"阿卡麻思思玻"

【基源】为蔷薇科植物牛筋条 *Dichotomanthus tristaniaecarpa* Kurz. 的根皮。

【植物形态】常绿灌木至小乔木，高2～4m；枝条丛生，小枝幼时密被黄白色绒毛，老时灰褐色，无毛；树皮光滑，暗灰色，密被皮孔。叶片长圆披针形，有时倒卵形、倒披针形至椭圆形，全缘，上面无毛或仅在中脉上有少数柔毛，光亮，下面幼时密被白色绒毛，逐渐稀薄。花多数，密集成顶生复伞房花序，总花梗和花梗被黄白色绒毛；苞片披针形，膜质，早落；萼筒钟状，外面密被绒毛，内面被柔毛；萼片三角形，先端圆钝，边有腺齿，外面密被绒毛，内面无毛或几无毛；花瓣白色，平展，近圆形或宽卵形；子房外被柔毛，花柱侧生，无毛，柱头头状。花期4～5月，果期8～11月。

【生长环境】生于海拔1500～2300m的山坡开旷地杂木林中或常绿栎林边缘。

【分布】云南全省大部分地区。

【拍摄地】云南富民。

【性味】辛，温。

【功效】祛风活络，解毒消肿，止血止痛。

【主治】风湿麻木，筋骨疼痛，跌打损伤，脾肿大，虚寒胃痛，肾炎水肿，风寒头痛；叶外用治外伤出血，疔疮肿毒，毒蛇咬伤，祛湿瘙痒。

【用法】水煎服，10～15克。外用适量。

70 牛蒡叶橐吾

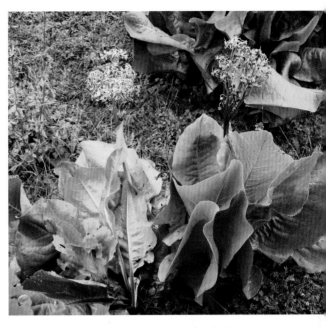

【中文名】牛蒡叶橐吾

【别名】大马蹄香，大独叶草，紫菀，化雪丹

【基源】为菊科植物酸模叶橐吾 *Ligularia lapathifolia*（Franch.）Hand.-Mazz.的根。

【植物形态】多年生草本。根肉质，多数，粗而长。丛生叶和茎下部叶具柄，被白色蛛丝状柔毛，基部具鞘，叶片卵形或卵状长圆形，先端钝，边缘有整齐的小齿，齿端具软骨质小尖头，齿间有睫毛，两面被疏的白色蛛丝状毛或脱毛；茎中上部叶向上渐小，无柄，鞘状抱茎。伞房状花序分枝长达23cm，开展或近丛生；头状花序辐射状，通常6～23，稀较多，总苞半球形或宽钟形，总苞片8～14，2层，近革质，卵状披针形或披针形，有小尖头，常弯曲，背部被白色蛛丝状柔毛，内层边缘宽膜质。舌状花黄色，舌片线状长圆形，先端急尖，冠毛红褐色或淡黄红色，与花冠等长。瘦果长圆形，褐色，先端略狭缩，基部圆形，光滑，具肋或否。花果期7～10月。

【生长环境】生于海拔1800～3000m的草坡、林下及灌丛中。

【分布】迪庆、昆明、东川、丽江、楚雄等地。

【拍摄地】云南中甸。

【性味】辛、麻、微苦，热；有小毒。

【功效】散淤，活血，止痛。

【主治】风湿痛，淤肿疼痛，跌打损伤。

【用法】水煎服，10～15克。

 长鞭红景天

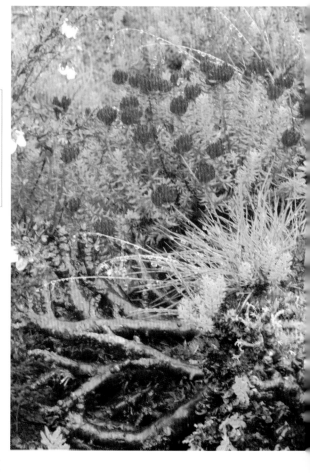

【中文名】长鞭红景天
【别名】宽叶红景天，大理景天

【基源】为景天科植物长鞭红景天 *Rhodiola fastigiata*（Hook.f.et Thoms）Fu.的全草。

【植物形态】多年生草本。地上多年生茎伸长，可达50cm，粗约1～1.5cm；花茎生于多年生茎的顶端，长可达20cm。叶互生，线状长圆形或线状披针形。花密生，萼片5，花瓣5，红色，雄蕊10，鳞片5，心皮5，伞房花序长1cm，宽2cm；蓇葖长7～8mm，直立，先端稍向外弯。花期6～8月，果期9月。喜凉润，喜肥，畏炎热，也耐瘠薄。本种为红景天药源植物。

【生长环境】生于海拔2700～4700m的山坡草地、高山灌丛、高山石砾中。

【分布】大理、丽江、迪庆等地。

【拍摄地】云南中甸。

【性味】甘、涩、寒。

【功效】活血止血，清肺止咳。

【主治】咳血，咯血，肺炎咳嗽，妇女白带；外用治跌打损伤、汤火伤。

【用法】水煎服，10～15克。

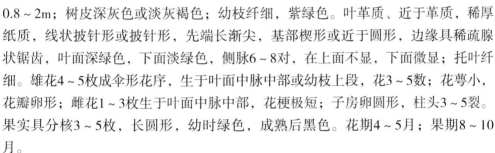

72 叶上花

【中文名】叶上花
【别名】中华青荚叶

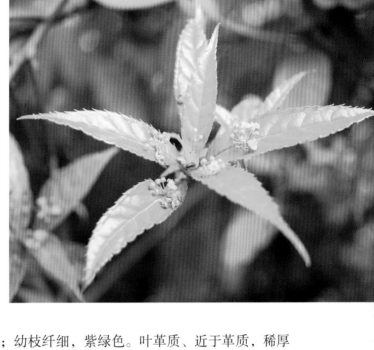

【基源】为山茱萸科植物中华青荚叶 *Helwingia chinensis* Batal.的根、叶及果实。

【植物形态】常绿灌木，高0.8～2m；树皮深灰色或淡灰褐色；幼枝纤细，紫绿色。叶革质、近于革质，稀厚纸质，线状披针形或披针形，先端长渐尖，基部楔形或近于圆形，边缘具稀疏腺状锯齿，叶面深绿色，下面淡绿色，侧脉6～8对，在上面不显，下面微显；托叶纤细。雄花4～5枚成伞形花序，生于叶面中脉中部或幼枝上段，花3～5数；花萼小，花瓣卵形；雌花1～3枚生于叶面中脉中部，花梗极短；子房卵圆形，柱头3～5裂。果实具分核3～5枚，长圆形，幼时绿色，成熟后黑色。花期4～5月；果期8～10月。

【生长环境】生于海拔400～3000m的山坡林中。

【分布】禄劝、嵩明、昆明、玉溪、大理、大姚、邓川、剑川、漾濞、维西、鹤庆、兰坪、绥江、富宁等地。

【拍摄地】云南昆明。

【性味】苦、涩，温。

【功效】舒筋活络，化淤调经。

【主治】用于跌打损伤，骨折，风湿关节痛，胃痛，痢疾，月经不调；外用于烧、烫伤，痈肿疮毒，蛇咬伤。

【用法】水煎服，10～15克。

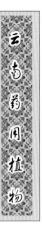

73 叶下珠

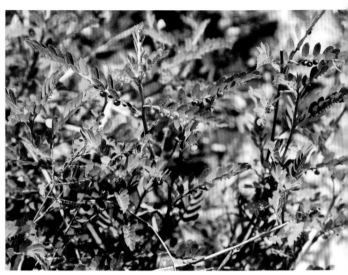

【中文名】叶下珠

【别名】阴阳草，假油树，珍珠草，珠仔草，蓖其草

【基源】为大戟科植物叶下珠 *Phyllanthus sootepensis* Craib.的全草。

【植物形态】一年生草本，茎通常直立，基部多分枝，枝倾卧而后上升；枝具翅状纵棱，上部被1纵列疏短柔毛。叶片纸质，因叶柄扭转而呈羽状排列，长圆形或倒卵形，顶端圆、钝或急尖而有小尖头，下面灰绿色，近边缘或边缘有1～3列短粗毛；叶柄极短；托叶卵状披针形。花雌雄同株；雄花：2～4朵簇生于叶腋，通常仅上面1朵开花，下面的很小；花梗基部有苞片1～2枚；萼片6，倒卵形，顶端钝；雄蕊3，花丝全部合生成柱状；花粉粒长球形，通常具5孔沟，内孔横长椭圆形；花盘腺体6，分离，与萼片互生；雌花：单生于小枝中下部的叶腋内；花梗卵状披针形，边缘膜质，黄白色；花盘圆盘状，边全缘；子房卵状，有鳞片状凸起，花柱分离，顶端2裂，裂片弯卷。蒴果圆球状，红色，表面具1小凸刺，有宿存的花柱和萼片，开裂后轴柱宿存；种子橙黄色。花期4～6月，果期7～11月。

【生长环境】生于海拔100～1900m的田边草丛、旷地。

【分布】滇南、滇东南、滇东北。

【拍摄地】云南景洪。

【性味】微苦、甘，凉。

【功效】清热利尿，明目，消积，解毒，止泻。

【主治】肾炎水肿，泌尿系统感染，尿路结石，肠炎，痢疾，小儿疳积，眼结膜炎，黄疸型肝炎，外伤治蛇咬伤。

【用法】水煎服，10～15克。

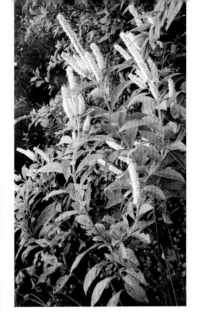

74 四方蒿

【中文名】四方蒿

【别名】铁扫把（云南景东），野苏（云南屏边），四棱蒿（云南龙陵），蔓坝（云南腾冲），鸡肝散（云南红河、建水、屏边），黑头草、四楞蒿（云南思茅），荆芥（云南双江），岩合合罗（云南红河哈尼语）

【基源】为唇形科植物四方蒿 *Elsholtzia blanda*（Benth.）Benth.的全草。

【植物形态】直立草本，高1～1.5m。茎、枝四棱形，具槽，密被短柔毛。叶椭圆形至椭圆状披针形，长3～16cm，宽0.8～4.5cm，先端渐尖，基部狭楔形，边缘具锯齿，上面绿色，被微柔毛及腺点，下面灰绿色，除叶脉被平伏毛外余部无毛，侧脉6～8对，与中脉两面明显；叶柄长0.3～1.5cm，腹凹背凸，密被短柔毛。穗状花序顶生或腋生，近偏向一侧，一般长4～8cm，最长可达20cm，由具短梗、7～10花的多数轮伞花序所组成；苞叶除花序下部一对叶状外均呈苞片状，钻形至披针状钻形，长1.5～3mm，外被短柔毛；花梗长不及1mm，与总梗、序轴被短柔毛。花萼圆柱形，长2～2.5mm，外被平伏毛，萼齿5，披针形，后齿较前齿稍长；果时花萼基部略膨大，卵球形。花冠白色，长3～4mm，外面被平伏毛，内面近无毛，冠筒基部宽1mm，向上渐宽，至喉部宽达2mm，冠檐二唇形，上唇直立，先端微缺，下唇开展，3裂，中裂片近圆形，稍内凹，侧裂片半圆形，全缘。雄蕊4，前对较长，伸出，花丝丝状，近无毛，花药卵圆形，2室。花柱超出雄蕊，先端近相等2浅裂。小坚果长圆形，长约0.8mm，黄褐色，光滑。花期6～10月，果期10～12月。

【生长环境】生于海拔800～2400m的林缘、路边草地。

【分布】云南全省大部分地区。

【拍摄地】云南普洱。

【性味】甘、辛，微凉。

【功效】清热解毒、消炎利尿。

【主治】夜盲症，痢疾，感冒，咽喉炎，扁桃腺炎，风火牙痛，龋齿痛，急性胃肠炎，腹痛，创伤出血，火烧伤，腋臭，小儿疳积，急慢性肾盂肾炎等。

【中药化学成分】为木犀草素、木犀草素-7-O-β-D葡萄糖苷、木犀草素-5-O-β-D葡萄糖苷、5-羟基-7，8二甲氧基黄酮和5-羟基-6，7-二甲氧基黄酮。

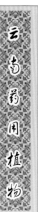

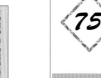

75 头状四照花果

【中文名】头状四照花果
【别名】鸡嗉子

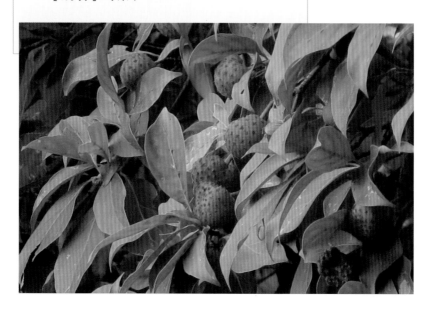

【基源】为山茱萸科植物头状四照花果 *Dendrobenthamia capitata*（Wall.）Hutch.的叶、花、果。

【植物形态】常绿小乔木，高3～10m。嫩枝密被白色柔毛。单叶对生，革质或薄革质，矩圆形或矩圆状披针形，全缘，上面深绿色，下面灰绿色，两面均被贴生白色柔毛，侧脉4～5对，在叶下面隆起，与中脉交汇处有明显的腋窝。头状花序近球形，具4黄白色花瓣状总苞片。总苞片倒卵形，先端尖；花萼筒状，4裂，裂片圆而钝；花瓣4，黄色；雄蕊4；花盘杯状；子房下位，2室。果序扁球形，紫红色。

【生长环境】生于海拔1000～3700m的山坡沟边、灌木丛中。

【分布】云南全省各地。

【拍摄地】云南昆明。

【性味】苦、涩，凉。

【功效】清热解毒，利胆行水，消积杀虫。

【主治】肝炎，腹水，蛔虫病，烧烫伤，疝气，恶寒咳嗽。

【用法】水煎服，10～15克。

⟨76⟩ 尼泊尔黄花木（黄花木）

【中文名】尼泊尔黄花木（黄花木）

【基源】为蝶形花科植物尼泊尔黄花木 *Piptanthus concolor* Harrow ex Craib的果实、种子。

【植物形态】灌木，高1.5~3m。茎圆柱形，具沟棱，被白色棉毛。叶柄长1~3cm，密被毛；小叶披针形、长圆状椭圆形或线状卵

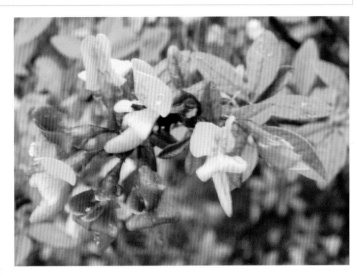

形，硬纸质，上面无毛，暗绿色，下面初被黄色丝状毛和白色贴伏柔毛，后渐脱落，呈粉白色，两面平坦，侧脉不隆起；总状花序顶生，具花2~4轮，花后几不伸长，密被白色棉毛，不脱落；萼钟形，被白色棉毛，萼齿5，上方2齿合生，三角形，下方3齿披针形，与萼筒近等长；花冠黄色，旗瓣阔心形，瓣片先端凹，瓣柄长约6mm，翼瓣稍短，先端钝圆。荚果阔线形，扁平，先端骤尖，具尖喙，被毛，果瓣膜质，网状脉纹明显，疏被柔毛；有4~8粒种子。种子肾形，压扁，黄褐色。花期4~6月，果期6~7月。

【生长环境】生于海拔2100m左右的草地、林下、林边。

【分布】迪庆、丽江、大理等地。

【拍摄地】云南丽江。

【性味】甘、淡，微寒。

【功效】清肝明目，利水润肠。

【主治】风热头痛，红眼病，高血压，慢性便秘。

【用法】水煎服，10~15克。

【选方】治慢性便秘。本品15克、生首乌15克、枳壳10克、火麻仁20克，水煎服。

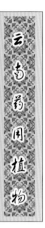

 甘西鼠尾

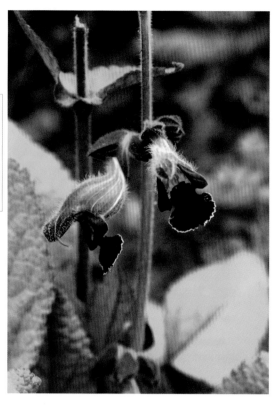

【中文名】甘西鼠尾

【别名】紫丹参，红秦艽，大紫丹参

【基源】为唇形科植物甘西鼠尾 *Salvia przewalskii* Maxim.的根。

【植物形态】多年生草本；根木质，圆柱锥状，外皮红褐色。茎高达60cm，自基部分枝，上升，丛生，密被短柔毛。叶有基出叶和茎生叶两种，均具柄，叶片三角状或椭圆状戟形，稀心状卵圆形，有时具圆的侧裂片，边缘具近于整齐的圆齿状牙齿，草质，上面绿色，被微硬毛，下面灰白色，密被灰白绒毛。轮伞花序疏离，组成顶生的总状花序，有时具腋生的总状花序而形成圆锥花序；花萼钟形，外面密被具腺长柔毛，其间杂有红褐色腺点，内面散布微硬伏毛，二唇形，上唇三角状半圆形。花冠紫红色，外被疏柔毛，在上唇散布红褐色腺点，内面离基部3～5mm有斜向的疏柔毛毛环，自毛环向上逐渐膨大，直伸花萼外，冠檐二唇形，上唇长圆形，全缘，顶端微缺，下唇3裂，中裂片倒卵圆形，顶端近平截，侧裂片半圆形。能育雄蕊伸于上唇下面。小坚果倒卵圆形，灰褐色，无毛。花期5～8月。

【生长环境】生于海拔2100～4300m的向阳山坡草丛、沟边。

【分布】滇西北。

【拍摄地】云南丽江。

【性味】苦，温。

【功效】祛淤生新，调经，安神。

【主治】月经不调，血虚神志不安，淤血头痛，淤血胸痛。

【用法】水煎服，10～15克。

【选方】治血虚神志不安。本品15克、酸枣皮15克、灵芝12克、五味子10克，红糖适量，煎汤代茶饮。

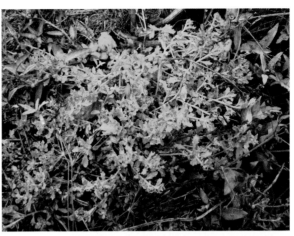

78 田基黄

【中文名】田基黄

【别名】鱼眼草，荔枝草，黄花珠

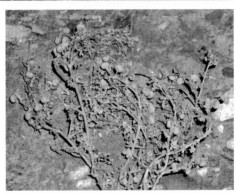

【基源】为菊科植物田基黄 *Grangea maderaspatana*（L.）Poir.的叶全草。

【植物形态】一年生草本，高5~30cm。茎纤细，基部直径1~2mm，通常有展分枝。叶倒卵形、倒披针形或倒匙形，长3.5~7.5cm，宽1.5~2.5cm，基生叶有时长达10cm、宽达4cm，有柄，基部通常耳状贴茎，中脉在下面微突起，边缘有锯齿。头状花序中等大小，球形，直径8~10mm，单生于茎顶或枝端，稀2枝组生。总苞宽杯状，总苞片2~3层；外层苞片披针形或长披针形，长4~8mm，边缘有撕裂状缘毛，内层苞片倒披针形或倒卵形，顶端钝，基部有明显的爪。花托突起。小花花冠外面被稀疏的棕黄色小腺点；雌花2~6层，花冠线形，长约1mm，黄色，顶端有3~4个短齿；两性花长约1.5mm，短钟状，顶端有5个卵状三角形的裂片。瘦果扁，通常多少有明显的加厚边缘，被多数棕黄色小腺点，顶端截形，环状加厚，环缘有鳞片状或片毛状兼锥状的、齿状撕裂的冠毛。花果期3~8月。

【生长环境】生于海拔300~1000m的山边、路旁、山坡草地。

【分布】景洪、勐腊等地。

【拍摄地】云南景洪。

【性味】苦，寒。

【功效】清热解毒，镇痉，调经。

【主治】耳痛，肺结核。

【用法】水煎服，10~30克。

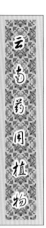

79 白头翁

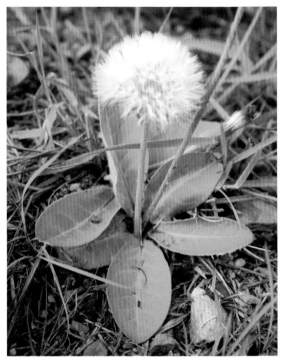

【中文名】白头翁

【别名】兔耳风，大一支箭，小一支箭

【基源】为菊科植物毛大丁草 *Gerbera piloselloides*（L.）Cass.的全草。

【植物形态】多年生草本。根茎短而粗壮，密被白色绵毛；须根多数，暗褐色。叶基生；有短柄；叶片质软而厚，长圆形或倒卵形，边缘全缘，幼时上面具柔毛，老时脱落，下面密被白色绵毛。花茎直立，单生，被淡褐色绵毛；头状花序单生于花茎顶端；总苞片2层，条状披针形，外层稍短，背面密被淡褐色绵毛；舌状花白色，雌性、二唇形、外唇伸长，3齿裂，内层细小，2深裂；筒状花两性，花冠稍二唇形。瘦果条状披针形，稍扁，有纵肋和细柔毛，喙在花时极短，成熟时则与瘦果等长；冠毛淡红色，有光泽。花期5～6月。

【生长环境】生于海拔600～3300m的山坡、草地。

【分布】滇东、滇中、滇西。

【拍摄地】云南昆明。

【性味】苦，凉。

【功效】清热解毒，凉血止痢，燥湿杀虫。

【主治】热毒痢疾，鼻衄，痔血，带下，阴痒，痈疮，瘰疬。

【用法】水煎服，10～15克。

【选方】治热毒痢疾。本品15克、葛根30克、木香10克、白芍15克、生甘草10克，水煎服。

【中药化学成分】含酚类、苷类、还原糖、挥发油、粘胶及叶绿素，紫花前胡苷元、熊果酚、醌醇、异彩山柑子萜醇和五环三萜类化合物。

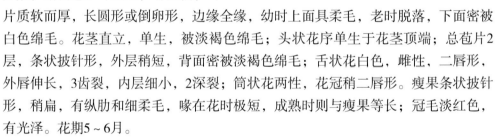

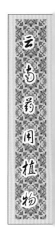

80 白花丹

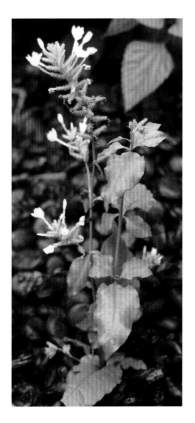

【中文名】白花丹

【别名】山坡苓，假茉莉，乌面马，白雪花，野苣莉，白皂药，白花皂药，一见消，白花岩陀，白花矮陀陀，钻地风，白花九股牛

【基源】为蓝雪科植物白花丹 *Plumbago zeylanica* L.的全草或根。

【植物形态】多年生蔓生亚灌木状草本，高2～3m。茎细弱，基部木质，多分枝，有细棱，节上带红色，除具腺外，光滑无毛。单叶互生；叶柄基部扩大而抱茎；叶片纸质，卵圆形至卵状椭圆形，无毛，全缘。穗状花序顶生或腋生；苞片短于萼，边缘为干膜质；花萼管状，绿色，具5棱，棱间干膜质，外被腺毛，有黏性；花冠白色或白而略带蓝色，高脚碟状，管狭而长，长约2cm，先端5裂，扩展；雄蕊5，生于喉处；子房上位，1室，柱头5裂。蒴果膜质。花期10月至翌年3月，果期2月至翌年4月。

【生长环境】生于海拔100～1600m，野生和栽培。

【分布】玉溪、保山、文山、楚雄、普洱、红河、西双版纳等地。

【拍摄地】云南景洪。

【性味】辛、苦、涩、湿；有毒。

【功效】祛风除湿，行气活血，解毒消肿。

【主治】风湿痹痛，心胃气痛，肝脾肿大，血淤经闭，跌打扭伤，痈肿瘰疬，疥癣瘙痒，毒蛇咬伤。

【用法】水煎服，10～15克。

【中药化学成分】根中含有白花丹素、3-氯白花丹素、3，3-双白花丹素、茅膏醌、毛鱼藤酮、异白花丹酮、白花丹酮、3，6'-双白花丹素、马替柿醌、2-甲基-5，8-二羟基萘醌、亚甲基-3，3'-双白花丹素、白花丹醌、异柿萘醇酮及1，2（3）-四氢-3，3'-双白花丹素和谷甾醇；地上部分分离出3，6'-双白花丹素、羽扇豆醇、α-和β-香树脂醇、蒲公英甾醇及ψ-蒲公英甾醇；全草含有白花丹素、β-谷甾醇、香草酸及白花丹酸。

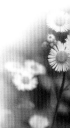

云南药用植物

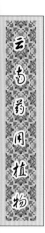

81 白饭树

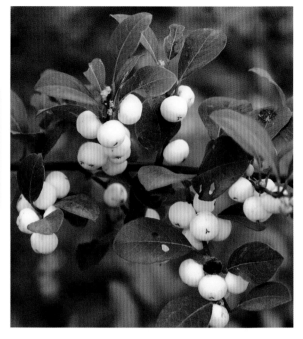

【中文名】白饭树

【别名】薏米薁，鱼眼

【基源】为大戟科植物白饭树 *Flueggea virosa* （Roxb. et Willd.）Haill.的全草。

【植物形态】落叶灌木，高1~4m。全株无毛。茎嫩时绿色，老时红褐色；小枝具纵棱。单叶互生；叶长圆状倒卵形至椭圆形，上面绿色，下面带苍白色；侧脉5~7对，稍明显。花单性异株，极少同株；雄花多数，淡黄色，组成稠密、腋生的花簇，花梗纤细，近卵形，基部连合，无花瓣，雄蕊5，与花盘腺体互生，伸出于花萼之上，花丝淡黄色，花药圆形，退化雌蕊3，线形，基部联合；雌花单生或少数簇生于叶腋；花萼5，形似雄花花萼，宿存；花盘杯状，边缘具齿缺；子房卵形，3室，着生于花盘上。蒴果浆果状，近球形，顶梢压扁，未熟时果皮甚薄，绿色。种子3~6颗，具三棱和细小网纹，腹侧凹陷，胚弯曲，红褐色。花期3~8月，果期7~12月。

【生长环境】生于海拔1000~1700m的疏林、次生林、路边灌木丛中。

【分布】西双版纳、禄劝、宾川、大姚、丽江等地。

【拍摄地】云南景洪。

【性味】苦，凉。

【功效】祛风湿，清湿热，化淤止痛。

【主治】风湿关节痛，湿疹，咳嗽，跌打损伤。

【用法】鲜品适量煎水洗，或用叶晒干研粉，茶油调敷患处。

【中药化学成分】根含去甲–叶萩碱、大麦芽碱、白饭树碱等生物碱；根皮也含白饭树碱；根茎含毒–叶萩碱、去甲–叶萩碱、白饭树碱醚、白饭树醇碱以及三十一烷、β–谷甾醇、算盘子酮醇。

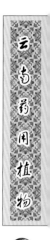

82 白茅

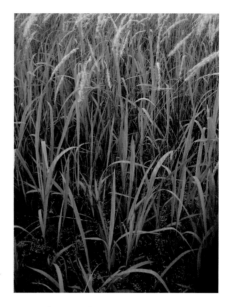

【中文名】白茅

【别名】茅，茅针，茅根

【基源】为禾本科植物白茅 *Imperata cylindrica* L.的根。

【植物形态】多年生，具粗壮的长根状茎。秆直立，高30~80cm，具1~3节，节无毛。叶鞘聚集于秆基，甚长于其节间，质地较厚，老后破碎呈纤维状；叶舌膜质，长约2mm，紧贴其背部或鞘口具柔毛，分蘖叶片长约20cm，宽约8mm，扁平，质地较薄；秆生叶片长1~3cm，窄线形，通常内卷，顶端渐尖呈刺状，下部渐窄，或具柄，质硬，被有白粉，基部上面具柔毛。圆锥花序稠密，长20cm，宽达3cm，小穗长4.5~5（~6）mm，基盘具长12~16mm的丝状柔毛；两颖草质及边缘膜质，近相等，具5~9脉，顶端渐尖或稍钝，常具纤毛，脉间疏生长丝状毛，第一外稃卵状披针形，长为颖片的2/3，透明膜质，无脉，顶端尖或齿裂，第二外稃与其内稃近相等，长约为颖之半，卵圆形，顶端具齿裂及纤毛；雄蕊2枚，花药长3~4mm；花柱细长，基部多少联合，柱头2，紫黑色，羽状，长约4mm，自小穗顶端伸出。颖果椭圆形，长约1mm，胚长为颖果之半。染色体2n＝20（Mehra K. L. et al.，1962；Singh. D. N.，1964）。花果期4~6月。

【生长环境】生于海拔700~2600m的荒地、山坡草地。

【分布】云南全省各地。

【拍摄地】云南通海。

【性味】甘，寒。

【功效】清热，利尿，凉血，止血。

【主治】口鼻出血，尿血，子宫出血，尿道热痛，口干渴。

【用法】水煎服，10~50克。

【中药化学成分】根茎含芦竹素、印白茅素、薏苡素、羊齿烯醇、西米杜鹃醇、异山柑子萜醇、白头翁素；含甾醇类：豆甾醇、β-谷甾醇、菜油甾醇；糖类：多量蔗糖、葡萄糖及少量果糖、木糖；含简单酸类：枸橼酸草酸及苹果酸。

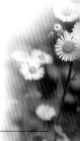

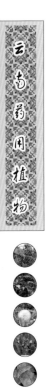

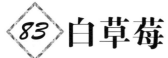

83 白草莓

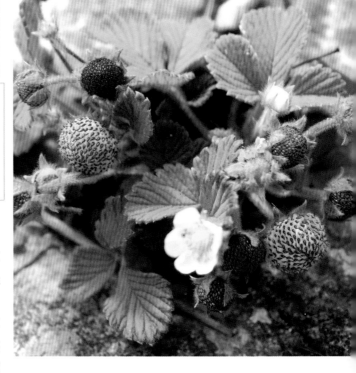

【中文名】白草莓

【别名】三匹风，野杨莓，草莓，白泡儿，白藨，白蒲草，白地莓

【基源】蔷薇科植物白草莓 *Fragaria nilgerrensis* Schlecht.ex Gay的全草。

【植物形态】多年生草本。根茎粗，密集成丛，高5～25cm，被鳞片，具多数须根。有纤细的匍匐枝。基生叶有长柄，披散状；羽状3小叶；小叶卵圆形，先端钝圆，基部宽楔形，边缘有粗锯齿，长2～3cm，宽1.5～2cm，上面绿色，有疏柔毛，下面灰绿色，密生柔毛。花茎根生；花白色，为总状花序式的小花束，花托膨大而肉质，白色。聚合果球形，小瘦果卵圆形，白色、淡黄色或红色。花期春季。果期6～8月。

【生长环境】生于田边、沟边、路旁草丛及湿润肥沃的土壤中。

【分布】云南全省大部分地区。

【拍摄地】云南昆明。

【性味】甘、苦，凉。

【功效】祛风，清热，止咳，解毒消肿。

【主治】肺热咳嗽，百日咳，口舌生疮，口腔炎，痢疾，尿血疔疮，蛇咬伤，烫火伤。

【用法】水煎服，15～30克。外用：适量，捣敷。

【中药化学成分】含鞣质、甾醇、酚性物质。

84 白粉藤

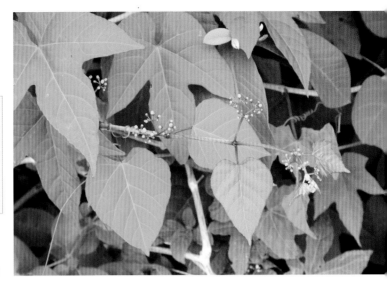

【中文名】白粉藤

【别名】白薯藤，菱叶粉藤，步步青，接骨藤，独脚乌扣

【基源】为葡萄科植物白粉藤 *Cissus repens*（Wight et Arn.）Lan.的根、茎叶。

【植物形态】多年生草质藤本。地下有块根。茎叶粉绿色。小枝圆柱形，有纵棱纹，常被白粉，无毛。茎蔓节位上长有卷须，卷须末端分叉弯曲，相隔2节间断与叶对生。叶心状卵圆形，长5～13cm，宽4～9cm，顶端急尖或渐尖，基部心形，边缘每侧有9～12个细锐锯齿，上面绿色，下面浅绿色，两面均无毛，背脉显著。花序顶生或与叶对生，二级分枝4～5集生成伞形，夏秋开淡绿色聚微小花，花萼小截头状。浆果肉质，有种子一颗。花期7～10月，果期11月至翌年5月。

【生长环境】生于海拔100～1800m的山谷疏林或山坡灌丛。

【分布】滇东南，西双版纳。

【拍摄地】云南景洪。

【性味】根：淡、微辛，凉；茎叶：苦，寒。

【功效】清热消肿，解毒止痛，强壮补血。

【主治】根：喉痛，疔疮，蛇伤；茎叶：痰火瘰疬，毒蛇咬伤，肾炎，痢疾。

【用法】水煎服，10～15克。

【选方】治咽喉肿痛。本品根15克、山豆根10克、甘草10克，水煎服。

【中药化学成分】白粉藤茎含季胺生物碱，其鲜茎又含呋喃二萜类的白粉藤内酯及心叶白粉藤内酯，苦味质白粉藤酮，含白粉藤酸、白粉藤目定；干茎用石油醚提得心叶宽筋醇及二十七烷醇，吉洛因、吉洛因宁、吉洛甾醇，β-谷甾醇、δ-谷甾醇、葡萄糖。

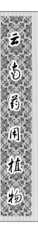

85 白绿叶

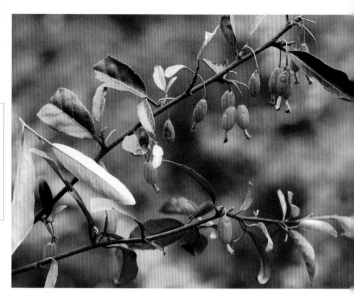

【中文名】白绿叶

【别名】羊奶果，羊肋树，天青地白，羊奶奶，小羊奶果

【基源】为胡颓子科植物白绿叶 *Elaeagnus viridis Servettaz* var. *delavayi* Lecomte的叶及根皮。

【植物形态】常绿直立小灌木，高约2m。具刺；幼枝密被锈色鳞片，老枝鳞片脱落，灰褐色或黑色。叶互生；叶柄锈色；叶薄革质或纸质，阔椭圆形，先端钝圆形或渐尖，基部圆形或稍窄狭，全缘，上面幼时被褐色鳞片，成熟后脱落，深绿色，下面淡白色，密被银白色和散生少数褐色鳞片，侧脉上面显著，6～7对，与中脉开展成45°角，有时网状脉亦明显。花白色，下垂，密被银白色和散生少数褐色鳞片，常1～3花簇生于叶腋短小枝上；花被筒短圆筒形，裂片4，宽卵形或卵状三角形，内面疏生白色星状短柔毛；雄蕊4，花丝极短；花柱直立，微被星状短柔毛。果长椭圆形，被锈色鳞片，熟时色淡红色；果便长约1cm。花期10～11月，果期翌年4～5月。

【生长环境】生于海拔1800～2500m的向阳灌丛中。

【分布】大理、丽江、曲靖、双柏、武定等地。

【拍摄地】云南丽江。

【性味】甘、酸、淡、平。

【功效】清热利湿，通淋排石，止咳平喘。

【主治】慢性肾炎，肾结石，尿路感染，黄疸型肝炎，慢性支气管炎，支气管哮喘，胃痛。

【用法】水煎服，10～30克。

【选方】治病毒性肝炎。本品叶30克、马蹄香15克、五味子10克、四照花叶30克，水煎服。

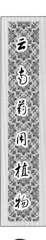

86 石花

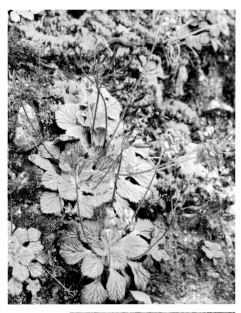

【中文名】石花

【别名】石胆草，生扯拢，岩指甲，镇心草，石荷叶，石蝴蝶，石莲花

【基源】为苦苣苔科植石胆草 *Corallodiscus flabellatus*（Franch.）B. L. Burtt的全草。

【植物形态】多年生草本。叶全部基生，叶莲座状：外部的叶有柄，内部的1～2.5cm，宽1～2cm，先端圆形，基部锲形，边缘具细圆齿，上面密被白色稀淡褐色绵毛。花葶2～4条，高7～12cm，有锈色柔毛；聚伞花序具5～12花；花萼钟状，5裂至近基部，裂片长圆形至长圆状披针形，先端钝，外面被状，5裂至近基部，裂片长圆形至长圆状披针形，先端钝，外面被淡褐色长柔毛，内面无毛，具3（～4）脉；花冠筒状，蓝色、紫蓝色，长约10mm，上唇2裂，下唇3裂，内面下唇一侧具髯毛

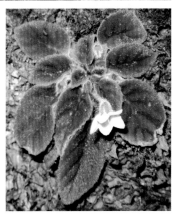

和斑纹；雄蕊4，花丝呈弧状，有时卷曲，药室汇合，基部极叉开，退化雄蕊1；子房长圆形，长约2.3mm，花柱与子房或稍长于子房，柱头头状，微凹。蒴果近长圆形，长1～2cm。花期6～7月，果期8月。

【生长环境】生于海拔1400～3600m的山坡林缘岩石上及石缝中。

【分布】云南全省各地。

【拍摄地】云南丽江。

【性味】苦、辛，寒。

【功效】清湿热，解疮毒，活血止痛。

【主治】湿热痹痛，疮疡肿毒，咽喉肿痛，赤白带下，跌打损伤，外伤出血。

【用法】水煎服，9～15克。外用：适量捣敷或研末撒患处，或吹喉。

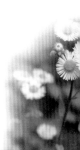

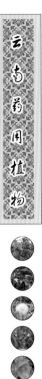

◇87◇ 石栗

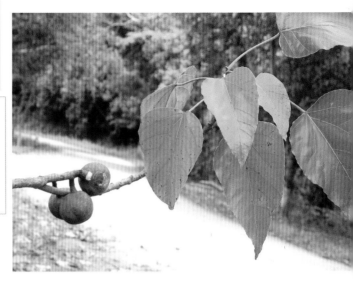

【中文名】石栗
【别名】石栗子

【基源】为大戟科植物石栗
Aleurites moluccana（L.）Muell.–Arg.的成熟种子和叶片。

【植物形态】常绿乔木，高达13m。幼枝和花序均被褐色星状短柔毛。单叶互生；叶柄长6～12cm，顶端有2枚小腺体；叶片卵形至阔披针形，长10～20cm，宽5～17cm，先端渐尖，基部钝或截平，稀有急尖或浅心形，全缘或3～5裂，幼时两面被褐色星状短柔毛，后变无毛或仅于背面被星状短柔毛。花单性，雌雄同株，白色。圆锥花序顶生，雄花花萼阔卵形，长约3mm，通常2深裂，镊合状，外面密被星状短柔毛；花瓣5，长圆形或倒卵状披针形，长约6mm，先端钝，基部被毛；雄蕊15～20，着生于隆起、被毛的花托上，花丝短，基部被星状短柔毛，花药卵形，向内；雌花花被与雄花无异；子房球形，长约2mm，密被星状短柔毛，2室，花柱2裂。核果肉质，近球形或阔卵形，直径5～6cm，具纵棱，有种子1～2颗。花期4～7月，果期9～11月。

【生长环境】生于海拔100～1200m的山坡、沟谷林中。

【分布】滇东南、滇西南。

【拍摄地】云南景洪。

【性味】种子：甘，寒；有小毒；叶：微苦，寒；有小毒。

【功效】种子：活血，润肠；叶片：活血通经，止血。

【主治】闭经，金疮出血，肠燥便秘。

【用法】水煎服，10～15克。

【选方】治肠燥便秘。种子10克、决明子10克，研末温开水送服，每次3克，每天3次。

88 石椒草

【中文名】石椒草

【别名】石胡椒，蛇皮草，苦黄草，羊不食草，小狼毒，臭草，石芫荽，九牛二虎，千里马，铜脚一枝蒿

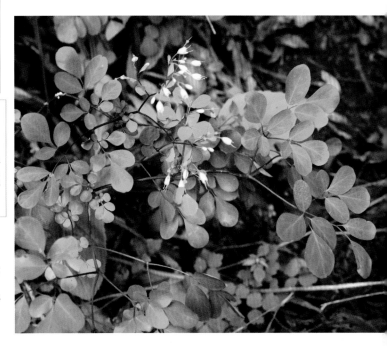

【基源】为芸香科植物石椒草 *Boenninghausenia sessilicarpa*（HK.）Meisn.的全草或根。

【植物形态】多年生草本，分枝甚多，枝、叶灰绿色，稀紫红色，全株揉烂有臭味。羽状复叶，小叶片细裂，薄纸质或膜质，倒卵形、菱形或椭圆形，通常长不超过8mm，宽不超过6mm，表面绿色，背面灰绿色，有细小腺点，老叶常变褐红色。顶生聚伞花序，花枝基部通常有小叶；花瓣、萼片4，花瓣白色，有时顶部桃红色，长圆形或倒卵状长圆形；雄蕊8，长短相间；子房无柄或具极短的柄。果时花萼宿存；种子肾形，褐黑色，表面有瘤状凸起。花期8~9月，果期10~11月。

【生长环境】生于海拔1500~2800m生石灰岩灌丛及山沟林缘。

【分布】滇西北、滇中、滇东北及红河、泸水等地。

【拍摄地】云南普洱。

【性味】苦、辛，温；有小毒。

【功效】清热解毒，活血止痛，祛风燥湿，理气镇痛。

【主治】主治风寒感冒，肺炎，支气管炎，扁桃体炎，痢疾，血栓性脉管炎等；也可外用，煎水洗疮毒，止痒，除臭。

【用法】水煎服，10~15克。

【化学成分】含β–myroene，α–phellandrene，β–caryophyllene，cadinene，caryophyllene osides等。全株含黄酮类化合物及acridones类生物碱。

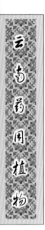

89 艾纳香

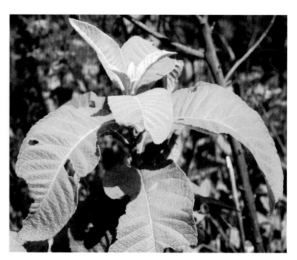

【中文名】艾纳香

【别名】大风艾，冰片艾，冰片草，真金草，土冰片，艾粉

【基源】为菊科植物艾纳香 *Blumea balsamifera*（L.）DC.的全草。

【植物形态】多年生草本或亚灌木，高1～3m。茎粗壮，茎皮灰褐色，有纵条棱，木质部松软，白色，有髓部。下部叶宽椭圆形或长圆状披针形，先端短尖或锐，基部渐狭，具柄，柄两侧有3～5对狭线形的附属物，边缘有细锯齿，上面被柔毛，下面被淡褐色或黄白色密绢状绵毛；上部叶长圆状披针形或卵状披针形，先端渐尖，基部略尖，无柄或有短柄，柄的两侧常有1～3对狭线形的附属物，全缘或具细锯齿及羽状齿裂。头状花序多数，排成开展具叶的大圆锥药序；总苞钟形。花黄色；雌花多数，花冠檐部2～4齿裂；两性花花冠檐部5齿裂，被短柔毛。瘦果圆柱形，具棱5条，被密柔毛；冠毛红褐色，糙毛状。花期几乎全年。

【生长环境】生于海拔300～1800m的次生林缘、灌木丛中、河谷、草地上。

【分布】西双版纳、普洱、保山、德宏、文山、楚雄、临沧等地。

【拍摄地】云南普洱。

【性味】辛，微苦，温。

【功效】清热解毒，利湿消积，活血止痛。

【主治】风寒感冒，头风头痛，风湿痹痛，寒湿泻痢，经期腹痛，寸白虫病，毒蛇咬伤，跌打伤痛，癣疮。

【用法】水煎服，10～15克。外用，捣敷或研末撒患处。

【选方】治湿疹。本品研末调醋敷患处。

【中药化学成分】叶含（2R，3R）–二氢槲皮素4′–甲基醚、（2R，3R）–二氢槲皮素4′，7–二甲基醚、艾纳香内酯A，B，C、艾纳香素、（2R，3R）–7，5′–二甲氧基–3，5，2′–三羟基黄烷酮、（2R，3R）–5′–甲基–3，5，7，2′–四羟基黄烷酮、柳杉二醇，还含龙脑。

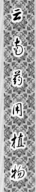

【中文名】龙芽草

【别名】瓜香草，老鹳嘴，毛脚茵，金顶龙芽，施州龙牙草，仙鹤草，路边黄，地仙草

【基源】为蔷薇科植物龙芽草 *Agrimonia pilosa* Ladeb.的根。

【植物形态】多年生草木，高30~120cm。根茎短，基部常有1或数个地下芽。茎被疏柔毛及短柔毛，稀下部被疏长硬毛。奇数羽状复叶互生；小叶有大小2种，相间生于叶轴上，较大的小叶3~4对，稀2对，向上减少至3小叶，小叶几无柄，倒卵形至倒卵状披针形，先端急尖至圆钝，基部楔形，边缘有急尖到圆钝锯齿，上面绿色，被疏柔毛，下面淡绿色，脉上伏生疏柔毛，有显著腺点。总状花序单1或2~3个生于茎顶；苞片通常3深裂，裂片带形，小苞片对生，卵形，全缘或边缘分裂；花直径6~9mm，萼片5，三角卵形；花瓣5，长圆形，黄色；雄蕊5~15；花柱2，丝状，柱头头状。瘦果倒卵圆锥形，外面有10条肋，被疏柔毛，先端有数层钩刺。花果期5~12月。

【生长环境】生于海拔2500~2600m的山坡草丛、沟边。

【分布】昭通、禄劝、会泽等地。

【拍摄地】云南昭通。

【性味】味苦、涩，性平。

【功效】收敛止血，止痢，杀虫。

【主治】咯血，吐血，尿血，便血，赤白痢疾，崩漏带下，劳伤脱力，痈肿，跌打，创伤出血。

【用法】水煎服，10~15g，大剂量可用30g；或入散剂。外用：捣敷，或熬膏涂敷。

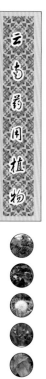

91 全缘叶绿绒蒿

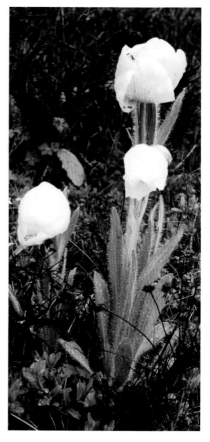

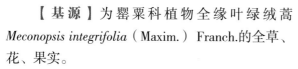

【**中文名**】全缘叶绿绒蒿

【**别名**】阿拍色鲁（青藏藏语），慕琼单圆（西藏），黄芙蓉，鹿耳菜

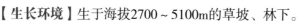

【**基源**】为罂粟科植物全缘叶绿绒蒿 *Meconopsis integrifolia*（Maxim.）Franch.的全草、花、果实。

【**植物形态**】一年生至多年生草本，全体被锈色和金黄色平展或反曲、具多短分枝的长柔毛。主根粗约1cm，向下渐狭，具侧根和纤维状细根。茎粗壮，高达150cm，粗达2cm，不分枝，具纵条纹，幼时被毛，老时近无毛，基部盖以宿存的叶基，叶基密被具多短分枝的长柔毛。

【**生长环境**】生于海拔2700～5100m的草坡、林下。

【**分布**】滇西北。

【**拍摄地**】云南中甸。

【**性味**】苦、酸涩，寒；有毒。

【**功效**】清热利湿，镇咳平喘。

【**主治**】湿热黄疸，肺热咳喘，头痛，吐泻，湿热水肿，痛经，带下病，伤口久不愈合。花：退热，催吐。

【**用法**】水煎服，10～15克。

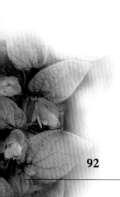

92 冰片叶

【中文名】尖苞艾纳香

【别名】"我沙拉玛"（哈尼语）

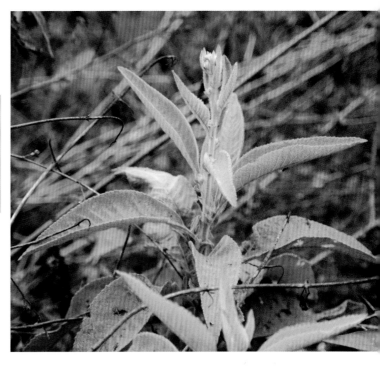

【基源】为菊科植物尖苞艾纳香 *Blumea henryi* Dunn.的根。

【植物形态】多年生草本，基部木质；茎直立，粗壮，有分枝，被紧贴的白色厚棉毛，有棱条，节间长4～8cm。下部和中部叶近无柄或有短柄，倒卵形至倒卵状长圆形，边缘有短尖头的疏细齿，上面除脉下半部有时被密棉毛外，其余部分被基部粗肿的疏长毛，稀脱落，下面被白色厚棉毛，中脉在下面凸起，侧脉12～15对，弧状上升，不抵边缘，小脉明显网状；上部叶无柄，倒披针形或长圆状倒披针形，基部渐狭，下延至茎，顶端渐尖或短尖，顶端的叶渐小。头状花序多数，通常2～4个簇生，并排成大的圆锥状花序；花黄色，雌花5～6层，花冠细管状，长约9mm，檐部4齿裂；两性花较少数，花冠管状；连伸出花冠的花药向上渐宽，檐部5浅裂，裂片卵状三角形，有乳头状突起。瘦果圆柱形，有纵条棱，被毛，长约1.5cm。冠毛淡黄褐色，糙毛状，不易脱落。花期10月至翌年2月。

【生长环境】生于海拔700～1300m的山谷、林缘湿润地、山坡灌丛中。

【分布】西双版纳、屏边、西畴等地。

【拍摄地】云南普洱。

【性味】辛、微苦，温。

【功效】祛风除湿，化痰止咳。

【主治】咳嗽痰多，风湿关节炎。

【用法】水煎服，10～15克。

【选方】治咳嗽痰多。本品10克、绵萆薢15克、鼠曲草30克，水煎服。

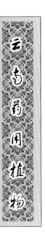
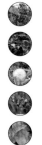

93 刚毛忍冬

【中文名】刚毛忍冬

【别名】子弹把子

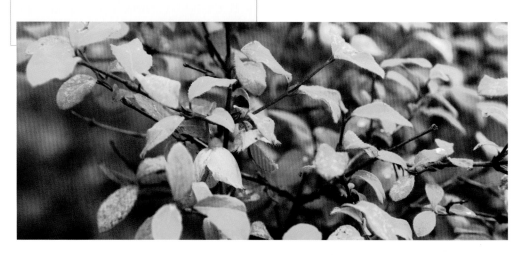

【基源】为忍冬科植物刚毛忍冬 *Lonicera hispida* Pall. exRoem. et Schult.的茎叶及花。

【植物形态】落叶灌木，高达2～3m。幼枝带紫红色，连同叶柄和总花梗均具刚毛或兼具微糙毛和腺毛，很少无毛，老枝灰褐色。叶厚纸质，形状、大小和毛被变化很大，椭圆形、卵形至矩圆形，长2～7cm，顶端尖或稍钝，基部有时微心形，近无毛或下面脉上有少数刚伏毛或两面均有疏或密的刚伏毛和短糙毛。花冠白色或淡黄色，漏斗状，外面有短糙毛或刚毛或几无毛，有时夹有腺毛。果实先黄色后变红色，卵圆形至长圆筒形，长1～1.5cm；种子矩圆形，稍扁，淡褐色，长4～4.5mm。花期5～6月，果熟期7～9月。

【生长环境】生于海拔1700～4200m的山坡林中、林缘灌丛中或高山草地上。

【分布】中甸、德钦等地。

【拍摄地】云南中甸。

【性味】甘，寒。

【功效】清热解毒。

【主治】外感风热，温病，疮痈疔肿，血痢诸证。

【用法】内服：9～15克，水煎服。

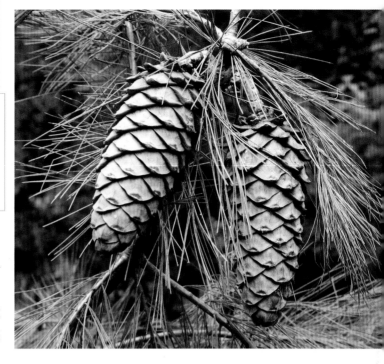

94 华山松

【中文名】华山松

【别名】果松，青松，五叶松，五须松

【基源】为松科植物华山松 *Pinus armandi* Franch.的叶。

【植物形态】乔木，高达35m，胸径1m；树冠圆锥形或柱塔形。小枝平滑无形毛，微被白粉，冬芽近圆柱形，褐色，芽鳞排列疏松。华山松圆柱形，栗褐色。幼树树皮灰绿色，老则裂成方形厚块片固着树上。叶5针一束，质柔软，边有细锯齿，树脂道多为3，中生或背面2个边生，腹面1个中生，叶鞘早落。雄球花黄色，卵状圆柱形，长约1.4cm，基部围有近10枚卵状匙形的鳞片，排列较为疏松。球果圆锥状长卵形，成熟时种鳞张开，种子脱落。种鳞近斜方状倒卵形。种子无翅或近无翅，花期4~5月，球果次年9~10月成熟。

【生长环境】生长于海拔1600~3300m，但以2100~2800m地带分布较为集中。

【分布】云南全省大部分地区。

【拍摄地】云南昆明。

【性味】苦、甘、温。

【功效】祛风燥湿，排脓拔毒。

【主治】风湿疼痛，神经衰弱。

【用法】水煎服，10~30克。

【选方】治神经衰弱。本品30克、五味子10克、红糖适量，水煎服。

【中药化学成分】富含粗蛋白、胡萝卜素、维生素C、维生素E、维生素D、叶绿素等，还含有一定量粗脂肪、矿物质、有机酸和抗菌素。

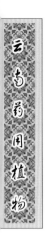

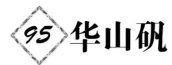

95 华山矾

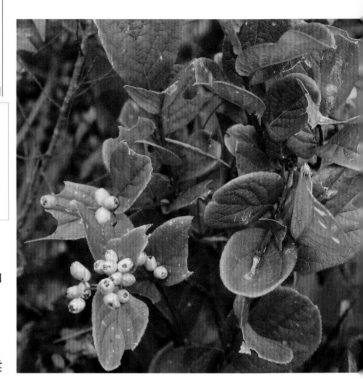

【中文名】华山矾

【别名】土常山，大檠药，地胡椒

【基源】为山矾科植物华山矾 *Symplocos chinensis*（Lour.）Druce的根及枝、叶。

【植物形态】灌木；嫩枝、叶柄、叶背均被灰黄色皱曲柔毛。叶纸质，椭圆形或倒卵形，先端急尖或短尖，有时圆，基部楔形或圆形，边缘有细尖锯齿，叶面有短柔毛；中脉在叶面凹下，侧脉每边4～7条。圆锥花序顶生或腋生，花序轴、苞片、萼外面均密被灰黄色皱曲柔毛；苞片早落；花萼长2～3mm。裂片长圆形，长于萼筒；花冠白色，芳香，5深裂几达基部；雄蕊50～60枚，花丝基部合生成五体雄蕊；花盘具5凸起的腺点，无毛；子房2室。核果卵状圆球形，歪斜，被紧贴的柔毛，熟时蓝色，顶端宿萼裂片向内伏。花期4～5月，果期8～9月。

【生长环境】生于海拔1000m以下的山坡杂木林中。

【分布】云南全省各地。

【拍摄地】云南昆明。

【性味】根：微苦，温。枝、叶：苦，凉；有小毒。

【功效】根：祛痰，止血，理气止痛。枝、叶：清热利湿，止血生肌。

【主治】根：用于疟疾，水肿。 枝、叶：用于痢疾，泄泻，创伤出血，水火烫伤，溃疡。

【用法】水煎服，10～30克。

【选方】治痔疮肿痛。本品根30克、青刺尖根30克，水煎服。

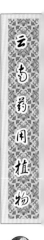

96 吉祥草

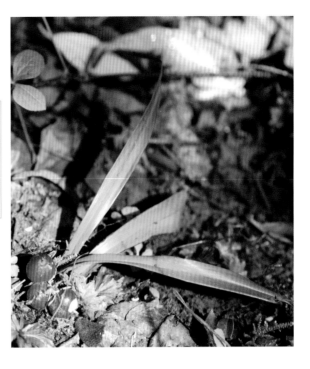

【中文名】吉祥草

【别名】广东万年青，松寿兰，玉带草，九节莲，地蜈蚣

【基源】为百合科植物吉祥草 *Reinechea carnea*（Andr.）Kunth的全草。

【植物形态】多年生草本。茎匍匐于地上，似根茎，绿色，多节，节上生须根。叶簇生于茎顶或茎节，每簇3～8枚；叶片条形至披针。穗状花序长2～6.5cm，上部花有时仅具雄蕊；苞片卵状三角形，膜质，淡褐色或带紫色；花被片合生成短管状，上部6裂，裂片长圆形，长5～7mm，稍肉质，开花时反卷，粉红色，花芳香。浆果球形，直径6～10mm，熟时鲜红色。花、果期7～11月。

【生长环境】生于海拔1000～2900m的山谷、林下。

【分布】云南全省除北回归线以南的热带地区外，均有。

【拍摄地】云南昆明。

【性味】甘，凉。

【功效】清肺止咳，凉血止血，解毒利咽。

【主治】肺热咳嗽，咯血、吐血、衄血、便血，咽喉肿痛，目赤翳障，痈肿疮疖。

【用法】水煎服，10～30克。

【选方】治肺热咳嗽，本品15克、黄芩15克、五味子10克、生甘草10克，水煎服。

【中药化学成分】地上部分含奇梯皂苷元-4-O-硫酸酯、26-O-β-D-吡喃葡萄糖基-22-甲氧基-1β，3β，4β，5β，26-五羟基-5β-呋甾烷-4-O硫酸酯、五羟螺皂苷元-5-O-β-D-吡喃葡萄糖苷等；全株含铃兰苦苷元、异万年青皂苷元、异吉祥草皂苷元等皂苷类化合物及β-谷甾醇、β-谷甾醇葡萄糖苷。

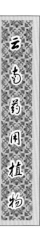

97 地耳草

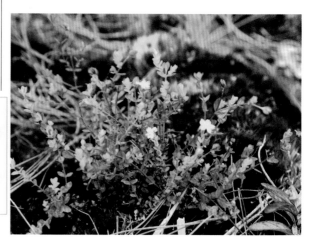

【中文名】地耳草

【别名】芒种草，水仙桃草，青鱼胆，小鞭打，牙黄草，小黄药，蛇细草，小疳药，八金刚草。

【基源】为金丝桃科植物地耳草 *Hypericum Japonicum* Thunb.ex Murray的全草。

【植物形态】一年生小草本，高10～40cm。全株无毛。根多须状。茎丛生，直立或斜上，有4棱，基部节处生细根。单叶对生；无叶柄；叶片卵形或广卵形，先端钝，基部抱茎，斜上，全缘，上面有微细透明油点。聚伞花序顶生而成叉状分歧；花小，萼片5，披针形或椭圆形，长3～5mm，先端急尖，上部有腺点；花瓣5，黄色，卵状长椭圆形，约与萼片等长；雄蕊5～30枚，基部连合成3束，花丝丝状，基部合生；子房上位，1室，卵形至椭圆形，长约2mm，花柱3，丝状。蒴果椭圆形，长约4mm，成熟时开裂为3果瓣，外围近等长的宿萼。种子多数。花期5～6月，果期9～10月。

【生长环境】生于海拔300～1800m的田边、村边。

【分布】滇中、滇西南、滇西、滇南、滇东南。

【拍摄地】云南玉溪。

【性味】淡、酸，凉。

【功效】清热利湿，解毒，散淤消肿。

【主治】黄疸型肝炎，肠炎，小儿惊风，疳积，肠痈，痈疖肿毒，毒蛇咬伤，跌打损伤。

【用法】水煎服，10～15克。

【选方】治黄疸型肝炎。本品15克、金钱草20克、茵陈蒿15克、滇威灵仙15克、红糖适量，水煎服。

【中药化学成分】全草含槲皮苷、异槲皮苷、槲皮素-7-鼠李糖苷、3，5，7，3'，4'-五羟基黄酮-7-鼠李糖苷、田基黄灵素、田基黄棱素A，B、湿生金丝桃素B、绵马酸BBB、双脱氢GB1a、田基黄绵马素A，B，C、白绵马素iBiB、田基黄灵素G、地耳草素A，B，C，D。

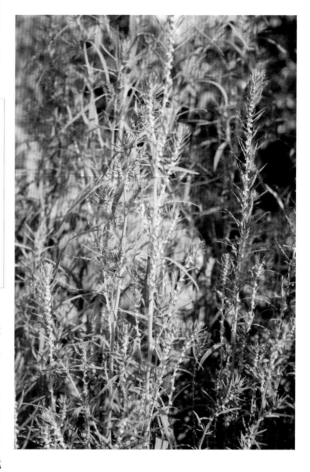

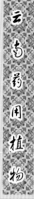
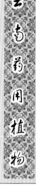

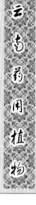

98 地肤子

【中文名】地肤子

【别名】地肤，扫帚菜、扫帚苗（通称），落帚、独帚（山西），铁扫帚、观音帚（四川），竹扫帚、老扫帚，舒古日—乌布斯（蒙语），苦草（广东），地虎（河南）

【基源】为藜科植物地肤 *Kochia scoparia*（L.）Schrad.的果实。

【植物形态】一年生旱生草本。根略呈纺锤形。茎直立，圆柱状，淡绿色或带紫红色，有多数条棱，稍有短柔毛或下部几无毛；分枝稀疏，斜上。叶为平面叶，披针形或条状披针形，无毛或稍有毛，先端短渐尖，基部渐狭入短柄，边缘有疏生的锈色绢状缘毛；茎上部叶较小，无柄，1脉。花两性或雌性，通常1~3个生于上部叶腋，构成疏穗状圆锥状花序，花下有时有锈色长柔毛；花被近球形，淡绿色，花被裂片近三角形，无毛或先端稍有毛；翅端附属物三角形至倒卵形，有时近扇形，膜质，脉不很明显，边缘微波状或具缺刻。胞果扁球形，果皮膜质，与种子离生。种子卵形，黑褐色，稍有光泽；胚环形，胚乳块状。花期6~9月，果期7~10月。

【生长环境】生于海拔600~2100m村旁荒山草坡、河滩石堆及盐碱地。

【分布】澄江、蒙自、大理等地；常见栽培。

【拍摄地】云南大理。

【性味】果实：辛、苦，寒。嫩茎叶：苦，寒。

【功效】果实：清热利湿，祛风止痒；嫩茎叶：清热解毒，利尿通淋。

【主治】果实：用于小便涩痛，阴痒症，带下病，风疹，湿疹，皮肤瘙痒；嫩茎叶：用于痢疾，泄泻，热淋，雀盲。

【用法】水煎服，10~15克。

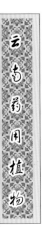

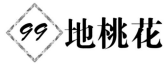

地桃花

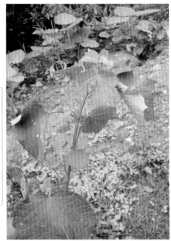
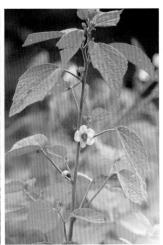

【中文名】地桃花

【别名】土黄芪，野棉花，肖梵天花，桃子草，巴巴叶

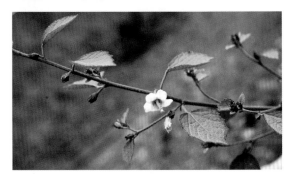

【基源】为锦葵科植物地桃花 *Urena lobata* L.的根或全草。

【植物形态】直立亚灌木状草本，高达1m。小枝被星状绒毛。叶互生；茎下部的叶近圆形，先端浅3裂，基部圆形或近心形，边缘具锯齿，中部的叶卵形，上部的叶长圆形至披针形；叶上面被柔毛，下面被灰白色星状绒毛。花腋生，单生或稍丛生，淡红色，直径约15mm；花萼杯状，裂片5，较小苞片略短，两者均被星状柔毛；花瓣5，倒卵形，长约15mm，外面被星状柔毛；雄蕊柱长约15mm，无毛；花柱枝10，微被长硬毛。果扁球形，直径约1cm，分果㘦被星状短柔毛和锚状刺。花期7～10月。

【生长环境】生于海拔200～2500m的路边、草丛、旷地中。

【分布】云南全省大部分地区。

【拍摄地】云南玉溪。

【性味】甘、淡、凉。

【功效】清热利尿，解毒消肿，祛风和血

【主治】感冒，风湿痹痛，痢疾，泄泻，淋证，带下，月经不调，跌打肿痛，喉痹，乳痈，疮疖，毒蛇咬伤。

【用法】水煎服，15～30克。

【选方】治体虚感冒。本品30克、葛根30克、防风12克、射干10克，水煎服。

【中药化学成分】全草含酚性成分、氨基酸、甾醇；地上部分含杠果苷，槲皮素。

100 地榆

【中文名】地榆

【别名】黄瓜香，山枣子

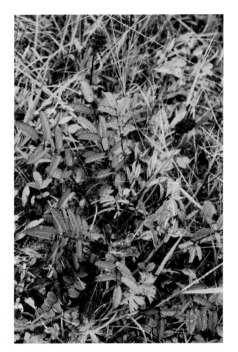

【基源】为蔷薇科植物地榆 *Sanguisorba officinalis* L.的根。

【植物形态】多年生草本，根粗壮，多呈纺锤形，表面棕褐色或紫褐色，有纵皱纹及横裂纹。茎直立，有棱，无毛或基部有稀疏腺毛。基生叶为羽状复生，小叶4~6对；小叶片卵形或长圆形，先端圆钝，稀急尖，基部心形至浅心形，边缘有多数粗大、圆钝的锯齿，两面无毛；茎生叶较少，小叶片长圆形至长圆状披针形，狭长，基部微心形至圆形，先端急尖。穗状花序椭圆形、圆柱形或卵球形，直立，紫色至暗紫色，从花序顶端向下开放；裂片4，椭圆形至宽卵形；雄蕊4，花丝丝状与萼片近等长，柱头先端盘形。瘦果包藏在宿存萼筒内，倒卵状长圆形或近圆形，外面4棱。花期7~10月，果期9~11月。

【生长环境】生于海拔1700~3000m的山野草地、潮湿处。

【分布】大理、迪庆、楚雄、丽江、昆明、普洱、文山、红河等地。

【拍摄地】云南丽江。

【性味】苦、酸，寒。

【功效】凉血止血，清热解毒，消肿敛疮。

【主治】吐血，咯血，衄血，尿血，便血，痔血，血痢，崩漏，赤白带下，疮痈肿痛，湿疹，阴痒，水火烫伤，蛇虫咬伤。

【用法】水煎服，6~15克；鲜品30~120克；或入丸、散，亦可绞汁内服。外用：适量，煎水或捣汁外涂；也可研末掺合捣烂外敷。

【中药化学成分】根中含多种鞣质成分，多种黄烷-3-醇衍生物，地榆糖苷Ⅰ及Ⅱ，地榆皂苷A、B、C、D、E，甜茶皂苷R1，3，3'，4-三-O-甲基并没食子酸，3，4，4'-三-O-甲基并没食子酸，地榆皂苷元，胡萝卜苷，委陵菜酸等。

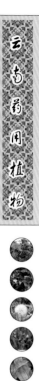

101 尖叶小羽藓

【中文名】尖叶小羽藓

【别名】尖叶小羽藓、细叶小羽藓，青苔、树毛衣

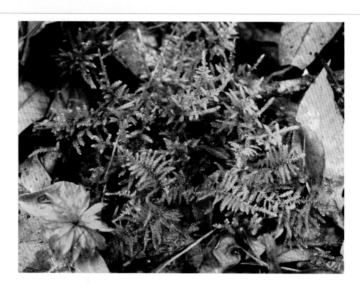

【基源】为羽藓科植物尖叶小羽藓 *Haplocladium capillatum* （Mitt.）Reims.的干燥全草。

【植物形态】植物体小型，绿色或黄绿色，疏松交织成片生长。茎长3～5cm，不规则1～2回羽状分枝；茎上生许多不同形状的鳞片。茎叶阔卵状披针形，具狭长尖端，叶基部具2折皱，边缘平展或内卷，有锯齿或全缘，中肋明显，至叶尖消失；叶细胞长方形或不规则六角形，每细胞先端具一个疣状突起。蒴柄长约3cm，红色；孢蒴倾立，长椭圆形，淡黄色。

【生长环境】生于林地、阴湿土坡上或附生于林下树干基部、腐木上。

【分布】云南省大部分地区。

【拍摄地】云南昆明。

【性味】苦、辛，凉。

【功效】消炎止痛，退热。

【主治】咽喉炎，气管炎，肺炎，胃肠炎。

【用法】水煎服，10～30克。

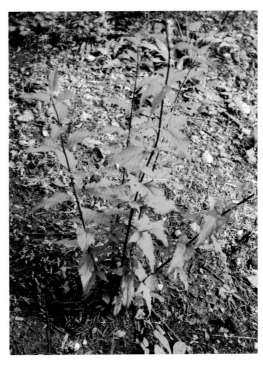

102 异叶泽兰

【中文名】异叶泽兰
【别名】红梗草，红升麻

【基源】为菊科植物异叶泽兰 *Eupatorium heterophyllum* DC.的全草。

【植物形态】多年生草本，高1～2m，或小半灌木状，中下部木质。茎枝直立，淡褐色或紫红色，基部径1～2cm，分枝斜升，上部花序分枝伞房状，全部茎枝被白色或污白色短柔毛，花序分枝及花梗上的毛较密，中下部花期脱毛或疏毛。叶对生，中部茎叶较大，三全裂、深裂、浅裂或半裂，总叶柄长0.5～1cm；中裂片大，长椭圆形或披针形，长7～10cm，宽2～3.5cm，基部楔形，顶端渐尖，侧裂片与中裂片同形但较小；或中部或全部茎叶不分裂，长圆形、长椭圆状披针形或卵形。全部叶两面被稠密的黄色腺点，上面粗涩，被白色短柔毛，下面柔软，被密绒毛而灰白色或淡绿色，羽状脉3～7对，在叶下面稍突起，边缘有深缺刻状圆钝齿。茎基部叶花期枯萎。头状花序多数，在茎枝顶端排成复伞房花序，花序径达25cm。总苞钟状，长7～9mm；总苞片覆瓦状排列，3层，外层短，长2mm，卵形或宽，卵形，背面沿中部被白色稀疏短柔毛，中内层苞片长8～9mm，长椭圆形，全部苞片紫红色或淡紫红色，顶端圆形。花白色或微带红色，花冠长约5mm，外面被稀疏黄色腺点。瘦果黑褐色，长椭圆状，长3.5mm，5棱，散布黄色腺体，无毛；冠毛白色，长约5mm。花果期4～10月。

【生长环境】生于海拔1700～3000m的林缘、草地及河谷中。

【分布】楚雄、玉溪、东川、保山等地。

【拍摄地】云南玉溪。

【性味】甘、苦，温。

【功效】活血祛淤，除湿止痛，调经行水。

【主治】用于产后淤血不行，月经不调，水肿，跌打损伤。

云南药用植物

103 江南卷柏

【中文名】江南卷柏
【别名】摩来卷柏，异叶卷柏

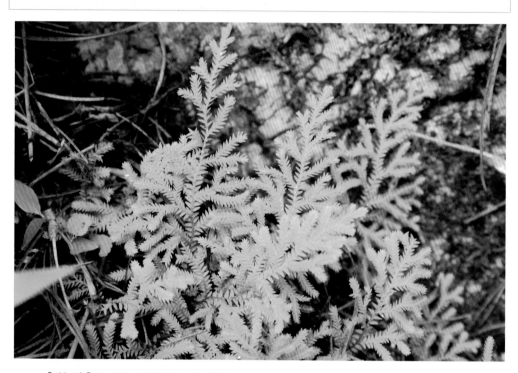

【基源】为卷柏科植物江南卷柏 *Selaginella moellendorffii* Hieron. 的全草。

【植物形态】植株基部匍匐，常有少数分枝，各分枝的顶部先后向上生长形成直立的枝系。匍匐茎近圆柱状，禾秆色，直径达1.2mm，内有扁带状维管束1条，下面有极短的根托及较发达根系，表面被螺旋状近生至密生的鳞片状叶；叶膜质，半透明，近白色，卵形或三角状卵形，先端渐尖，基部截形，边缘有细微小齿，叶脉背面略呈龙骨状隆起。主枝显著，通常约1/2的下部不分枝；茎禾秆色，近圆柱状，上面有3条纵沟槽，内有扁带状维管束1条；分枝部枝系卵形至狭长卵形，通常四回羽状分枝，较少见第四回分枝再二歧分叉；一回分枝达10对左右，基部1~2对通常较大，也呈卵形至狭长卵形，先端渐尖，基部显著不对称，二回分枝下先出；末回分枝线状长圆形，先端钝圆。不育叶异型，纸质，一面绿色，一面浅绿色或灰绿色并有光泽，干后一面近平滑而中央常见有2条纵向的浅槽，一面多横皱纹，两侧均有白色狭边及细微小齿，叶脉一面不明显或可见，但另一面叶脉两侧均或多或少隆起而叶中央呈色稍浅的带状。直立主枝不分枝部分通体、分枝部分主枝基部及一回分枝主轴基部的叶一型，在茎上螺旋状疏生，通常均伏贴，三角状卵形或近卵形，两侧略不对称，先端渐尖，指向枝顶，基部截形或圆截形，着生点背部或多或少隆起。分枝部分主枝及一回分枝主轴基部以上的叶向上渐变近生至密生，并渐显异型，枝系其余部分的叶均密生至覆瓦状叠生，显著三型；侧叶为先端或多或少向上弯的歪卵形，两侧不对称，上侧略宽，先端渐尖或短渐尖，基部阔圆形；中叶斜卵形，外侧较宽，先端芒状，基部斜心形，叶脉背面略呈龙骨状隆起；腋叶卵形，两侧略不对称，先端渐尖，基部圆形。孢子叶穗单生于末回分枝顶端，四棱柱状，长达1.5cm，直径达2mm。孢子叶一型，上面的2列与不育叶的上面同色，下面的2列则与不育叶的下面同色，均为长卵形，先端长渐尖，基部阔圆形，两侧有白色狭边及细微小齿，叶脉背面隆起呈龙骨状，其上部还有不明显的细微小齿，腹面凹入呈舟形。孢子囊黄色，通常大、小孢子囊同生于1个穗上，大孢子囊较少，但有时1个穗上仅有（或几仅有）大孢子囊；大孢子囊略大于小孢子囊，四面体球形，通常发育成熟4个等大的大孢子；小孢子囊卵形。大孢子深棕色，具浅网状纹饰；小孢子橘黄色，具顶部膨大呈头状的短棒状纹饰。

【生长环境】生于海拔350～1500m山谷常绿阔叶林中岩石上及灌木林中沟渠边潮湿处岩隙。

【分布】绥江、大关、彝良、广南、马关、新平、双柏、福贡、贡山等地。

【拍摄地】云南昆明。

【性味】辛、微甘，凉。

【功效】清热解毒，利尿通淋，活血消肿，止血退热。

【主治】用于急性黄疸型肝炎，肺结核咯血，吐血，痔疮出血，烧烫伤。

【用法】水煎服，10～15克。

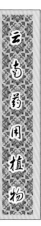

104 灯盏细辛

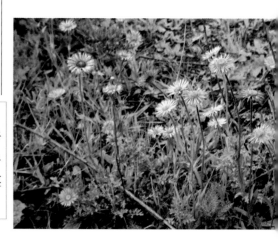

【中文名】灯盏细辛

【别名】短葶飞蓬，灯盏花，土细辛（昆明），地顶草、地朝阳（云南），细牛舌片、野菠菜、细药、牙陷药、踏地莲花菜（贵州）。

【基源】为菊科植物短葶飞蓬 *Erigeron breviscapus*（Van.）H.—M.的全草。

【植物形态】多年生草本。根茎木质，长达5cm，常斜升或横走，颈部常覆盖叶残基，生多数粗线形的须根。茎单生或数条，直立，绿色或稀带紫色，不分枝或稀具少数分枝，具纵棱，被白色短硬毛和具柄腺毛。基生叶多数，密集成莲座状，叶片倒披针形、狭倒披针形或狭倒卵形，连叶柄长1～10cm，先端圆或钝，具尖头，基部渐狭成具翅的柄，边缘全缘，两面绿色，被疏或密的短硬毛，边缘毛较密，极稀近无毛，中脉在两面凸起，侧脉1～2对；茎生叶少数，疏离，自下向上渐小，叶片披针形、狭披针形或披针状线形，先端钝或尖，基部半抱茎，其他同基生叶。头状花序单生于茎和分枝先端；总苞半球形；总苞片约3层，与花盘近等长，披针状线形，先端渐尖，绿色、淡绿色或有时先端带紫红色，外层背面被密或疏的白色短硬毛和混生具柄腺毛，内层具狭膜质边缘，背面近无毛。雌花约3层，舌状，舌片线形，扁平，蓝色、蓝紫色或紫红色，稀白色，管部长2～3mm，上部疏被微毛；两性花花冠筒状，黄色，冠檐狭钟状筒形，先端5浅裂。瘦果狭长圆形，扁压，被向上紧贴的微柔毛；冠毛2层，淡褐色，刚毛状，外层极短。花果期几乎全年。

【生长环境】生于海拔1100～3500m的松林下、林缘、灌丛下、草坡或路旁、田边。

【分布】云南省除西南部外，其他地区广泛分布。

【拍摄地】云南腾冲。

【性味】辛、微苦，温。

【功效】祛风除湿，活络止痛，健脾消积。

【主治】用于瘫痪，风湿关节痛，牙痛，胃痛，小儿疳积，小儿麻痹及脑膜炎后遗症。

【用法】水煎服，10～15克。

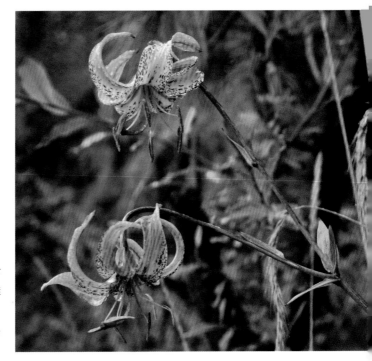

105 百合

【中文名】百合

【别名】倒垂莲

【基源】为百合科植物宝兴百合 Lilium duchartrei D. Don.的鳞茎、花。

【植物形态】鳞茎卵圆形,高1.5~3cm,宽1.5~4cm,具走茎;鳞片卵形至宽披针形,长1~2cm,宽0.5~1.8cm,白色。茎高50~85cm,有淡紫色条纹。叶散生,披针形至矩圆状披针形,长4.5~5cm,宽约1cm,两面无毛,具3~5脉,有的边缘有乳头状突起。花单生或数朵排成总状花序或近伞房花序、伞形总状花序;苞片叶状,披针形,长2.5~4cm,宽4~6mm;花梗长10~22cm;花下垂,有香味,白色或粉红色,有紫色斑点;花被片反卷,长4.5~6cm,宽1.2~1.4cm,蜜腺两边有乳头状突起;花丝长3.5cm,无毛,花药窄矩圆形,长约1cm,黄色;子房圆柱形,长1.2cm,宽1.5~3mm;花柱长为子房的2倍或更长,柱头膨大。蒴果椭圆形,长2.5~3cm,宽约2.2cm。种子扁平,具1~2mm宽的翅。花期7月,果期9月。

【生长环境】生于海拔2700~3800(2000~3500)m的针阔叶混交林、云南松林、灌木林、刺栎灌丛、草地、箐沟旁。

【分布】贡山、福贡、兰坪、临沧、德钦、中甸、丽江、维西、鹤庆、大理、昭通等地。

【拍摄地】云南丽江。

【性味】甘,微苦、平。

【功效】润肺止咳,清心安神。

【主治】肺痨久咳,眩晕,虚烦惊悸,神志恍惚,脚气浮肿。

【用法】水煎服,10~15克。

【中药化学成分】百合鳞茎含岷江百合苷A,D、3,6'-O-二阿魏酰蔗糖、1-O-阿魏酰甘油、百合皂苷、去酰百合皂苷及β1-澳洲茄边碱等。

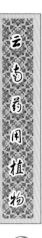

云南药用植物

106 百部

【中文名】百部

【别名】大百部，对叶百部，九重根（四川、云南、贵州），山百部根（湖南），大春根药（广东梅县）

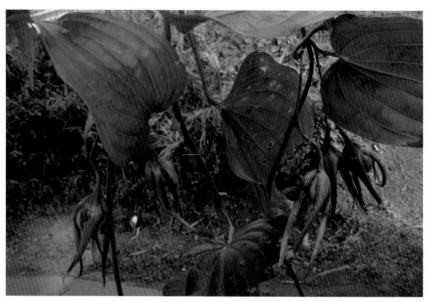

【基源】为百部科植物大百部 *Stemona tuberosa* Lour.的块根。

【植物形态】块根通常纺锤状，长达30cm。茎常具少数分枝，攀援状，下部木质化，分枝表面具纵槽。叶对生或轮生，极少兼有互生，卵状披针形、卵形或宽卵形，顶端渐尖至短尖，基部心形，边缘稍波状，纸质或薄革质。花单生或2~3朵排成总状花序，生于叶腋或偶尔贴生于叶柄上；花被片黄绿色带紫色脉纹，顶端渐尖，内轮比外轮稍宽，具7~10脉；雄蕊紫红色，短于或几等长于花被；子房小，卵形，花柱近无。蒴果光滑，具多数种子。花期4~7月，果期（5~）7~8月。

【生长环境】生于海拔160~1750m的林内、灌丛或草坡。

【分布】云南全省各地。

【拍摄地】云南普洱。

【性味】甘、苦，微温。

【功效】润肺止咳，杀虫灭虱。

【主治】用于寒热咳嗽，肺痨咳嗽，顿咳，老年咳喘，咳嗽痰喘，蛔虫、蛲虫病；外用于皮肤疥癣，湿疹，头虱、体虱及阴虱。

【用法】水煎服，10~15克。

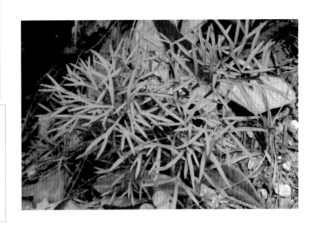

107 竹叶防风

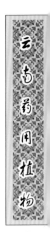

【中文名】竹叶防风

【别名】鸡爪防风，防风，云防风

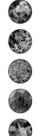

【基源】为伞形科植物竹叶西风芹 *Seseli mairei* Wolff.的根。

【植物形态】多年生草本，高15～80cm，全体光滑无毛。根颈粗短，有横纹，被覆多数短小枯鞘纤维；根圆柱形，末端较细，不分枝或有1～2分枝，皮层稍厚，表面凹凸不平，红褐色或灰褐色，剖面白色，带甜味。茎通常单一，不分枝或中部以上有少数分枝，圆柱形，中心有髓，基部径2～4mm，光滑无毛。基生叶2至多数，叶柄通常很长，有长至18cm的，但也有仅长2cm的；叶片稍革质，略带粉绿色，1～2回三出式全裂，第一回羽片分裂处呈关节状，椭圆形、披针形或线状披针形，顶端急尖，长2～12cm，宽2～12mm，有时宽至4cm，有柄或近无柄，全缘，边缘反曲，近平行脉3～10，表面叶脉稍突起，背面叶脉显著突起；中部叶与基生叶相似，裂片稍狭；上部叶为线形，常不分裂；序托叶短小，线形，基部有边缘膜质的叶鞘。复伞形花序直径2～4.5cm；总苞片无，有时有1～2，线形，长3～5mm，宽约0.5mm；伞辐5～7，不等长，长1.5～3.5cm；小伞形花序有花12～18；小总苞片6～10，基部联合，披针形或卵状披针形，与花柄近等长，比果柄短；花柄粗壮，不等长；花瓣黄色或淡黄色，形状多样，近方形、长圆形或肾形，有3条棕红色脉纹，以中间一条最为显著。分生果卵状长圆形，略带紫色，横剖面略呈五边形，背棱细，稍突起；萼齿细尖，不明显；花柱基圆锥形，较厚，有缺裂；每棱槽内油管1～2，合生面油管4。花期8～9月，果期9～10月。

【生长环境】生于海拔1200～3200m的砾石山坡上。

【分布】楚雄、东川、曲靖、普洱、嵩明、保山、蒙自、西畴、砚山、红河等地。

【拍摄地】云南昆明。

【性味】辛、甘，温。

【功效】发汗解表，祛风胜湿。

【主治】感冒，风寒湿痹，痈肿疮疡，破伤风。

【用法】水煎服，10～15克。

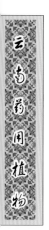

108 竹菌

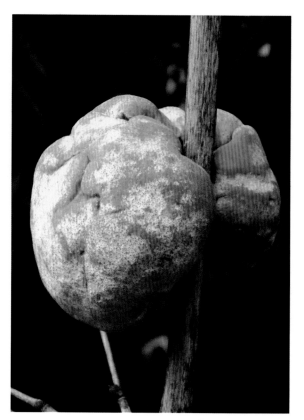

【中文名】竹菌

【别名】肉球菌，竹生，竹球菌，竹荷包，竹包，竹宝，竹寄生，竹生肉球菌

【基源】为肉座菌科真菌竹生肉球菌 *Engleromyces goetzi* P.Henn.的子座。

【植物形态】子座呈不规则圆球形，包围竹竿节间。新鲜时粉红色或浅肉色，后期变为乳白色、灰白色至灰褐色，直径2~10（~20）cm；内部淡红色至灰白色，肉质。子囊壳2~4层排列，全部埋生于子座内，卵形，椭圆形或近球形，壁呈肉桂色。子囊近圆柱形，有孢子部分。子囊孢子8个，单行排列，广椭圆形，初期无色，后变为浅紫色，最后褐色。侧丝很多，线形。

【生长环境】生于海拔2000~3500m的高山针叶林和针阔叶混交林下的多种竹竿上。

【分布】丽江、福贡、兰坪、永胜、维西、中甸等地。

【拍摄地】云南丽江。

【性味】苦，寒。

【功效】清热解毒。

【主治】咽喉炎，扁桃体炎，腮腺炎，胃炎，胃溃疡，肾炎，无名肿毒。

【用法】内服：研末，3~6克。外用：适量，研末调敷。

【中药化学成分】竹菌子座部分含松胞菌素D和竹菌素。

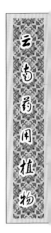

109 红山花

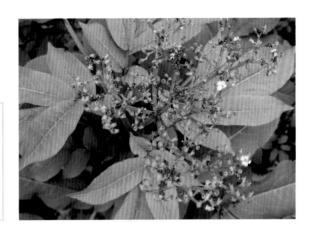

【中文名】红山花

【别名】血满草，血莽草，大血草，珍珠麻

【基源】为忍冬科植物血满草 *Sambucus adnata* Wall.的根及全草。

【植物形态】多年生高大草本或半灌木，高1~2m；根和根茎红色，折断后流出红色汁液。茎草质，具明显的棱条。羽状复叶具叶片状或条形的托叶；小叶3~5对，长椭圆形、长卵形或披针形，先端渐尖，基部钝圆，两边不等，边缘有锯齿，上面疏被短柔毛，脉上毛较密，顶端一对小叶基部常沿柄相连，有时亦与顶生小叶片相连，其他小叶在叶轴上互生，亦有近于对生；小叶的托叶退化成瓶状突起的腺体。聚伞花序顶生，伞形式，长约15cm，具总花梗，3~5出的分枝成锐角，初时密被黄色短柔毛，多少杂有腺毛；花小，有恶臭；萼被短柔毛；花冠白色；花丝基部膨大，花药黄色；子房3室，花柱极短或几乎无，柱头3裂。果实红色，圆形。花期5~7月，果熟期9~10月。

【生长环境】生于海拔1600~3200（4000）m的林下、沟边或山坡草丛中。

【分布】滇西、西北、中至东北部。

【拍摄地】云南通海。

【性味】辛、甘，温。

【功效】祛风，利水，散淤，通络。

【主治】用于消化不良，泄泻，传染性肝炎，瘰疬，尿血，疟疾。

【用法】水煎服，10~15克。

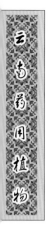

110 红花五味子

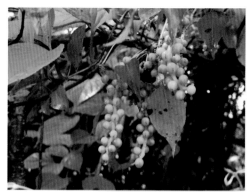

【中文名】红花五味子
【别名】过山龙，五味子，滇五味子

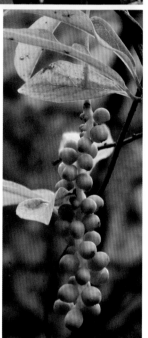

【基源】为木兰科植物红花五味子 *Schisandra rubriflora*（Franch.）Rehd. et Wils.的根、藤、果实。

【植物形态】落叶木质藤本，全株无毛。小枝紫褐色，后变黑，具节间密的距状短枝。叶纸质，倒卵形，椭圆状倒卵形或倒披针形，先端渐尖，基部渐狭楔形，边缘具胼胝质齿尖的锯齿，上面中脉凹入，侧脉每边5~8条，中脉及侧脉在叶下面带淡红色。花红色，雄花：花被片5~8，外花被片有缘毛，大小近相似，椭圆形或倒卵形，最外及最内的较小；雄蕊群椭圆状倒卵圆形或近球形；雄蕊40~60枚，花药外向开裂，药隔与药室近等长，有腺点；雌花：花梗及花被片与雄花的相似，雌蕊群长圆状椭圆体形，心皮60~100枚，倒卵圆形，柱头具明显鸡冠状凸起，基部下延成附属体。小浆果红色，椭圆体形或近球形，有短柄；种子淡褐色，肾形；种皮暗褐色，平滑，微波状，不起皱，种脐尖长，斜"V"形，深达1/3。花期5~6月，果期7~10月。

【生长环境】生于海拔1000~1300m的河谷灌木林地带。

【分布】迪庆、云龙、永平、漾濞、大理、大姚、丽江等地。

【拍摄地】云南中甸。

【性味】果实：酸，温。

【功效】敛肺，滋肾，止汗，止泻。

【主治】果实治咳喘，自汗，盗汗，遗精，久泻，神经衰弱，消化不良，肠炎腹泻，呕吐呃逆，气痛，昏厥眩晕，四肢麻木无力；藤、茎治风湿性关节炎。

【用法】果实，水煎服6~10克；藤茎，水煎服，10~30克。

【选方】治自汗。果实10克、生黄芪30克、防风10克、白术15克、炙甘草10克，水煎服。

111 红花酢浆草

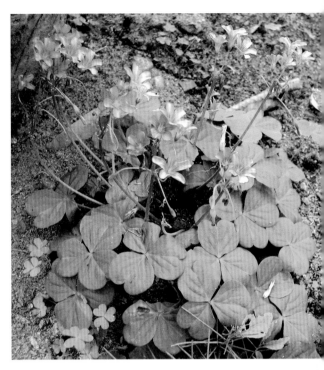

【中文名】红花酢浆草

【别名】大酸味草（广州）、铜锤草，南天七，紫花酢浆草，多花酢浆草

【基源】为酢浆草科植物红花酢浆草 *Oxalis corymbosa* DC.的全草。

【植物形态】多年生直立草本。无地上茎，地下部分有球状鳞茎，外层鳞片膜质，褐色，背具3条肋状纵脉，被长缘毛，内层鳞片呈三角形，无毛。叶基生；小叶3，扁圆状倒心形，顶端凹入，两侧角圆形，基部宽楔形，表面绿色，被毛或近无毛；背面浅绿色，通常两面或有时仅边缘有干后呈棕黑色的小腺体，背面尤甚并被疏毛。二歧聚伞花序，通常排列成伞形花序式；花梗、苞片、萼片均被毛；萼片5，披针形，先端有暗红色长圆形的小腺体2枚，顶部腹面被疏柔毛；花瓣5，倒心形，为萼长的2～4倍，淡紫色至紫红色，基部颜色较深；雄蕊10枚，长的5枚超出花柱，另5枚长至子房中部，花丝被长柔毛；子房5室，花柱5，被锈色长柔毛，柱头浅2裂。花、果期3～12月。

【生长环境】生于低海拔的山地、路旁、荒地或水田中。

【分布】云南全省各地有分布或栽培。

【拍摄地】云南景洪。

【性味】酸，寒。

【功效】清热解毒，散淤消肿，行气活血，调经。

【主治】月经不调，跌打损伤，赤白痢，小儿急惊风，心气痛，止血，烫伤，白带，肾炎，淋浊。

【用法】水煎服，10～15克。

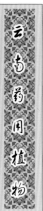

112 红果树

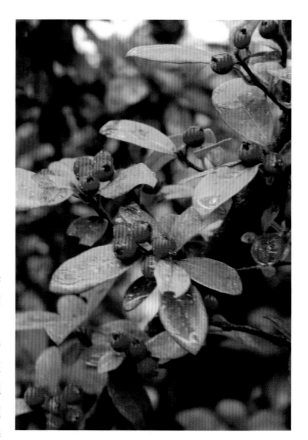

【中文名】红果树

【别名】斯脱兰威木，红枫子，野梦花

【基源】为蔷薇科植物红果树 *Stranvaesia davidiana* Decne. 的果实。

【植物形态】灌木或小乔木，高达10m。枝条密集，小枝粗，幼时密被长柔毛，后渐脱落；叶长圆形，长圆状披针形或倒披针形，先端急尖或突尖，基部楔形，全缘，上面中脉凹下，沿中脉被灰褐色柔毛，下面中脉突起；复伞房花序，具多花；花瓣近圆形，直径约毫米，白色；花药紫红色，花柱5；子房顶部被绒毛；果近球形，橘红色；种子长椭圆形；花期5～6月，果期9～10月。

【生长环境】生于海拔2000～2900m的上坡、路旁灌木丛中。

【分布】云南全省大部分地区。

【拍摄地】云南昆明。

【性味】辛、甘，平。

【功效】清热除湿，化淤止痛。

【主治】风湿，跌打，痢疾，消化不良。

【用法】水煎服，10～15克。

113 红背桂花

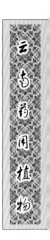

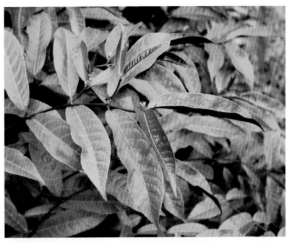

【中文名】红背桂花

【别名】金锁玉，叶背红

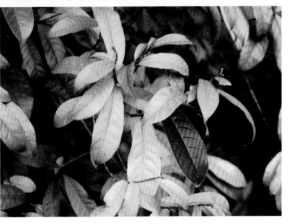

【基源】为大戟科植物红背桂花 *Excoecaria cochinchinensis* Lour.的全草。

【植物形态】常绿灌木，高达1m；枝无毛，具多数皮孔。叶对生，稀兼有互生或近3片轮生，纸质，叶片狭椭圆形或长圆形，顶端长渐尖，基部渐狭，边缘有疏细齿，齿间距3~10mm，两面均无毛，腹面绿色，背面紫红或血红色；中脉于两面均凸起，侧脉8~12对，弧曲上升，离缘弯拱连接，网脉不明显。花单性，雌雄异株，聚集成腋生或稀兼有顶生的总状花序，雌花序略短于雄花序。雄花：顶萼片3，披针形，长约1.2mm，顶端有细齿；雄蕊长伸出于萼片之外，花药圆形，略短于花丝。雌花：萼片3，基部稍连合，卵形；子房球形，无毛，花柱3，分离或基部多少合生。蒴果球形，直径约8mm，基部截平，顶端凹陷；种子近球形，直径约2.5mm。花期几乎全年。

【生长环境】生于丘陵灌丛中。

【分布】西双版纳、普洱、德宏等地栽培。

【拍摄地】云南景洪。

【性味】辛、微苦，平；有小毒。

【功效】通经活络，止痛。

【主治】麻疹，疟腮，乳蛾，心、肾绞痛，腰肌劳损。

【用法】水煎服，6~10克。

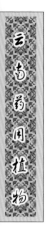

114 红景天

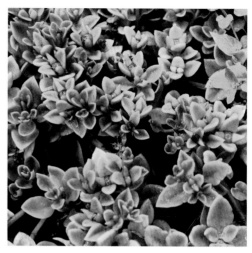

【中文名】红景天

【别名】大花红景天，宽叶景天、圆景天，宽瓣红景天，圆齿红景天

【基源】为景天科植物大花红景天 *Rhodiola crenulata* （Hook.f.et Thoms.） H. Ohba的根。

【植物形态】多年生草本。主根圆柱形，上部粗达1.5cm，向下渐狭，根皮灰褐色，里面具粉红色花纹；根颈短粗，粗达3cm，上部有或多或少老花茎的残余，先端密生鳞片状基生叶。鳞叶宽三角形或卵形，先端圆或钝，全缘，锈色，厚膜质至纸质。花茎多或少，常呈扇状排列，不分枝，无毛，平滑，初为黄绿色，后转紫红色，枯萎后变黑色并略具光泽。叶互生，上部叶密集近覆瓦状，下部叶较稀疏，叶片椭圆形、宽椭圆形至近圆形，先端圆或钝，基部短渐狭，边缘全缘、波状或具细圆齿，稍肉质，黄绿色或淡绿色，边缘和先端带紫红色，中脉不突起，侧脉极细。花序伞房状，顶生，多花密集。花雌雄异株。雄花：萼片5，红色或紫红色，线状三角形、线状披针形或线状椭圆形，先端钝，近直立；花瓣5，红色，狭倒披针形或狭长圆状倒披针形，先端圆或钝，全缘，伸展；雌蕊败育；雌花：花瓣近直立，无雄蕊，心皮5，淡红色，花柱短，其他同雄花。蓇葖5，暗红色或褐色，直立，宿存。种子数枚，红褐色，狭长圆形。花果期6～9月。

【生长环境】生于海拔2800～4600m的林下沟边、山坡或草坡等处的石缝中。

【分布】德钦、中甸、丽江、宁蒗等地。

【拍摄地】云南中甸。

【性味】甘、苦、涩，凉。

【功效】清肺养阴，化痰止咳。

【主治】肺热咳嗽，支气管炎，口臭。

【用法】水煎服，10～15克。

【选方】抗高山缺氧。本品20克、灵芝10克，红糖适量煎水代茶饮。

【中药化学成分】红景天苷。

115 羊齿天门冬

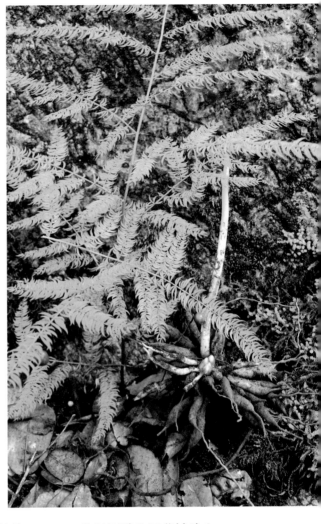

【中文名】羊齿天门冬

【别名】滇百部，月牙一支蒿（云南），土百部，儿多母苦，一窝羊，千锤打（四川）

【基源】为百合科植物羊齿天门冬 *Asparagus filicinus* Buch. - Hum.ex D. Don.的根。

【植物形态】直立草本，通常高50～70cm。根成簇，从基部开始或在距基部几厘米处成纺锤状膨大，膨大部分长短不一，一般长2～4cm，宽510mm。茎近平滑，分枝通常有棱，有时稍具软骨质齿。叶状枝每5～8枚成簇，扁平，镰刀状，长3～15mm，宽 0.8～2mm，有中脉；鳞片状叶基部无刺。花每1～2朵腋生，淡绿色，有时稍带紫色；花梗纤细，长12～20mm，关节位于近中部；雄花: 花被长约2.5mm，花丝不贴生于花被片上；花药卵形，长约0.8mm；雌花和雄花近等大或略小。浆果直径5～6mm，有2～3颗种子。花期5～7月，果期8～9月。

【生长环境】生于海拔700～3500m的疏林、灌木丛、草坡、荒地。

【分布】昆明、贡山、德钦、中甸、丽江、鹤庆、大理、大姚、巧家等地。

【拍摄地】云南普洱。

【性味】甘、苦，微温。

【功效】清热润湿，止咳，止痛，消肿，杀虫。

【主治】用于肺痨久咳，骨蒸潮热，顿咳，小儿疳积，牙痛，跌打损伤；外用于疥癣。

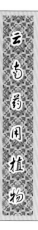

116 羽萼

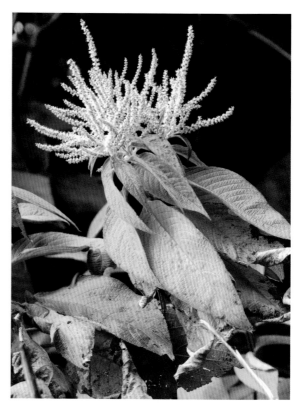

【中文名】羽萼
【别名】黑羊巴巴

【基源】为唇形科植物羽萼木 *Colebrookea oppositifolia* Sm.的叶或全株。

【植物形态】直立灌木，通常高1~3m，多分枝。小枝密被棉绒毛，微四棱形，褐黄色。叶对生或3叶轮生，长圆状椭圆形，先端渐尖，基部宽楔形至近圆形，叶面绿色，被微柔毛，背面灰白色，被棉状绒毛。圆锥花序顶生，密被绒毛或棉状绒毛，具总梗，穗状花序由10~18花密集的小轮伞花序组成；花细小，白色，无柄，雌花与两性花异株，雌花花萼钟形，管极短，5齿长锥形，被羽状毛；花冠管等于萼长或稍超出，外面被柔毛，冠檐二唇形，上唇圆，先端微凹，下唇3裂，中裂片较大；雄蕊4，内藏；子房先端具柔毛；两性花，花萼微小；花冠二唇形，上唇直立微凹，下唇3裂似雌花；雄蕊4，前对稍长，极外露。小坚果倒卵珠形，黄褐色，先端被柔毛。花期1~3月，果期3~4月。

【生长环境】生于海拔200~2200m的低中山或河谷林缘灌丛中。

【分布】滇中、滇西南、滇南。

【拍摄地】云南德宏。

【性味】辛，平。

【功效】散寒解表，祛痰止咳。

【主治】鼻衄，咳血，外伤出血，皮炎，癣症。

【用法】水煎服，10~15克。

【选方】治鼻衄。本品15克、青蒿10克、牛膝15克，水煎服。

【中药化学成分】茎含β-谷甾醇、无羁萜、表无羁萜醇、无羁萜醇及β-谷甾醇-β-葡萄糖苷。

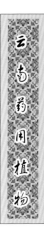

117 血竭

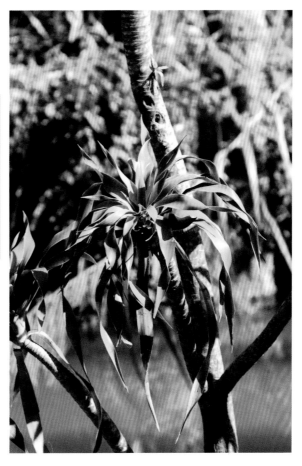

【中文名】血竭

【别名】剑叶龙血树，柬埔寨龙血树，岩棕（云南），埋嘎筛（西双版纳傣语），雅波德（基诺族语），来筛（僾尼人语）

【基源】为棕榈科植物剑叶龙血树 *Dracaena cochinchinensis* （Lour.） S C. Chen的叶。

【植物形态】乔木状，高可达5~15m。茎粗大，常不分枝，树皮灰白色，光滑，老干皮部灰褐色，片状剥落，幼枝有环状叶痕。叶聚生在茎、分枝或小枝顶端，互相套叠，剑形，薄革质，向基部略变窄而后扩大，抱茎，无柄。圆锥花序长40cm以上，花序轴几无毛；花每2~5朵簇生，乳白色；花被片长6~8mm，下部约1/4~1/5合生；花丝扁平，上部有红棕色疣点。浆果橘黄色，具1~3颗种子。花期3月，果期7~8月。

【生长环境】生于海拔950~1700m的石灰岩上，是耐旱、嗜钙的树种，有时可形成优势树种。

【分布】金平、孟连、普洱、镇康、景洪等地。

【拍摄地】云南普洱。

【性味】咸、涩，温。

【功效】活血祛淤，止血，平喘。

【主治】用于吐血，咳血，衄血，便血，哮喘，小儿疳积，月经过多，痔疮出血，赤白痢疾，跌打损伤及外伤出血。

【用法】研末冲服，1~3克。

118 西河柳

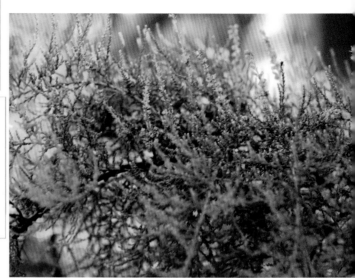

【中文名】西河柳

【别名】柽柳，柽，垂丝柳，观音柳，山川柳（江苏）

【基源】为柽柳科植物柽柳 *Tamarix chinensis* Lour.的嫩枝、叶及花。

【植物形态】落叶灌木或小乔木，高5～7m。枝条紫红色、暗红色或淡棕色，嫩枝纤细，下垂。叶钻形或卵状披针形，先端尖，背面有瘤状突起物。总状花序组成顶生圆锥花序；苞片线状凿形，基部膨大。花柄纤细；萼片5，狭长卵形；花瓣5，紫红色，通常卵状椭圆形，较萼长，果时宿存；花盘10或5裂，紫红色，肉质；雄蕊5，长于花瓣，着生于花盘的裂片之间；子房圆柱形，柱头3，棒状。蒴果长3.5mm。花果期6～10月。

【生长环境】生于海拔160～1750m的林内、灌丛或草坡。

【分布】云南全省各地。

【拍摄地】云南昆明。

【性味】甘、苦，微温。

【功效】润肺止咳，杀虫灭虱。

【主治】用于寒热咳嗽，肺痨咳嗽，顿咳，老年咳喘，咳嗽痰喘，蛔虫、蛲虫病；外用于皮肤疥癣，湿疹，头虱、体虱及阴虱。

【用法】水煎服，10～15克。

【选方】治鼻咽癌。本品30克、地骨皮30克、对节巴30克、灵芝15克，水煎服。

119 西南水苏

【中文名】西南水苏

【别名】破布草（昆明、鲁甸、曲靖），破皮草、麻布草（曲靖区），野甘露（鲁甸），铁骡子（楚雄），白根药（文山），猫猫菜（四川叙永），山波萝子（四川雷波）

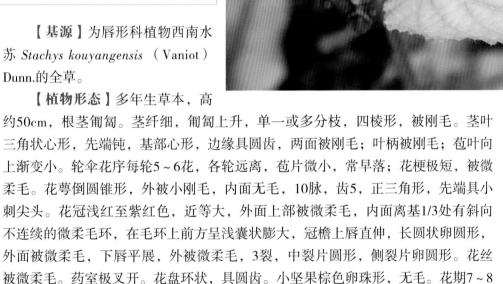

【基源】为唇形科植物西南水苏 *Stachys kouyangensis*（Vaniot）Dunn.的全草。

【植物形态】多年生草本，高约50cm，根茎匍匐。茎纤细，匍匐上升，单一或多分枝，四棱形，被刚毛。茎叶三角状心形，先端钝，基部心形，边缘具圆齿，两面被刚毛；叶柄被刚毛；苞叶向上渐变小。轮伞花序每轮5~6花，各轮远离，苞片微小，常早落；花梗极短，被微柔毛。花萼倒圆锥形，外被小刚毛，内面无毛，10脉，齿5，正三角形，先端具小刺尖头。花冠浅红至紫红色，近等大，外面上部被微柔毛，内面离基1/3处有斜向不连续的微柔毛环，在毛环上前方呈浅囊状膨大，冠檐上唇直伸，长圆状卵圆形，外面被微柔毛，下唇平展，外被微柔毛，3裂，中裂片圆形，侧裂片卵圆形。花丝被微柔毛。药室极叉开。花盘环状，具圆齿。小坚果棕色卵珠形，无毛。花期7~8月，果期9月。

【生长环境】生于海拔900~2800m的山坡草地、荒地及潮湿沟边。

【分布】云南西部、西北部、中部、东南部。

【拍摄地】云南昆明。

【性味】咸、微苦，凉。

【功效】消炎解毒，拔脓。

【主治】疮疖，骨髓炎。

【用法】鲜品捣烂敷患处。

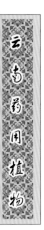
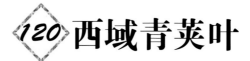

120 西域青荚叶

【中文名】西域青荚叶

【别名】西藏青荚叶，泡通青荚叶

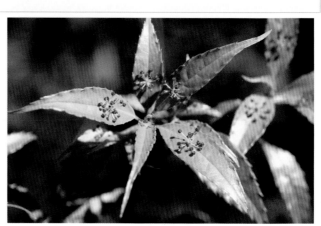

【基源】为山茱萸科植物西域青荚叶 *Helwingia himalaica* HK. F. & Thoms.

【植物形态】常绿灌木，高2～3m；幼枝细瘦，黄褐色。叶厚纸质，长圆状披针形，长圆形，稀倒披针形，长5～11（～18）cm，宽2.5～4（～5）cm，先端尾状渐尖，基部阔楔形，边缘具腺状细锯齿，侧脉5～9对，上面微凹陷，下面微突出；叶柄长3.5～7cm；托叶长约2mm，常2～3裂，稀不裂。雄花绿色带紫，常14枚呈密伞花序，4数，稀3数，花梗细瘦，长5～8mm；雌花3～4数，柱头3～4裂，向外反卷。果实常1～3枚生于叶面中脉上，果实近于球形，长6～9mm，直径6～8mm；果梗长1～2mm。花期4～5月；果期8～10月。

【生长环境】生于海拔1200～3400m的林缘灌木丛中。

【分布】云南全省大部分地区。

【拍摄地】云南昆明。

【性味】微苦，凉。

【功效】祛风止痛，散淤活血。

【主治】风湿病，跌打损伤，骨折，胃痛，感冒咳嗽，月经不调，恶性痢疾。

【用法】水煎服，10～30克。

【选方】治跌打损伤，本品30克、虎杖15克、当归15克、红花10克、飞龙掌血15克，泡酒服。

121 西康花楸

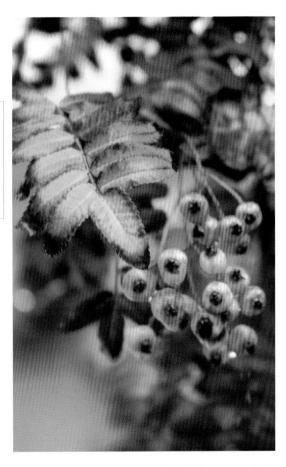

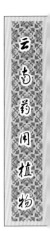

【中文名】多对西康花楸

【别名】独楸

【基源】为蔷薇科西康花楸 *Sorbus prattii* Koehne 的根。

【植物形态】灌木，高2～5m。小枝细弱，圆柱形，暗灰色，具少数不明显的皮孔，老时无毛。叶互生，奇数羽状复叶，小叶片13～17对，长圆形，边缘自中部以上有尖锐细锯齿，上面无毛，背面密被乳头状突起；叶轴有窄翅，有较稀疏的柔毛或无毛；托叶草质或近膜质，披针形，有时分裂，脱落。复伞房花序较疏松柔毛或无毛；花梗长2～3mm；花萼无毛；花瓣宽卵形，白色，无毛；雄蕊20，长约为花瓣之半；花柱5或4。果实球形，白色。花期5～6月，果期9月。

【生长环境】生于海拔3000～3700m的山坡、河谷疏林灌木丛中。

【分布】滇西北。

【拍摄地】云南丽江。

【性味】辛，温。

【功效】散风寒，除湿邪。

【主治】牙龈肿痛，肾虚阴缩。

【用法】水煎服，10～15克。

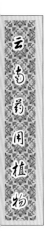

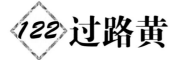 **122 过路黄**

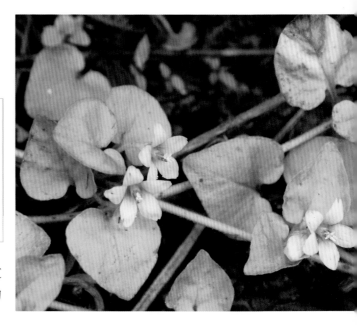

【中文名】金钱草，小过路黄

【别名】过路黄，巴地黄（蒙自），多毛过路黄，半边钱（云南）

【基源】为报春花科植物过路黄 *Lysimachia christinae* Hance的全草。

【植物形态】茎匍地延生，长20~60cm，或疏或密被柔毛，幼茎有腺体，基部有时节上生根，节间长短不一，中部节间较长。叶对生，卵形、圆卵形、稀圆肾形，顶端钝圆或锐尖，基部截形至浅心形，两面或多或少被糙伏毛，稀无毛，密布褐色至黑色腺条，透光尤明显；叶柄长0.5~2.5cm，或疏或密被柔毛，稀无毛。花单生叶腋；花萼分裂近基部，裂片披针形或狭长圆形，顶端渐尖、锐尖或钝，背面被柔毛，边缘密生短纤毛，或有时近无毛，有黑色腺条；花冠黄色，基部合生，裂片长椭圆形，顶端钝，密具黑色腺条；花丝下部合生成高约4~5mm的筒，花药卵形；子房无毛。蒴果球形。花期6~8月，果期7~9月。

【生长环境】生于海拔（850~）1300~2500m的山箐边、杂木林下、松林边或草地，通常见于湿润、背阴处。

【分布】云南全省各地。

【拍摄地】云南普洱。

【性味】甘、微苦，凉。

【功效】清热解毒，利水通淋，止血止痛，舒筋活络。

【主治】用于热淋，沙淋，尿涩作痛，黄疸尿赤，痈肿疔疮，毒蛇咬伤，肝胆结石。

【用法】水煎服，10~15克。

【选方】治前列腺肥大症。本品30克，水煎服。

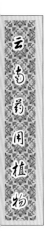

123 闭鞘姜

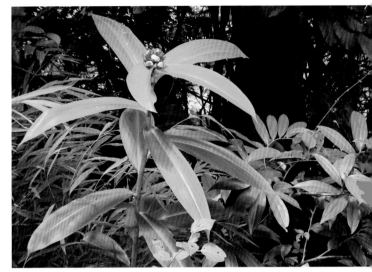

【中文名】闭鞘姜

【别名】广商陆，水蕉花，樟柳头，白石笋，山冬笋，象甘蔗

【基源】为姜科植物闭鞘姜 *Costus speciosus*（Koening）Smith的根状茎。

【植物形态】多年生宿根草本植物，株高1～3m不等，基部近木质，顶部常分枝，枝茎旋卷。叶片圆形或披针形，呈"S"螺旋形排列，顶端渐尖或尾状渐尖，基部近圆形，叶背密被毛。穗状花序顶生，椭圆形或卵形；苞片卵形，革质，红色，被短柔毛，具增厚及锐利的短尖头；小苞片淡红色；花萼革质，红色，3裂，嫩时被绒毛；花冠管短，裂片长圆状椭圆形，白色或顶部红色；唇瓣宽喇叭形，纯白色，顶端具裂齿及皱波状；雄蕊花瓣状，上面被短柔毛，白色，基部橙黄。蒴果稍木质，长1.3cm，红色；种子黑色，光亮。花期7～10月，果期11月。

【生长环境】生于海拔200～1500m的林缘灌木丛中，山沟林下。

【分布】西双版纳、普洱、保山、临沧、文山、红河、德宏等地。

【拍摄地】云南景洪。

【性味】味微涩，性平。

【功效】利水消肿，清火解毒，除风，消肿止痛。

【主治】百日咳，肾炎水肿，尿路感染，肝硬化腹水，小便不利；外用治荨麻疹，疮疖肿毒，中耳炎。

【用法】水煎服，10～30克。

【选方】治百日咳。本品10克、鼠曲草20克、五味子10克、马耳朵草15克，红糖适量，水煎服。

【中药化学成分】根茎和根含3（4-羟苯基）-（E）2-丙烯酸甲酯、姜黄素、14-氧代二十七酸、环木凤梨烷醇、环木凤梨烯醇、环鸦片甾烯醇等，24-羟基三十-烷-27-酮、24-羟基-三十烷-26-酮、胆甾醇、菜油甾醇、羊毛甾醇等，又含薯蓣皂苷元、替告皂苷元、甲基原薯蓣皂苷、薯蓣皂苷的前皂苷元A，B等，及多种生物碱和挥发油。

124 丽江野棉花

【中文名】丽江野棉花
【别名】接骨莲，大星宿草

【基源】为毛茛科植物野棉花 *Anemone vitifolia* Buch. - Ham.ex DC.的根。

【植物形态】野棉花，多年生草本，高60～100cm。根茎斜生，粗。基生叶2～5；叶柄有柔毛；叶片心状卵形或心状宽卵形，顶端急尖，3～5浅裂，边缘有小牙齿，上面疏被短糙毛，下面密被白色短绒毛。花葶粗壮直立，有柔

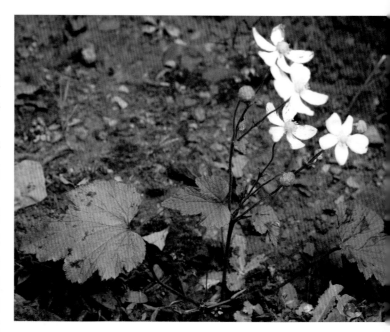

毛；聚伞花序，二至四回分枝；苞片3，轮生，叶状，但较小；花梗密被短绒毛；花两性，萼片5，花瓣状，白色或带粉红色，倒卵形，外面被白色绒毛；花瓣无；雄蕊多数；心皮约400，密被绵毛。聚合果球形；瘦果长约3.5mm，密被绵毛，果柄细。花期7～10月，果期8～11月。

【生长环境】生于海拔900～3100m的山坡阴湿林中、溪边。

【分布】大理、迪庆、楚雄、丽江、昭通等地。

【拍摄地】云南丽江。

【性味】苦、寒，有小毒。

【功效】祛风湿，清热解毒。

【主治】治风湿关节炎，骨折，蛔虫病。

【用法】外用，捣烂或研末撒敷患处。

【选方】治神经性皮炎。本品、昆明山海棠各适量，研末陈醋调敷患处。

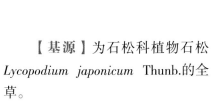

125 伸筋草

【中文名】伸筋草
【别名】过山龙

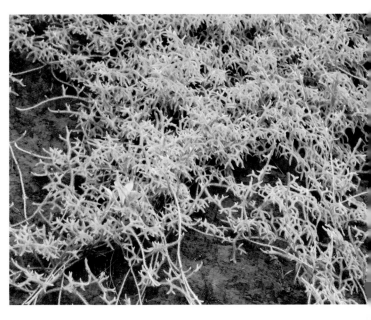

【基源】为石松科植物石松 *Lycopodium japonicum* Thunb.的全草。

【植物形态】多年生土生植物。匍匐茎地上生，细长横走，2～3回分叉，绿色，被稀疏的叶；侧枝直立，高达40cm，多回二叉分枝，稀疏，压扁状（幼枝圆柱状），枝连叶直径5～10mm。叶螺旋状排列，密集，上斜，披针形或线状披针形，长4～8mm，宽0.3～0.6mm，基部楔形，下延，无柄，先端渐尖，具透明发丝，边缘全缘，草质，中脉不明显。孢子囊穗（3）4～8个集生于长达30cm的总柄，总柄上苞片螺旋状稀疏着生，薄草质，形状如叶片；孢子囊穗不等位着生（即小柄不等长），直立，圆柱形，长2～8cm，直径5～6mm，具1～5cm长的长小柄；孢子叶阔卵形，长2.5～3.0mm，宽约2mm，先端急尖，具芒状长尖头，边缘膜质，啮蚀状，纸质；孢子囊生于孢子叶腋，略外露，圆肾形，黄色。

【生长环境】生于海拔100～3300m的林下、灌丛下、草坡、路边或岩石上。

【分布】云南全省大部分地区。

【拍摄地】云南普洱。

【性味】甘，温。

【功效】祛风散寒，除湿消肿，舒经活血。

【主治】风寒湿痹，关节酸痛，皮肤麻木，四肢酸软，水肿，跌打损伤。

【用法】水煎服，10～15克。

【中药化学成分】石松含生物碱：石松碱、棒石松宁碱、棒石松毒及烟碱等；萜类化合物：α-芒柄花醇、石松三醇、石松四醇酮及千层塔烯二醇等；植物甾醇：β-谷甾醇的、豆甾醇的和菜油甾醇的β-D-葡萄糖苷，还含香草酸、阿魏酸、壬二酸和大黄素-甲醚。

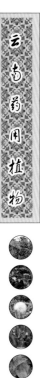

126 余甘子

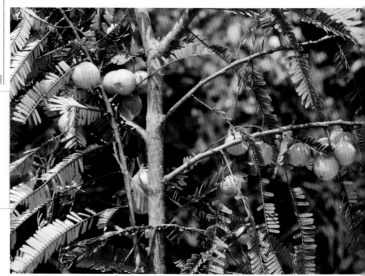

【中文名】余甘子

【别名】余甘，庵摩勒，庵摩落迦果，土橄榄，望果，油甘子，滇橄榄

【基源】为大戟科植物余甘子 *Phyllanthus emblica* L.的全草。

【植物形态】余甘子 落叶小乔木或灌木，高3～8m。树皮灰白色，薄而易脱落，露出大块赤红色内皮。叶互生于细弱的小枝上，2列，密生，极似羽状复叶；近无柄；落叶时整个小枝脱落；托叶线状披针形；叶片长方线形或线状长圆形。花簇生于叶腋，花小，黄色；单性，雌雄同株，具短柄；每花簇有1朵雌花，每花有花萼5～6片，无瓣；雄花花盘成6个极小的腺体，雄蕊3，合生成柱；雌花花盘杯状，边缘撕裂状，子房半藏其中。果实肉质，圆而略带6棱，初为黄绿色，成熟后呈赤红色，味先酸涩而后回甜。花期4～5月，果期9～11月。

【生长环境】生于海拔300～2300m的次生杂木林中。

【分布】云南全省除西北和东北部外均有。

【拍摄地】云南景洪。

【性味】苦，甘，酸，凉。

【功效】清热利咽，润肺化痰，生津止渴。

【主治】感冒发热，咳嗽，咽痛，白喉，烦热口渴，高血压，祛风利尿，皮肤湿疹，外伤出血，胃痛，肠炎。

【用法】水煎服，15～30克。

【中药化学成分】果实含鞣酸、没食子酸、并没食子酸、鞣料云实精、原诃子酸、诃黎勒酸等；果皮含没食子酸、油柑酸、余甘子酚。

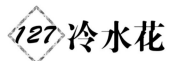

127 冷水花

【中文名】多苞冷水花
【别名】除风草，水荨麻

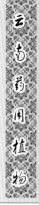
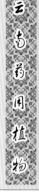

【基源】为荨麻科多苞冷水花 *Pilea bracteosa* Wedd.的全草。

【植物形态】多年生草本，近无毛。地上部分直立，高15～30cm，干时蓝绿色。叶同对的不等大，膜质，有时稍偏斜，卵形或近椭圆形，长3～9cm，宽2～4cm，下部的更小，基部圆形或微缺，常有小耳突，先端渐尖或尾状渐尖，边缘自基部至先端有浅圆齿，齿常有尖头，有时呈睫毛状。花雌雄异株；花序聚伞圆锥状，生上部叶腋，具细长的梗，长4～10cm。瘦果卵形，扁，顶端歪斜，长约0.8cm，在两面有一圈稍隆起的棕褐色环纹，长及果的2/3。花期7～8月，果期8～10月。

【生长环境】生于海拔1800～2800m的河谷溪边林下。

【分布】云南西北部与西部。

【拍摄地】云南大理。

【性味】淡，凉。

【功效】清热利湿，破淤消肿。

【主治】用于湿热黄疸，肺痨，跌打损伤，外伤感染。

【用法】水煎服，10～15克。

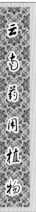

128 含羞草

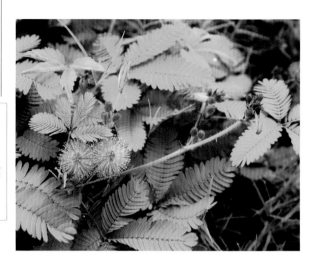

【中文名】含羞草

【别名】知羞草，怕羞草，喝呼草，怕丑草，望江南，惧内草，感应草

【基源】为含羞草科植物含羞草 *Mimosa pudica* L.的全草。

【植物形态】披散半灌木状草本，高可达1m。有散生、下弯的钩刺及倒生刚毛。叶对生，羽片通常4，指状排列于总叶柄之顶端；托叶披针形，有刚毛。小叶10～20对，触之即闭合而下垂；小叶片线状长圆形，先端急尖，基部近圆形，略偏斜，边缘有疏生刚毛。头状花序具长梗，单生或2～3个生于叶腋；花小，淡红色；苞片线形，边缘有刚毛；萼漏斗状，极小，短齿裂；花冠钟形，上部4裂，裂片三角形，外面有短柔毛；雄蕊4，基部合生，伸出花瓣外；子房有短柄，无毛，花柱丝状，柱头小。荚果扁平弯曲，先端有喙，有3～4节，每节有1颗种子，荚缘波状，具刺毛，成熟时荚节脱落。种子阔卵形。花期3～4月，果期5～11月。

【生长环境】生于海拔1500m左右的低山平坝草地、灌木丛中。

【分布】云南全省大部分地区。

【拍摄地】云南元江。

【性味】苦、涩、微苦，微寒；小毒。

【功效】凉血解毒，清热利湿，镇静安神。

【主治】感冒，小儿高热，支气管炎，肝炎，肠炎，急性结膜炎，神经衰弱，失明，肺结核，泌尿系结石，水肿，劳伤咳血，鼻衄，血尿，疮疡肿毒，带状疱疹，跌打损伤。

【用法】水煎服，10～15克。

【选方】治带状疱疹，本品、败酱草各适量，捣烂敷患处。

【中药化学成分】叶含收缩性蛋白质、三磷腺苷和三磷腺苷酶，亦含含羞草碱、含羞草苷、D-松醇和硒化合物，其中一种为亚硒酸盐。全草含含羞草碱、含羞草苷、D-松醇、硒化合物，其中一种为亚硒酸盐，蛋白质、鞣质、2'-O鼠李糖基荭草素和2'-O-鼠李糖基异荭草素。

129 岗柃

【中文名】岗柃

【别名】九节风，山牛耳青，驳节莲树（海南），骨节菜

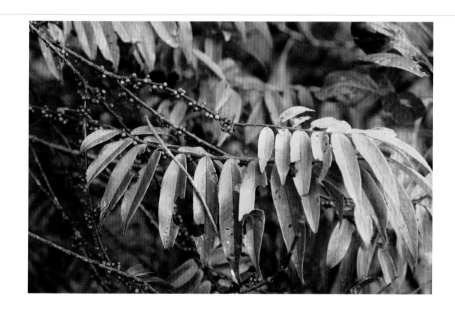

【基源】为山茶科植物岗柃 *Eurya groffii* Merr.的叶。

【植物形态】灌木或小乔木，高3～5m；嫩枝圆柱形，有黄褐色长丝毛。单叶互生；叶片薄革质，披针形，先端渐尖，基部宽楔形或近圆形，边缘有细锯齿，下面有长毛，侧脉常不凹陷。花单性，雌雄异株，常1～8朵簇生于叶腋；花白色、绿色或黄色；萼片卵圆形，长约1.5mm，宿存，有短柔毛；雄花花瓣倒卵形，雄蕊20，退化子房有或无；雌花花瓣披针形，无雄蕊，子房无毛。浆果圆球形。

【生长环境】生于海拔1300～2300m的山坡杂木林中。

【分布】滇东南、滇西。

【拍摄地】云南普洱。

【性味】微苦，平。

【功效】祛痰止咳，消肿止痛。

【主治】肺结核咳嗽，无名肿毒，脓疱疮，跌打损伤，骨折。

【用法】水煎服，15～30克。

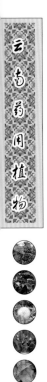

130 扭肚藤

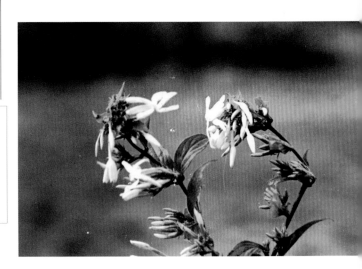

【中文名】扭肚藤

【别名】白花茶，假素馨，猪肚勒，青藤子花

【基源】为木犀科茉莉花属植物扭肚藤 *Jasminum elongatum* Lour.的茎、叶。

【植物形态】藤状灌木，高2～4m。小枝微有毛。单叶对生；卵状披针形，先端短尖或钝尖，基部浑圆、截头状或稍心形，被微毛或近秃净或沿背脉上有柔毛，具短柄。聚伞花序稠密，常生于侧枝之顶，多少被柔毛；花柄极短，被疏毛或近秃净；萼被毛，裂片线形；花冠白色，芳香，高脚碟状，裂片矩圆形；雄蕊2，内藏；子房上位，2室。果球形。花期7月。

【生长环境】野生，常攀援于灌木丛中。

【分布】西双版纳。

【拍摄地】云南景洪。

【性味】微苦，凉。

【功效】清热解毒，利湿消滞。

【主治】用于急性胃肠炎，痢疾，消化不良，急性结膜炎，急性扁桃体炎。

【用法】水煎服，10～15克。

【中药化学成分】茎叶中含有扭体藤苷A，B，C、10-羟基-女贞苷和素馨属苷等断环烯醚苷类化合物。

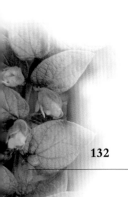

131 杏叶防风

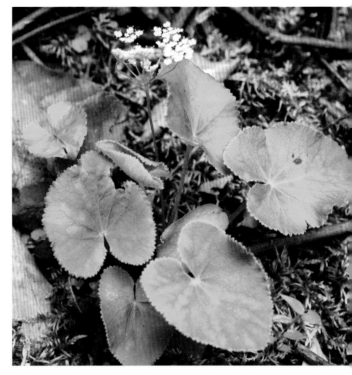

【中文名】杏叶防风

【别名】杏叶茴芹，兔耳防风，羊膻臭（昆明），马蹄叶

【基源】为伞形科植物杏叶茴芹 *Pimpinella candolleana* Wight etArn.的全株。

【植物形态】多年生草本。根圆锥形、长圆锥形至圆柱形，有少数支根或不分支。茎直立，圆柱形，上部有少数分枝，被倒生柔毛。基生叶4~10，叶片卵状心形或心形，有柄，不分裂，稀为三出分裂，包括叶鞘近革质，两面均疏生柔毛；茎生叶少，中下部叶有短柄，叶片不分裂或三出分裂，稀为羽状分裂；茎上部叶小，具短柄或仅具叶鞘，叶片3裂或1~2回羽状分裂，裂片披针形。复伞形花序顶生或侧生，有长梗，花序梗被柔毛；无萼齿；花瓣白色，间或微带红色，倒心形，顶端凹陷，有内折的小舌片，背面有毛；花柱基圆锥形，向两侧弯曲，果时花柱较花柱基长2~3倍。果实卵球形，基部心形，被鳞片状毛，有瘤状突起。花果期6~10月。

【生长环境】生于海拔1350~3500m的灌丛中、草坡上、沟边、路旁或林下。

【分布】德钦、中甸、丽江、永胜、鹤庆、大理、永平、维西、碧江、泸水、兰坪、贡山、腾冲、临沧、勐海、元江、东川、禄劝、昆明、安宁等地。

【拍摄地】云南普洱。

【性味】辛，温。

【功效】行气温中，祛风除湿，活血消肿。

【主治】用于胸腹冷痛，胃痛，筋骨痛，风湿麻木，跌打损伤，瘰疬，肿毒。

【用法】水煎或研末服，6~10克。

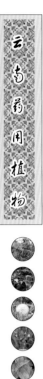

132 杜鹃

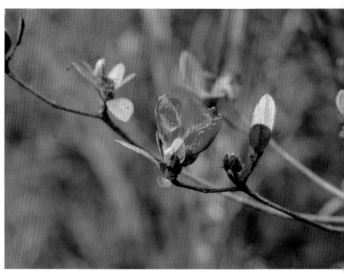

【中文名】杜鹃

【别名】山踯躅，山石榴，映山红，照山红，艳山红

【基源】为杜鹃花科植物杜鹃 *Rhododendron simsii* Planch.的花、果、叶、根。

【植物形态】落叶灌木，分枝多而纤细，密被亮棕褐色扁平糙伏毛。叶革质，常集生枝端，卵形、椭圆状卵形或倒卵形或倒卵形至倒披针形，先端短渐尖，基部楔形或宽楔形，边缘微反卷，具细齿，上面深绿色，密被亮棕褐色扁平糙伏毛。花芽卵球形，鳞片外面中部以上被糙伏毛，边缘具睫毛。花2~3（~6）朵簇生枝顶；花梗密被亮棕褐色糙伏毛；花萼5深裂，裂片三角状长卵形，被糙伏毛，边缘具睫毛；花冠阔漏斗形，玫瑰色、鲜红色或暗红色，裂片5，倒卵形，上部裂片具深红色斑点；雄蕊10，长约与花冠相等，花丝线状，中部以下被微柔毛；子房卵球形，10室，密被亮棕褐色糙伏毛，花柱伸出花冠外，无毛。蒴果卵球形，密被糙伏毛；花萼宿存。花期4~5月，果期6~8月。

【生长环境】生于海拔2100~3600m。

【分布】云南全省各地。

【拍摄地】云南楚雄。

【性味】酸、甘，平。

【功效】和血，调经，止咳，祛风湿，解疮毒。

【主治】吐血，衄血，崩漏，月经不调，咳嗽，风湿痹痛，痈疖疮毒。

【用法】水煎服，10~30克。

【中药化学成分】花含花色苷类和黄酮苷类。已鉴定的花色苷类化合物有矢车菊素3-葡萄糖苷、矢车菊素3-半乳糖苷、芍药花素3，5-二葡萄糖苷等；黄酮及黄酮苷类化合物有芸香苷、杜鹃黄苷、槲皮素等。

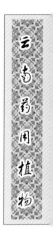

133 来江藤

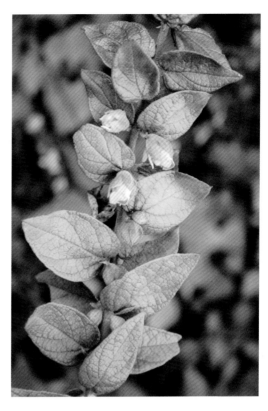

【中文名】来江藤

【别名】密札札，叶上花（贵州）

【基源】为玄参科植物来江藤 *Brandisia hancei* Hook.f的全株。

【植物形态】灌木高1～3m，全体密被锈黄色星状绒毛，枝及叶上面逐渐变无毛。叶片卵状披针形，顶端锐尖头，基部近心脏形，稀圆形，全缘，很少具锯齿；叶柄短，有锈色绒毛。花单生于叶腋，中上部有1对披针形小苞片，均有毛；萼宽钟形，外面密生锈黄色星状绒毛，内面密生绢毛，具脉10条，5裂至1/3处；花冠橙红色，长约2cm，外面有星状绒毛，上唇宽大，2裂，裂片三角形，下唇较上唇低，3裂，裂片舌状；雄蕊约与上唇等长；子房卵圆形，与花柱均被星毛。蒴果卵圆形，略扁平，有短喙，具星状毛。花期11月至翌年2月，果期3～4月。

【生长环境】生于海拔1900～3300m的石灰岩灌丛山坡、林缘、田边、公路旁。

【分布】昆明、嵩明、武定、禄劝、玉溪、澄江、峨山、双柏、易门、大理、宾川、永平、保山、丽江、德钦、贡山、西畴、广南、麻栗坡、屏边等地。

【拍摄地】云南昆明。

【性味】全株：微苦，寒。

【功效】清热解毒，祛风利湿，止血。

【主治】全株：用于附骨疽，骨膜炎，黄疸，跌打损伤，风湿筋骨痛，浮肿，泻痢，吐血，心悸。外用于疮疖根：用于附骨疽，黄疸。叶：用于乳痈。

【用法】水煎服，10～15克。

【选方】治骨髓炎，本品30克、虎杖30克、生黄芪50克，泡酒服。

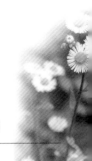

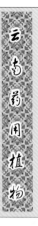
134 沙针

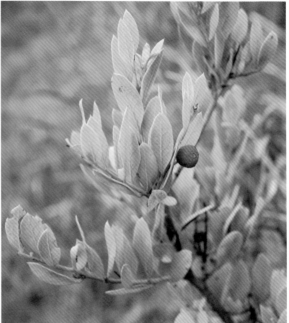

【中文名】沙针
【别名】香疙瘩，山苏木，干香树

【基源】为檀香科植物沙针 *Osyris wightiana* Wall. 的根、叶。

【植物形态】灌木或小乔木，高2~5m；枝细长，嫩时呈三棱形。叶薄革质，灰绿色，椭圆状披针形或椭圆状倒卵形，长2.5~6cm，宽0.6~2cm，顶端尖，有短尖头，基部渐狭，下延而成短柄。花小；雄花：2~4朵集成小聚伞花序；花梗长4~8mm；花被直径约4mm，裂片3；花盘肉质，湾缺；雄蕊3枚，花丝很短，不育子房呈微小的突起，位于花盘中央；雌花：单生，偶4或3朵聚生；苞片2枚；花梗顶部膨大；花盘、雄蕊如同雄花，但雄蕊不育；两性花：外形似雌花，但具发育的雄蕊；胚珠通常3枚，柱头3裂。核果近球形，顶端有圆形花盘残痕，成熟时橙黄色至红色，干后浅黑色，直径8~10mm。花期4~6月，果期10月。

【生长环境】生于海拔1500~2500m的次生阔叶林、松林中。

【分布】云南全省各地。

【拍摄地】云南普洱。

【性味】辛、微苦，凉。

【功效】消炎解毒、安胎，止血，接骨。

【主治】用于咳嗽，胃痛，胎动不安，外伤出血，月经不调，骨折，皮肤疥癣，疮，疖，痛。

【中药化学成分】儿茶素、鼠李糖、afzelechin-（4α-8）-儿茶素、二氢山奈酚、3-氧-L-鼠李糖、反式-植醇、24-乙基胆甾烷-5，22-二烯-3β-醇-棕榈酸酯、2-十八烯酸、芒柄花葶醇、3β-谷甾醇、胡萝卜苷。

135 花椒

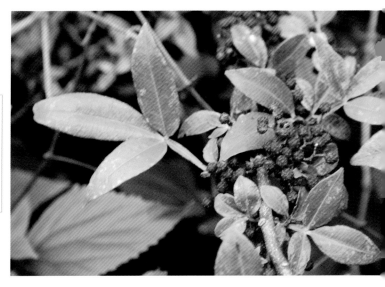

【中文名】花椒

【别名】椒，樧，大椒，秦椒，蜀椒

【基源】为芸香科植物花椒
Zanthoxylum bungeanum Maxim.的果实。

【植物形态】高3～7m的落叶小乔木；茎干上的刺常早落，枝有短刺，小枝上的刺基部宽而扁且劲直的长三角形，当年生枝被短柔毛。叶有小叶5～13片，叶轴常有甚狭窄的叶翼；小叶对生，无柄，卵形，椭圆形，稀披针形，位于叶轴顶部的较大，近基部的有时圆形，长2～7cm，宽1～3.5cm，叶缘有细裂齿，齿缝有油点。其余无或散生肉眼可见的油点，叶背基部中脉两侧有丛毛或小叶两面均被柔毛，中脉在叶面微凹陷，叶背干后常有红褐色斑纹。花序顶生或生于侧枝之顶，花序轴及花梗密被短柔毛或无毛；花被片6～8片，黄绿色，形状及大小大致相同；雄花的雄蕊5枚或多至8枚；退化雌蕊顶端叉状浅裂；雌花很少有发育雄蕊，有心皮3或2个，间有4个，花柱斜向背弯。果紫红色，单个分果瓣径4～5mm，散生微凸起的油点，顶端有甚短的芒尖或无；种子长3.5～4.5mm。花期4～5月，果期8～9月或10月。

【生长环境】生于海拔1600～3100m的路边、山坡灌丛中。野生或栽培。

【分布】云南全省各地。

【拍摄地】云南昆明。

【性味】辛、温。

【功效】温中散寒，除湿止痛，杀虫。

【主治】食积停饮，心腹冷痛，呕吐，咳嗽，风寒湿痹，痢疾，疝痛，蛔虫病，阴痒，疮痈，齿痛。

【用法】水煎或泡酒服，3～6克。

【中药化学成分】花椒果皮中挥发油的主要成分为柠檬烯、1，8-桉叶素、月桂烯、还含a-和β-蒎烯、香桧烯、β-水芹烯、β-罗勒烯-X、对-聚伞花素等。果皮还含香草木宁碱、茵芋碱、单叶芸香品碱，2′-羟基-N-异丁基[2E，6E，8E，10E]-十二碳四烯酰胺、青椒碱等。

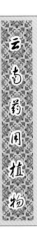

136 苏木

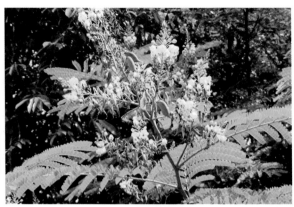

【中文名】苏木

【别名】苏枋, 苏方木, 苏方

【基源】为苏木科植物苏木 *Caesalpinia sappan* L.的心材。

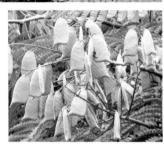

【植物形态】小乔木, 高达6m, 具疏刺, 除老枝、叶下面和荚果外, 多少被细柔毛; 枝上的皮孔密而显著。二回羽状复叶, 羽片7～13对, 对生, 小叶10～17对, 紧靠, 无柄, 小叶片纸质, 长圆形至长圆状菱形, 先端微缺, 基部歪斜, 以斜角着生于羽轴上。圆锥花序顶生或腋生; 苞片大, 披针形, 早落; 花梗被细柔毛; 花托浅钟形; 萼片5, 稍不等, 呈兜状; 花瓣黄色, 阔倒卵形, 最上面一片基部带粉红色, 具柄; 雄蕊稍伸出, 花丝下部密被柔毛; 子房被灰色绒毛, 具柄, 花柱细长, 被毛, 柱头截平。荚果木质, 稍压扁, 近长圆形至长圆状倒卵形, 基部稍狭, 先端斜向截平, 上角有外弯或上翘的硬喙, 不开裂, 红棕色, 有光泽; 种子3～4颗, 长圆形, 稍扁, 浅褐色。花期5～10月; 果期7月至翌年3月。

【生长环境】生于海拔900m以下的河边、江边、深谷或栽培。

【分布】蒙自、元江、开远、普洱、双江、德宏、元谋、永仁、双柏等地。

【拍摄地】云南景洪。

【性味】甘, 平。

【功效】行血、破淤、消肿、止痛。

【主治】妇人血滞经闭, 痛经, 产后淤阻心腹痛, 产后血晕, 痈肿, 跌打损伤, 破伤风。

【用法】水煎服, 10～15克。

【选方】治经闭腹痛。本品15克、丹参15克、小红参15克、生黄芪30克、肉桂10克、飞龙掌血15克、鸡屎藤15克, 水煎服。

【中药化学成分】心材含色原烷类化合物: 3-（3', 4-二羟基苄基）-7-羟基-4-色原烷酮、3-（3', 4'-二羟基亚苄基）-7-羟基-4-色原烷酮等, 苏木酚、表苏木酚等, 又含商陆黄素、鼠李素、槲皮素等黄酮类和二苯并环氧庚烷类化合物, 还含β-谷甾醇及蒲公英赛醇。

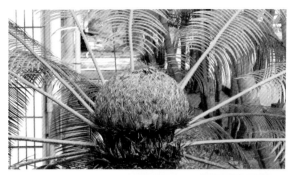

137 苏铁

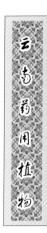

【中文名】苏铁

【别名】铁树，辟火蕉，凤尾蕉

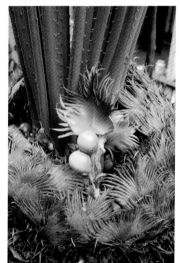

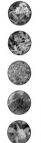

【基源】为苏铁科植物苏铁 *Cycas revoluta* Thunb.的种子、花、叶、根。

【植物形态】树干高约2m，稀达8m或更高，圆柱形如有明显螺旋状排列的菱形叶柄残痕。羽状叶从茎的顶部生出，整个羽状叶的轮廓呈倒卵状狭披针形，厚革质，坚硬，边缘显著地向下反卷，上部微渐窄，先端有刺状尖头，基部窄，两侧不对称。雄球花圆柱形，有短梗，小孢子飞叶窄楔形，花药通常 3个聚生；胚珠2～6枚，生于大孢子叶柄的两侧，有绒毛。种子红褐色或橘红色，倒卵圆形或卵圆形，中种皮木质。花期6～7月，种子10月成熟。

【生长环境】生于海拔1900m左右的荒山坡、林下阴湿处。

【分布】昆明等地栽培。

【拍摄地】云南昆明。

【性味】甘、淡，平。

【功效】根：祛风活络，补肾止血；叶：收敛止血，理气活血；花：理气止痛，益肾固精，活血祛淤。种子（苏铁子）：平肝，降血压。

【主治】根：肺痨咯血，肾虚，牙痛，腰痛，带下病，风湿关节痛，跌打损伤。叶：肝胃气痛，经闭，胃炎，胃溃疡，吐血，跌打，刀伤。花：胃痛，遗精，带下病，痛经，吐血，跌打损伤。

【用法】水煎服，10～15克。

【选方】治遗精，果实3枚、五味子10克、金樱子15克，水煎服。

【中药化学成分】叶含苏铁双黄酮、扁柏双黄酮等黄酮类化合物。种子含苏铁苷、新苏铁苷A，B2，B，C，D，E，F，G、大泽明素、甲基氧化偶氮甲醇等，还含胆碱、胡芦巴碱及玉米黄质。

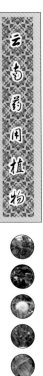

138 豆瓣如意草

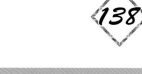

【中文名】豆瓣如意草

【别名】豆瓣鹿衔草、岩石瓣、石上开花、石上瓦浆、四块瓦、岩花（云南），一枝花（四川），瓜子鹿衔、瓜子细辛（贵州），豆瓣菜、圆叶瓜子菜（广西），对把草、毛叶豆瓣绿，客阶（红河哈尼语）

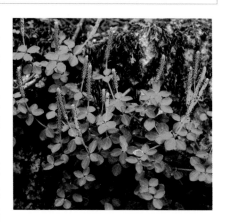

【基源】为胡椒科植物豆瓣绿 *Peperomia tetraphylla*（Forst. F.） Hook. et Arn.的干燥全草。

【植物形态】丛生半肉质草本；茎直立或匍匐分枝或不分枝草本，长10～30cm，下部节上生根，节间有粗纵棱。叶密集，大小近相等，3～4片轮生、肉质，有透明腺点，干时变淡黄色，常有皱纹、边缘反卷，阔椭圆形或近圆形，两端钝或圆，无毛或稀被疏毛；无毛或被短柔毛。穗状花序顶生和腋生；总花梗被疏毛或近无毛，花序轴密被毛；苞片近圆形，有短柄，盾状；花药近椭圆形，花丝短；子房卵形，着生于花序轴的凹陷处，柱头顶生，近头状，被短柔毛。浆果近卵形，顶端尖。花期2～4月及9～12月。

【生长环境】生于海拔800～2900m的苔藓栎林、湿润处岩石表面、树杈上。

【分布】蒙自、屏边、麻栗坡、西畴、丘北、师宗、嵩明、安宁、富民、江川、呈贡、易门、路南、峨山、景东、凤庆、大理、邓川、漾濞、泸水、潞西、龙陵、盈江、勐海、贡山等地。

【拍摄地】云南蒙自。

【性味】淡，寒。

【功效】祛风除湿，舒筋活络，清热解毒，润肺止咳。

【主治】用于劳伤咳嗽，哮喘，风湿痹痛，跌打损伤，小儿疳积。

【用法】水煎服，10～15克。

【选方】治咳嗽痰多。本品15克、干姜12克、绵萆薢30克，水煎服。

139 连钱草

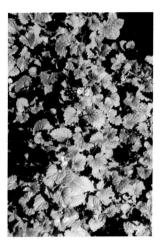

【中文名】连钱草

【别名】活血丹，透骨消（华北至云南），铍儿草、佛耳草、金钱草、遍地金钱、金钱薄荷（浙江），铜钱草（江苏、浙江至湖北），马蹄筋骨草（四川），四方雷公根（广西），团经药（贵州、广西）

【基源】为唇形科植物活血丹 *Glechoma longituba*（Nakai）Kupr.的地上部分。

【植物形态】多年生草本，具匍匐茎，上升，逐节生根。茎四棱形，基部通常呈淡紫红色，几无毛，幼嫩部分被疏长柔毛。叶草质，下部者较小，叶片心形或近肾形，叶柄很长；上部者较大，叶片心形，先端急尖或钝三角形，基部心形，边缘具圆齿或粗锯齿状圆齿，上面被疏粗伏毛或微柔毛，叶脉不明显，下面常带紫色，被疏柔毛或长硬毛，常仅限于脉上，脉隆起，叶柄长较下部者短，被长柔毛。轮伞花序通常2花，稀具4~6花；苞片及小苞片线形，被缘毛。花萼管状，外面被长柔毛，内面多少被微柔毛，上唇3齿较长，下唇2齿略短，齿卵状三角形，先端芒状，边缘具缘毛。花冠淡蓝、蓝至紫色，下唇具深色斑点，冠筒直立，上部渐膨大成钟形，有长筒与短筒两型，短筒者通常藏于花萼内，外面多少被长柔毛及微柔毛，内面仅下唇喉部被疏柔毛或几无毛。上唇直立，2裂，裂片近肾形，下唇伸长，斜展，3裂，中裂片最大，肾形，较上唇片大1~2倍，先端凹入，两侧裂片长圆形，宽为中裂片之半。雄蕊4，内藏，无毛。子房4裂，无毛。花盘杯状，微斜，前方呈指状膨大。花柱细长，无毛，略伸出，先端近相等2裂。成熟小坚果深褐色，长圆状卵形，顶端圆，基部略成三棱形，无毛，果脐不明显。花期4~5月，果期5~6月。

【生长环境】生于海拔50~2000m的林缘、疏林下、矮草地上及溪边、田边、路旁等湿润处。

【分布】滇东北、滇东南、剑川等地。

【拍摄地】云南玉溪。

【性味】辛、微苦，凉。

【功效】利湿通淋，清热解毒，散淤消肿。

【主治】用于热淋，石淋，湿热黄疸，疮痈肿痛，跌打损伤。

【用法】水煎服，10~15克。

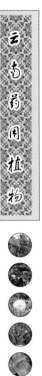

140 驴蹄草

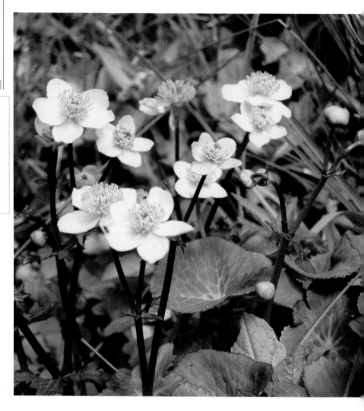

【中文名】驴蹄草
【别名】驴蹄菜，立金花

【基源】为毛茛科驴蹄草属植物驴蹄草 *Caltha palustris* L.的根及叶。

【植物形态】多年生草本，高20～48cm，无毛，须根肉质。茎直立，实心，具细纵沟，中部或中部以上分枝，稀不分枝。基生叶3～7，草质，有长柄；叶片圆形、圆肾形或异形，先端圆，基部深心形，边缘密生小牙齿；茎生叶较小，具短柄或无柄。聚伞花序生于茎或分枝顶端，通常有2朵花；花两性；萼片5，花瓣状，黄色，倒卵形或狭倒卵形，先端圆；花瓣无；雄蕊多数，花丝狭线形，花药长圆形；心皮7～12，与雄蕊近等长，无柄，花柱短，蓇葖果，有横脉纹，喙长约1mm。种子多数，狭卵球形，黑色有光泽，具少数纵皱纹。花期5～9月，果期6～10月。

【生长环境】生于海拔600～4000m的山地溪谷边、湿草甸或草坡、林下较阴湿处。

【分布】滇中、滇西南、滇西北。

【拍摄地】云南中甸。

【性味】辛、微苦，凉。

【功效】活血药，解表药。

【主治】伤风感冒，中暑发痧，跌打损伤，烫火烫伤。

【用法】水煎服，10～15克。

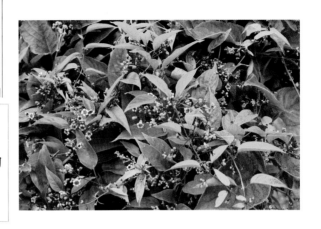

141 鸡矢藤

【中文名】鸡矢藤

【别名】牛皮冻，女青，狗屁藤、皆治藤、臭藤、鸡屎藤

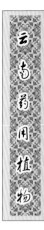

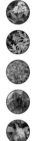

【基源】为茜草科植物鸡矢藤 *Paederia scandens*（Lourdes）Merr.的全草。

【植物形态】藤本，茎长3～5m，无毛或近无毛。叶对生，纸质或近革质，形状变化很大，卵形、卵状长圆形至披针形，长5～9（15）cm，宽1～4（6）cm，顶端急尖或渐尖，基部楔形或近圆或截平，有时浅心形，两面无毛或近无毛，有时下面脉腋内有束毛；侧脉每边4～6条，纤细；叶柄长1.5～7cm；托叶长3～5mm，无毛。圆锥花序式的聚伞花序腋生和顶生，扩展，分枝对生，末次分枝上着生的花常呈蝎尾状排列；小苞片披针形，长约2mm；花具短梗或无；萼管陀螺形，长1～1.2mm，萼檐裂片5，裂片三角形，长0.8～1mm；花冠浅紫色，管长7～10mm，外面被粉末状柔毛，里面被绒毛，顶部5裂，裂片长1～2mm，顶端急尖而直，花药背着，花丝长短不齐。果球形，成熟时近黄色，有光泽，平滑，直径5～7mm，顶冠以宿存的萼檐裂片和花盘；小坚果无翅，浅黑色。花期5～7月。

【生长环境】生于海拔600～2500m的山坡荒野、路旁、阔叶林缘、灌木丛中。

【分布】昆明、东川、大理、迪庆、昭通、西双版纳、楚雄、普洱等地。

【拍摄地】云南普洱。

【性味】甘、苦、涩，平。

【功效】祛风除湿，健胃消食，止咳，止痛。

【主治】用于黄疸，积食饱胀，经闭，痢疾，胃气痛，风湿疼痛，泄泻，肺痨咯血，顿咳，消化不良，小儿疳积，气虚浮肿；外用于皮炎，湿疹，疮疡肿毒，毒蛇咬伤，毒虫螫伤。汁液：用于毒虫螫伤，冻疮。

【中药化学成分】全株含环烯醚萜苷类：鸡屎藤苷、鸡屎藤次苷、鸡屎藤苷酸、车叶草苷、去乙酰车叶草苷，还含矢车菊素糖苷、矮牵牛素糖苷、蹄纹天竺素、摁贝素及一饱和羰基混合物；叶中含熊果酚苷、挥发油、C10-表叶绿素和脱镁叶绿素。

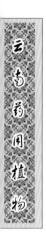

142 鸡桑

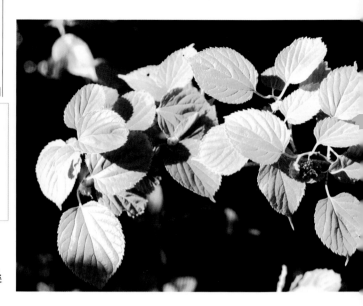

【中文名】鸡桑

【别名】小叶桑（河南），集桑，山桑

【基源】为桑科植物鸡桑 Morus australis Poir. in Lam.的叶。

【植物形态】灌木或小乔木，树皮灰褐色，冬芽大，圆锥状卵圆形。叶卵形，先端急尖或尾状，基部楔形或心形，边缘具粗锯齿，不分裂或3～5裂，表面粗糙，密生短刺毛，背面疏被粗毛；叶柄被毛；托叶线状披针形，早落。雄花序被柔毛，雄花绿色，具短梗，花被片卵形，花药黄色；雌花序球形，密被白色柔毛，雌花花被片长圆形，暗绿色，花柱很长，柱头2裂，内面被柔毛。聚花果短椭圆形，成熟时红色或暗紫色。花期3～4月，果期4～5月。

【生长环境】生于海拔500～2700m石灰岩山地或林缘及荒地。

【分布】云南全省大部分地区。

【拍摄地】云南昆明。

【性味】甘、辛，寒。

【功效】清热解表。

【主治】感冒咳嗽，头痛，咽痛。

【用法】水煎服，10～15克。

【选方】治感冒头痛，本品15克、防风10克、川芎10克、通经草15克，水煎服。

143 鸡蛋花

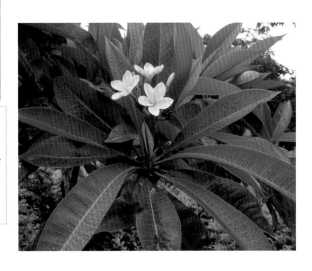

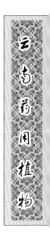

【中文名】鸡蛋花

【别名】缅栀子，蛋黄花，擂捶花，鸭脚木，大季花，番缅花，蕃花，善花仔

【基源】为夹竹桃科植物鸡蛋花 *Plumeria rubra* L. cv. acutifolia （White Frangipani）的花朵或茎皮。

【植物形态】落叶小乔木，高达5m。枝条粗壮肥厚肉质，全株具丰富乳汁。叶互生；叶柄上面基部具腺体；叶片厚纸质，常聚集于枝上部，长圆状倒披针形或长椭圆形，先端短渐尖，基部狭楔形，两面无毛；总花梗三歧，肉质，绿色；花梗淡红色；花萼5裂，裂片小，卵圆形，不张开而压紧花冠筒；花冠外面白色，内面黄色，裂片狭倒卵形，向左覆盖，花冠筒圆筒形，内面密被柔毛，喉部无鳞片；雄蕊5，着生于花冠筒基部，花丝极短，花药长圆形；心皮2，离生，花柱短，柱头长圆形，中间缢缩，先端2裂。蓇葖双生，广歧，圆筒形，向端部渐尖。种子斜长圆形，扁平，先端具长圆形膜质翅。花期5~10月，果期一般为7~12月。栽培者极少结果。

【生长环境】生于海拔100~1500m的山谷灌丛中。

【分布】滇东南、滇西南。

【拍摄地】云南景洪。

【性味】甘，微苦，性凉。

【功效】清热，利湿，解暑。

【主治】感冒发热，肺热咳嗽，湿热黄疸，泄泻痢疾，尿路结石，预防中暑。

【用法】水煎服：花5~10克；茎皮10~15克。外用：适量，捣敷。凡暑湿兼寒，寒湿泻泄，肺寒咳嗽，皆宜慎用。

【中药化学成分】树皮中含α-香树脂醇、β-香树脂醇、鸡蛋花苷等，根中含环烯醚萜类化合物：1α-鸡蛋花苷、原鸡蛋花素A、8-异鸡蛋花苷等。

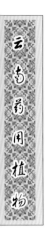
144 鸡腰子果

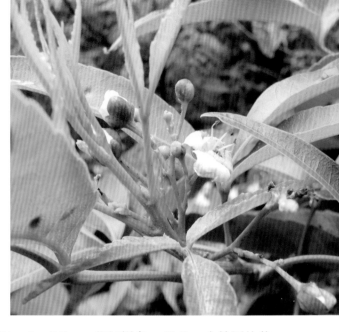

【中文名】茶条木

【别名】黑枪杆，鸡腰子果，打油果，三麻子果，櫓果，米椿树，米麻

【基源】为无患子科茶条木 *Delavaya yunnanensis* Franch.的种子。

【植物形态】灌木或乔木，高2～8～(20)m；茎红褐色，无毛，小枝圆柱状。羽状三小叶，叶柄长3～5cm；小叶薄革质，披针形或长圆状披针形，长7～15cm，宽2.5～5cm，侧生小叶较小，先端长渐尖，基部短尖或渐狭，边缘具整齐钝齿，齿略内曲，两面无毛，表面具光泽，侧脉10～23对，近直角展开，侧脉和网脉两面隆起；顶生小叶柄长6～10mm，侧生小叶柄长2～3mm或近无柄。圆锥花序长6～12cm，近无毛；苞片线状披针形，长约2mm，被微伏毛；花大，白色或粉红色，芳香，径约8mm；花柄纤细，长4～7mm，被毛；萼片圆形或倒卵形，内凹，长约3～5mm，无毛；花瓣长圆形或卵圆形，长4～8mm，无毛；花盘无毛；子房被灰白色微伏毛。蒴果长2.5mm，宽3.5mm，紫红色，无毛；种子黑色，具光泽。花期4～6月，果期6～10月。

【生长环境】生于海拔1000～2000m的山坡、沟谷及溪边密林中。

【分布】金沙江、红河及南盘江河谷地区。

【拍摄地】云南景洪。

【性味】苦，寒。

【功效】有毒。

【主治】治疥癣。

145 侧柏

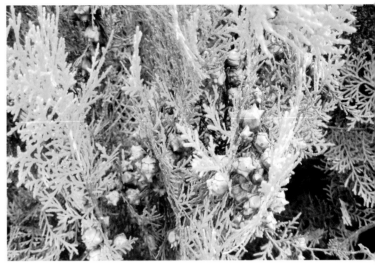

【中文名】侧柏

【别名】黄柏，香柏，扁柏，扁桧

【基源】为柏科植物侧柏 *Platycladus orientalis* （L.）Franch.的叶、种子。

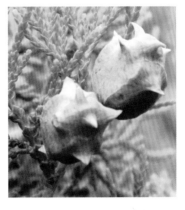

【植物形态】乔木，高达20余m；树皮薄，浅灰褐色，纵裂成条片；枝条向上伸展或斜展，幼树树冠卵状尖塔形，老树树冠则为广圆形；生鳞叶的小枝细，向上直展或斜展，扁平，排成一平面。叶鳞形，先端微钝，小枝中央的叶的露出部分呈倒卵状菱形或斜方形，背面中间有条状腺槽，两侧的叶船形，先端微内曲，背部有钝脊，尖头的下方有腺点。雄球花黄色，卵圆形；雌球花近球形，蓝绿色，被白粉。球果近卵圆形，成熟前近肉质，蓝绿色，被白粉，成熟后木质，开裂，红褐色；中间两对种鳞倒卵形或椭圆形，鳞背顶端的下方有一向外弯曲的尖头，上部1对种鳞窄长，近柱状，顶端有向上的尖头，下部1对种鳞极小，稀退化而不显著；种子卵圆形或近椭圆形，顶端微尖，灰褐色或紫褐色，稍有棱脊，无翅或有极窄之翅。花期3～4月，球果10月成熟。

【生长环境】生于海拔300～4000m的较干燥山坡或栽培。

【分布】云南全省各地。

【拍摄地】云南昆明。

【性味】枝叶：苦、涩；种子：甘，平。

【功效】凉血，止血，祛风湿，散肿毒。

【主治】吐血，尿血，血痢，肠风，崩漏，风湿痹痛，细菌性痢疾，高血压，咳嗽，丹毒，烫伤。

【用法】水煎服，10～15克。

【选方】治带状疱疹。鲜叶适量、红糖少许，捣烂加鸡蛋白调敷患处。

146 夜关门

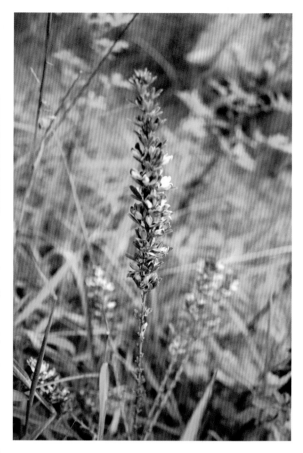

【中文名】夜关门

【别名】小叶夜关门，穿鱼藤，截叶铁扫帚

【基源】为蝶形花科植物截叶铁扫帚 *Lespedeza cuneata*（L.f.）Pers.的全草。

【植物形态】小灌木，高达1m。茎直立或斜升，被毛，上部分枝；分枝与茎呈20°～40°角。叶密集，柄短；小叶楔形或线状楔形，长1～3cm，宽2～7mm，先端截形成近截形，具小刺尖，基部楔形，上面近无毛，下面密被伏毛。总状花序腋生，具2～4朵花；总花梗极短；花萼狭钟形，密被伏毛，5深裂，裂片披针形；花冠淡黄色或白色，旗瓣基部有紫斑，有时龙骨瓣先端带紫色，翼瓣与旗瓣近等长，龙骨瓣稍长；闭锁花簇生于叶腋。荚果宽卵形或近球形，被伏毛，长2.5～3.5mm，宽约2.5mm。花期7～8月，果期9～10月。

【生长环境】生于海拔2500m以下的山坡路边。

【分布】云南各地。

【拍摄地】云南泸西。

【性味】甘、苦、涩、凉。

【功效】清热解毒，利湿消积。

【主治】用于遗精，遗尿，白浊，带下病，哮喘，胃痛，劳伤，小儿疳积，泻痢，跌打损伤，视力减退，目赤红痛，乳痈。

【用法】水煎服，10～30克。

【选方】治小儿遗尿。本品15克、五味子6克。红糖适量，水煎服。

147 昆明山海棠

【中文名】昆明山海棠

【别名】六方藤、雷公藤（普洱），火把花（临沧），紫金皮（红河），胖关藤（曲靖），黄鳝藤（宣威），紫金藤、波怀（拉祜药），莫阿宰尼（哈尼药），勒薄、一姑美般（彝药），车油根（苗药），几门拉多（傈僳药），嘿健晃（傣药）

【基源】为卫矛科植物昆明山海棠 *Tripterygium hypoglacum* Hutch.的根；偶或用全株或仅用根皮。

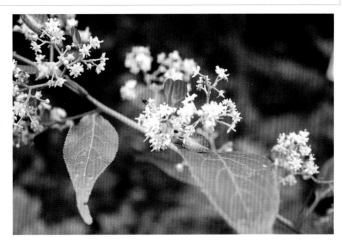

【植物形态】木质藤本，长可达4m。小枝常具棱，密被红棕色毛，老枝无毛。叶纸质或薄革质，长卵形至阔椭圆形，长6~12cm，先端渐尖，偶为急尖，基部圆形、近圆形或微心形，边缘具疏或密的锯齿，叶面绿色，叶背绿色或白色，常背白粉，叶脉网状在近叶缘处结网，叶面两面隆起；叶柄长1~1.5cm，常被棕红色密生短毛。圆锥聚伞花序，被锈色绒毛；花白绿色；萼片近卵圆形；花瓣长圆形或窄卵形，边缘具缺刻；花盘微4裂，雄蕊着生近边缘处，花丝细长，子房具三棱。蒴果具3片膜质翅，红色，先端平截，内凹或近圆形，基部心形，具斜脉纹；种子黑色。花期6~7月，果期7~8月。

【生长环境】生于海拔1000~3000m的林缘或疏林灌丛中。

【分布】云南全省大部分地区。

【拍摄地】云南蒙自。

【性味】苦、涩，温，有大毒。

【功效】祛风除湿，活血散淤，续筋接骨。

【主治】治骨折，风湿疼痛，跌打损伤，神经性皮炎，类风湿病，红斑狼疮。

【用法】水煎服，6~10克。

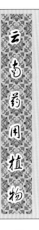

148 莸子梢

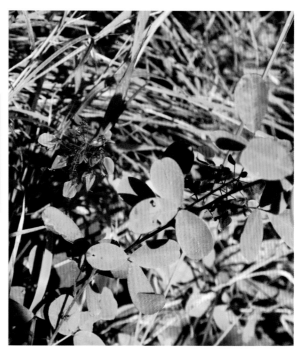

【中文名】莸子梢

【别名】壮筋草

【基源】为蝶形花科植物杭子梢 *Campylotropis macrocarpa*（Bunge）Rehd.的根。

【植物形态】灌木，高1～2（3）m。小枝贴生长柔毛，嫩枝毛密，老枝常无毛。羽状复叶；托叶狭三角形、披针形或披针状钻形，小叶椭圆形或宽椭圆形，上面通常无毛，脉明显。总状花序，花序轴密生，具绒毛；苞片卵状披针形，花梗具开展的微柔毛或短柔毛，花冠紫红色或近粉红色，旗瓣椭圆形、倒卵形或近长圆形等，龙骨瓣呈直角或微钝角内弯，瓣片上部通常比瓣片下部（连瓣柄）短1～3（3.5）mm。荚果长圆形、近长圆形或椭圆形，先端具短喙尖，无毛，具网脉，边缘生纤毛。花果期（5～）6～10月。

【生长环境】生于山坡、草坡、林缘、疏林中。

【分布】滇中、滇西。

【拍摄地】云南景洪。

【性味】苦、微辛，平。

【功效】舒筋活血。

【主治】肢体麻木、半身不遂。

【用法】水煎服，10～30克。

【选方】治半身不遂。本品30克、勾藤30克、生黄芪60克、小红参30克、牛膝30克、防风30克、滇威灵仙50克、桂枝20克，泡酒服。

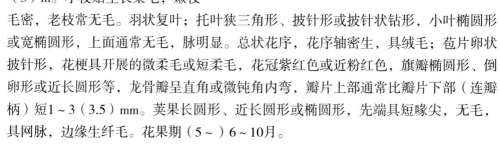

149 板蓝根

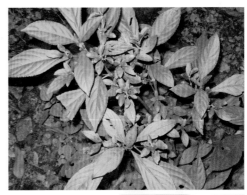

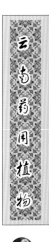

【中文名】板蓝

【别名】南板蓝根，蓝靛，马蓝

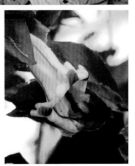

【基源】为爵床科植物板蓝 *Baphicacanthus cusia*（Nees）Bremek.的根、叶。

【植物形态】多年生草本，高30～70cm。干时茎叶呈蓝色或黑绿色。根茎粗壮，断面呈蓝色。地上茎基部稍木质化，略带方形，稍分枝，节膨大，幼时被褐色微毛。叶对生；叶片倒卵状椭圆形或卵状椭圆形，边缘有浅锯齿或波状齿或全缘，上面无毛，下面幼时脉上稍生褐色微软毛。花无梗，成疏生的穗状花序，顶生或腋生；花萼裂片5，条形，通常一片较大，呈匙形，无毛；花冠漏斗状，淡紫色，5裂近相等，先端微凹；2强雄蕊，花粉椭圆形，有带条，带条上具两条波形的脊；子房上位，花柱细长。蒴果为稍狭的匙形。种子4颗，有微毛。花期6～10月，果期7～11月。

【生长环境】生于山地、林缘潮湿的地方，野生或栽培。

【分布】西双版纳、普洱、玉溪、红河、临沧、保山等地。

【拍摄地】云南普洱。

【性味】苦，寒。

【功效】清热解毒，凉血消肿。

【主治】温毒发斑，高热头痛，大头瘟疫，丹毒，痄腮，病毒性肝炎，流行性感冒，肺炎，疮肿，疱疹，咽喉肿痛，口疮，吐血，衄血，牙龈出血，崩漏，蛇虫咬伤。

【用法】水煎服，10～15克，大剂量可用至60～120克。外用：适量，捣敷或煎汤熏洗。

【选方】治流行性感冒。本品15克、藿香15克、青蒿12克、葛根30克，水煎服。

【中药化学成分】根茎中含大黄酚、靛苷、靛玉红、靛蓝、β-谷甾醇、羽扇豆醇、白桦脂醇、羽扇豆酮；叶含靛苷、靛玉红、靛蓝、色氨酮；全草含羽扇豆醇、白桦脂醇、羽扇豆酮、4（3H）-喹唑酮和2，4（1H，3H）喹唑二酮。由本品制得的青黛中含靛玉红和异靛蓝。

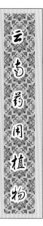

150 构树

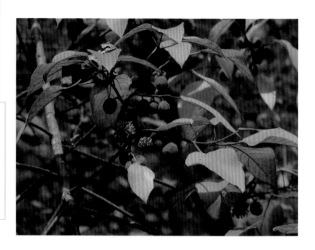

云南药用植物

【中文名】构树

【别名】楮实，谷桑，沙纸树，谷树，壳树

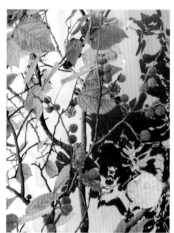

【基源】为桑科植物构树 *Broussonetia papyrifera*（L.）L.Hert ex Vent的根皮、果实、种子。

【植物形态】落叶乔木，高达16m；树冠开张，卵形至广卵形；树皮平滑，浅灰色或灰褐色，不易裂，全株含乳汁。单叶互生，有时近对生，叶卵圆至阔卵形，长8～20cm，宽6～15cm，顶端锐尖，基部圆形或近心形，边缘有粗齿，3～5深裂（幼枝上的叶更为明显），两面有厚柔毛；叶柄长3～5cm，密生绒毛；托叶卵状长圆形，早落。椹果球形，熟时橙红色或鲜红色。花期4～5月，果期7～9月。

【生长环境】生于海拔200～2800m的低、中山林缘，村边。

【分布】云南全省各地。

【拍摄地】云南普洱。

【性味】根皮、果实：微涩，平。种子：甘，寒。

【功效】根皮、果实：敛肺止咳、清热。种子：强壮，明目，健胃。

【主治】根皮、果实：治急慢性支气管炎。种子：治水肿，腰膝无力，黄疸。

【中药化学成分】胡萝卜苷、槲皮素、双氢槲皮素、butein4methylester、甘草素、异甘草素、异甘草黄酮醇、butyrospermylacetate和（+）marmesin。枝条：（2S）-7，3-′dihydroxy-4-′methoxyflavan、过氧化麦角甾醇、D-半乳糖醇、sulfuretin、黑立脂素苷、graveolone；叶：芹菜素、大波斯菊苷、牡荆苷、木犀草素、木犀草素-7-O-β-D-葡萄糖苷、7-甲氧基香豆素、东莨菪素、三十一烷醇、槲皮素、7-甲氧基芹菜素、β-胡萝卜苷。

151 爬山虎

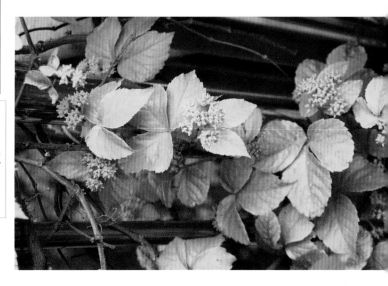

【中文名】爬山虎

【别名】三爪金龙，岩三加，大血藤，三角风

【基源】为葡萄科植物爬山虎 *Parthenocissus himalayana*（Royle）Planch.的全草。

【植物形态】落叶木质藤本。小枝圆柱形，几无毛或微被疏柔毛。枝条粗壮；卷须短，多分枝，枝端有吸盘。单叶互生；叶柄无毛或疏生短柔毛；叶片通常倒卵圆形，先端常3浅裂，基部心形，边缘有粗锯齿，上面无毛，下面脉上有柔毛，幼苗或下部枝上的叶较小，常分成3小叶或为3全裂，中间小叶倒卵形，两侧小叶斜卵形，有粗锯齿。花两性，聚伞花序通常生于短枝顶端的两叶之间；花淡黄绿色，5数；花萼小，全缘；花瓣先端反折；雄蕊与花瓣对生；花盘贴生于子房，不明显；子房2室。浆果球形，成熟时蓝黑色，有白色粉。有种子1～3颗。花期5～8月，果期9～10月。

【生长环境】生于海拔1500～3000m的向阳山坡，攀附于墙壁、树干上。

【分布】云南全省大部分地区。

【拍摄地】云南泸西。

【性味】辛、微涩，温。

【功效】祛风止痛，祛淤消肿，活血通络。

【主治】风湿痹痛，中风半身不遂，偏正头痛，产后血淤，腹生结块，跌打损伤，痈肿疮毒，溃疡不敛。

【用法】水煎或泡酒服，15～30克。外用：适量煎水洗；或磨汁涂，或捣烂敷。

【中药化学成分】叶含矢车菊素。爬山虎的冠瘿含羟乙基赖氨酸、羟乙基鸟氨酸。

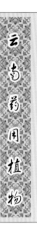

152 狗舌草

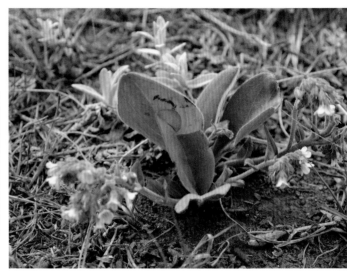

【中文名】狗舌草

【别名】长蕊斑种草，铁打苗、狗舌草，黑阳参，白紫草（四川），滇紫草

【基源】为紫草科植物长蕊斑种草 *Antiotrema dunnianum*（Diels）H.–M.的根。

【植物形态】多年生草本。根黄色，根皮紫红色，圆柱形，向下渐狭，长可达20cm。茎1条或2条，密生短柔毛，仅上部花序有分枝。基生叶匙形至狭椭圆形，长先端钝或急尖，两面密生具基盘的短硬毛；茎生叶较小，倒披针形至狭卵状长圆形。花序顶生，有多数或少数分枝；花多数，稍下弯，花序轴、花梗及花萼都密生短柔毛；花冠蓝色或紫红色，无毛，檐部裂片近圆形，开展，全缘，有脉，附属物梯形先端钝，边缘有乳头状突起；雄蕊5，花丝丝形，长到达花冠裂片的先端或稍低；子房4裂，通常1～3个发育，花柱丝形，柱头很小。小坚果长2.2～2.5mm，稍内弯，淡褐色至黑褐色，密生疣状突起，腹面的环状突起几占全长，外层有疣状齿，内层全缘，着生面在底部。种子狭卵形，背腹扁，胚根在下方。花期5～6月，果期7～8月。

【生长环境】生于海拔1800～2700m的山坡、草地、路边或松栎林内、灌丛下。

【分布】云南全省大部分地区。

【拍摄地】云南楚雄。

【性味】根（黑阳参）：苦、微甘，微寒。

【功效】根（黑阳参）：养阴补虚，清热解毒。

【主治】根（黑阳参）：用于虚劳发热，头昏，热淋，痈肿，口疮，牙疳；外用于跌打损伤，红肿。

【用法】水煎服，10～15克。

153 罗汉松

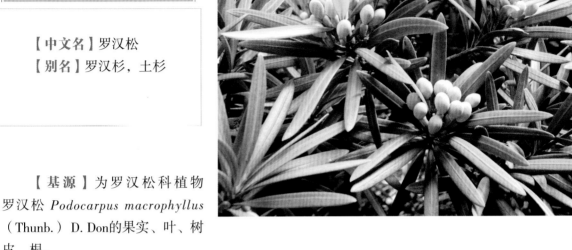

【中文名】罗汉松
【别名】罗汉杉，土杉

【基源】为罗汉松科植物罗汉松 *Podocarpus macrophyllus*（Thunb.）D. Don的果实、叶、树皮、根。

【植物形态】树冠广卵形。叶条状披针形，先端尖，基部楔形，两面中肋隆起，表面暗绿色，背面灰绿色，有时被白粉，排列紧密，螺旋状互生。雌雄异株或偶有同株。种子卵形，有黑色假种皮，着生于肉质而膨大的种托上，种托深红色，味甜可食。花期5月，种熟期10月。

【生长环境】生于海拔1300~1500m。

【分布】麻栗坡等地。

【拍摄地】云南景洪。

【性味】平，淡。

【功效】根皮：甘，微温。叶：淡，平。种子、花：甘，平。

【主治】根皮：活血，止痛，杀虫；外用跌打损伤，疥癣。 叶：止血。用于咳血，吐血。 种子、花：益气补中，补肾，益肺。用于心胃疼痛，血虚面色萎黄。

【用法】果4~12克；根皮外用适量，加黄酒捣烂敷患处。

【中药化学成分】罗汉松叶含蜕皮甾酮、尖叶土杉甾酮A、罗汉松甾酮A，B，C，D、扁柏双黄酮、新柳杉双酮等，以及挥发油；种子含罗汉松内酯A，B，C，D，E及罗汉松内酯A葡萄糖苷、竹柏内酯C，F；花粉中含24（ζ）-胆甾-5烯-3β，26-二醇、24（ζ）-乙基-25（ζ）-胆甾-5-烯-3β，26-二醇、对香酸、芹菜素、穗花杉双黄酮。

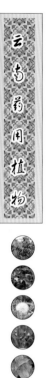

154 罗勒

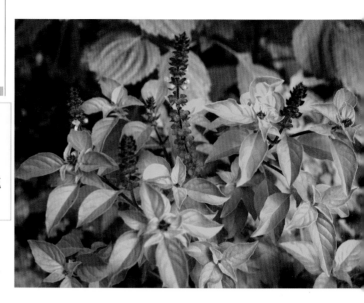

【中文名】罗勒

【别名】兰香，零陵香，香草，千层塔，九层塔，香花子，薄荷树，省头草，香佩兰

【基源】为唇形科植物罗勒 *Ocimum basilicum* L.的全草。

【植物形态】一年生草本。全株芳香。茎直立，四棱形，上部被倒向微柔毛，常带红或紫色。叶对生；叶柄被微柔毛；叶片卵形或卵状披针形，全缘或具疏锯齿，两面近无毛，下面具腺点。轮伞花序有6，苞片细小，倒披针形，边缘有缘毛，早落；花萼钟形，外面被短柔毛，萼齿5，上唇3齿，中齿最大，近圆形，具短尖头，侧齿卵圆形，先端锐尖，下唇2齿，三角形具刺尖，萼齿边缘具缘毛，果时花萼增大、宿存；花冠淡紫色或白色，伸出花萼，唇片外面被微柔毛，上唇宽外，4裂，裂片近圆形，下唇长圆形，下倾；雄蕊4，二强，均伸出花冠外，后对雄蕊花丝基部具齿状附属物并具被微柔毛；子房4裂，花柱与雄蕊近等长，柱头2裂；花盘具4浅齿。小坚果长圆状卵形，褐色。花期6～9月，果期7～10月。

【生长环境】多为栽培。

【分布】云南全省大部分地区有栽培或分布。

【拍摄地】云南景洪。

【性味】辛、甘，温。

【功效】疏风解表，化湿和中，行气活血，解毒消肿。

【主治】感冒头痛，发热咳嗽，中暑，消化不良，不思饮食，脘腹胀满疼痛，胃痛，肠炎腹泻，哎吐泻痢，风湿痹痛，遗精，月经不调，牙痛口臭，胬肉遮睛，皮肤湿疮，瘾疹瘙痒，跌打损伤，消肿止痛，活血，解毒，蛇虫咬伤。

【用法】水煎服，10～15克。

【选方】治酒醉不省人事，鲜品30克开水急煎后灌服。

155 肾叶山蚂蝗

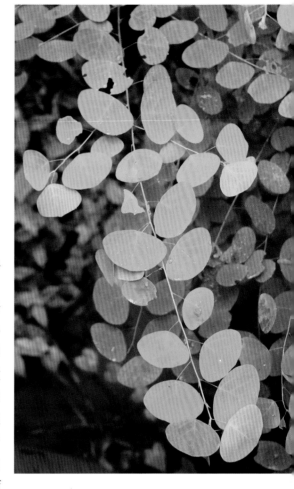

【中文名】肾叶山蚂蝗

【别名】肾叶山绿豆，圆节山蚂蝗

【基源】为豆科植物肾叶山蚂蝗 *Desmodium renifolium*（L.）A. K. Schindl.的根。

【植物形态】亚灌木。茎很细弱，具纵条纹；多分枝，通常无毛。根茎木质。叶具单小叶；托叶线形或狭卵形，脱落。小叶膜质，肾形或扁菱形，通常宽大于长，两端截形或先端微凹，或基部宽楔形，上面绿色，下灰绿色。圆锥花序顶生或腋生总状花序；总花梗纤细；花疏离，通常2~5朵生于花序每节上，有时花单生于叶腋；苞片干膜质，具条纹，狭卵形，边缘散生小钩状毛；花梗纤细，疏生小钩状毛；花萼外面疏生钩状毛，裂片三角形，与萼筒等长，上部裂片全缘，宽卵形；花冠白色至淡黄色或紫色，旗瓣倒卵形，先端微凹入，具宽短瓣柄，翼瓣狭长圆形，有不明显的耳，具长瓣柄，龙骨瓣长椭圆形，较翼瓣稍长，无耳，但有长瓣柄；雄蕊单体，花柱弯曲，子房被贴伏小柔毛。荚果狭长圆形，腹缝线直或稍缢缩，背缝线深隘缩或稍缢缩，有荚节2~5，荚节近方形至半圆形，初时有小柔毛，后渐变无毛，具网脉。花、果期9~11月。

【生长环境】生于海拔900~1400m的山坡草地。

【分布】普洱、景洪、勐腊等地。

【拍摄地】云南元江。

【性味】苦，凉。

【功效】祛风除湿，消炎止血。

【主治】风湿骨痛，疮疡红肿疼痛，外伤出血。

【用法】水煎服，10~15克。外用，研末压敷伤口。

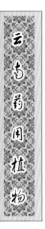
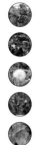

156 肾茶

【中文名】肾茶
【别名】猫须草，猫须公

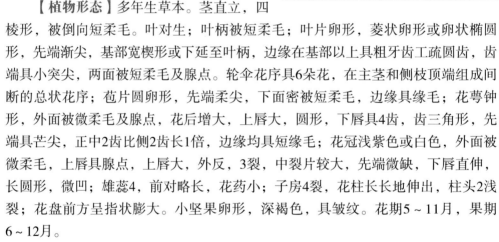

【基源】为唇形科植物肾茶 *Clerodendranthus spicatus* Thunb. C .Y. Wu的全草。

【植物形态】多年生草本。茎直立，四棱形，被倒向短柔毛。叶对生；叶柄被短柔毛；叶片卵形，菱状卵形或卵状椭圆形，先端渐尖，基部宽楔形或下延至叶柄，边缘在基部以上具粗牙齿工疏圆齿，齿端具小突尖，两面被短柔毛及腺点。轮伞花序具6朵花，在主茎和侧枝顶端组成间断的总状花序；苞片圆卵形，先端柔尖，下面密被短柔毛，边缘具缘毛；花萼钟形，外面被微柔毛及腺点，花后增大，上唇大，圆形，下唇具4齿，齿三角形，先端具芒尖，正中2齿比侧2齿长1倍，边缘均具短缘毛；花冠浅紫色或白色，外面被微柔毛，上唇具腺点，上唇大，外反，3裂，中裂片较大，先端微缺，下唇直伸，长圆形，微凹；雄蕊4，前对略长，花药小；子房4裂，花柱长长地伸出，柱头2浅裂；花盘前方呈指状膨大。小坚果卵形，深褐色，具皱纹。花期5～11月，果期6～12月。

【生长环境】生于海拔900～1100m的林中空旷草地。

【分布】景洪、勐腊等地。

【拍摄地】云南景洪。

【性味】味甘、淡，微苦，凉。

【功效】清热利湿，通淋排石。

【主治】急慢性肾炎，膀胱炎，尿路结石，胆结石，风湿性关节炎。

【用法】水煎服，10～15克。

【选方】治膀胱炎。本品15克、金钱草15克，虎杖15克，水煎服。

【中药化学成分】全草含三萜类、甾醇类、黄酮类、挥发油及其他成分。三萜类：α-香树脂醇、熊果酸；甾醇类：β-谷甾醇、胡萝卜苷；黄酮类：三裂鼠尾草素、6-甲氧基芫花素等；挥发油：柠檬烯、龙脑、麝香草酚；此外还含酒石酸、葡萄糖、皂苷和无机盐等。

157 肾蕨

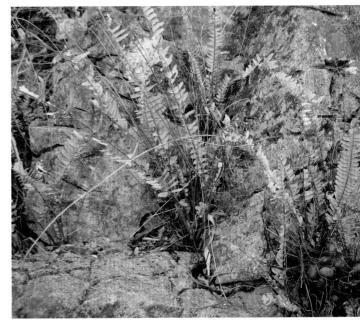

【中文名】肾蕨

【别名】蜈蚣草，圆羊齿，蕨薯，石黄皮，猫蛋果，何汗蕨

【基源】为肾蕨科植物肾蕨 *Nephrolepis cordifolia*（L.）Presl的根茎、叶或全草。

【植物形态】附生或土生。根茎近直立，有直立的主轴及从主轴向四面生长的长匍匐茎，并从匍匐茎的短枝上生出圆形肉质块茎，主轴与根茎上密被钻状披针形鳞片，匍匐茎、叶柄和叶轴疏生钻形鳞片。叶簇生；叶片革质，光滑无毛，披针形，基部渐变狭，一回羽状；羽片无柄，互生，以关节着生于叶轴，似镰状而钝，基部下侧呈心形，上侧呈耳形，常覆盖于叶轴上，边缘有浅齿；叶脉羽状分叉。孢子囊群生于每组侧脉的上侧小脉先端；囊群盖肾形，褐棕色，边缘色较淡，无毛。叶坚草质或草质，干后棕绿色或褐棕色，光滑。

【生长环境】生于海拔800～2200m左右的林下、溪边、树干或石缝中。

【分布】云南全省大部分地区。

【拍摄地】云南昆明。

【性味】甘、淡、涩，凉。

【功效】清热解毒药，祛湿药。

【主治】感冒发热，肺热咳嗽，黄疸，淋浊，小便涩痛，泄泻，痢疾，带下，疝气，乳痈，瘰疬，烫伤，刀伤，淋巴结炎，体癣，睾丸炎。

【用法】水煎服，6～15克，鲜品30～60克。外用：适量，鲜全草或根茎捣。

【中药化学成分】块根中含有羊齿-9（11）-烯、β-谷甾醇、里白烯和环鸦片甾烯醇等；地上部分含红杉醇；全草还含有24-乙基胆甾醇、24-甲基胆甾醇等。

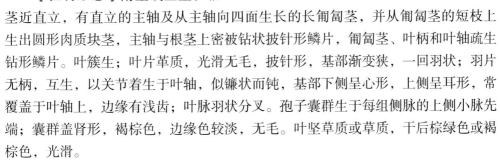

158 苞叶大黄（水黄）

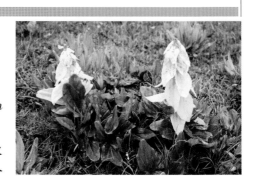

【中文名】苞叶大黄（水黄）

【别名】水黄，大苞大黄

【基源】为蓼科植物苞叶大黄 *Rheum alexandrae* Batalin的根。

【植物形态】中型草本，根状茎及根直而粗壮，内部黄褐色。茎单生，不分枝，粗壮挺直，中空，无毛，具细纵棱，常为黄绿色。基生叶4～6片，茎生叶及叶状苞片多数；下部叶卵形倒卵状椭圆形，稀稍大，顶端圆钝，基部近心形或圆形，全缘，基出脉5～7条，一般中间3条特别粗壮，两面均无毛，稀于主脉或叶缘上具短乳突状毛；叶柄与叶片近等长或稍长，半圆柱状，无毛；托叶鞘大，长约7cm，内外两面均无毛，棕色，干后膜质；上部叶及叶状苞片较窄小，叶片长卵形，一般为浅绿色，干后近膜质；叶柄亦较短或无柄。花序分枝腋出，常2～3枝成丛或稍多，直立总状，很少再具小分枝，长3～6cm，无毛；花小绿色，数朵簇生；花梗细长丝状，关节近基部，光滑无毛；花被（4～5）6，基部合生成杯状，全长1.5mm，裂片半椭圆形；雄蕊7～9，花丝细长丝状，长2.5～3mm，外露，着生于花被上，花药矩圆状椭圆形；花盘薄；子房略呈菱状倒卵形，常退化为2心皮，花柱3或2，短而反曲，柱头圆头状。果实菱状椭圆形，顶端微凹，基部楔形或宽楔形，长7～8mm，中部最宽部分5～6mm，翅极窄，宽约0.5mm，光滑，具光泽，深棕褐色。花期6～7月，果期9月。

【生长环境】生于海拔3000～4500m山坡草地，常长在较潮湿处。

【分布】迪庆、丽江、宁蒗等地。

【拍摄地】云南丽江。

【性味】味苦，性寒。

【功效】清热解毒，泻下，化淤，止血。

【主治】消炎，止痢；外用止血，并有泻下作用。现代研究，还具有性激素（卵泡激素）样作用、抗肿瘤等功效。

【用法】水煎服，10～15克。

【选方】治经闭、便秘。本品15克、小红参15克、当归15克、生地黄30克，水煎服。

【中药化学成分】根中含结合及游离的大黄素、大黄素甲醚、大黄酚及鞣质、还含有大黄素甲醚–8—O–β–D-龙胆双糖苷和番泻苷A。

159 苦葛

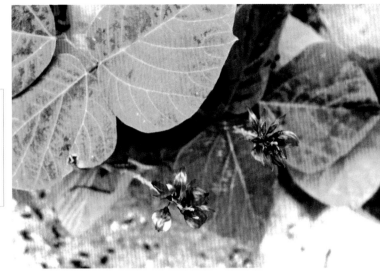

【中文名】苦葛

【别名】云南葛藤

【基源】为豆科植物苦葛
Pueraria peduncularis（Benth.）
Grah.的花，根。

【植物形态】缠绕草本，各部被疏或密的粗硬毛。羽状复叶具3小叶；托叶基着，披针形，早落；小托叶小，刚毛状；小叶卵形或斜卵形，全缘，先端渐尖，基部急尖至截平，两面均被粗硬毛，稀可上面无毛。总状花序纤细，苞片和小苞片早落；花白色，3～5朵簇生于花序轴的节上；花梗纤细，萼钟状，被长柔毛，上方的裂片极宽，下方的稍急尖，较管为短；花冠旗瓣倒卵形，基部渐狭，具2个狭耳，无痂状体，翼瓣稍比龙骨瓣长，龙骨瓣顶端内弯扩大，无喙，颜色较深；对旗瓣的1枚雄蕊稍宽，和其他的雄蕊紧贴但不联合。迹果线形，直，光亮，果瓣近纸质，近无毛或疏被柔毛。花期8月，果期10月。

【生长环境】生于海拔1500～2200m的灌木密林中。

【分布】昆明、剑川、鹤庆、会泽、大姚、楚雄、广通、大理、腾冲、蒙自、绿春等地。

【拍摄地】云南昆明。

【性味】辛、苦，平。

【功效】清热解毒，生津止渴，杀虫。

【主治】风热感冒，咳嗽，口渴，豆疹不透。外用治水黄疮。灭血吸虫尾蚴。

【用法】水煎服，10～15克。

【选方】治口渴饮水不止，本品30克、生石膏100克，煎汤代水饮。

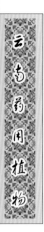

160 茅瓜

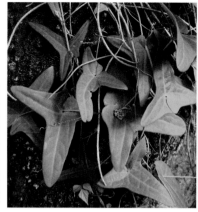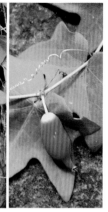

【中文名】茅瓜

【别名】杜瓜，老鼠瓜，小鸡黄瓜，老鼠黄瓜根，狗屎瓜，老鼠冬瓜，老鼠拉冬瓜，山天瓜，波瓜公，牛奶子

【基源】为葫芦科植物茅瓜 *Solena amplexicaulis*（Lam.）Gandhi的根。

【植物形态】攀援草本，块根纺锤状。茎、枝柔弱，无毛，具沟纹。叶片薄革质，多型，变异极大，卵形、长圆形、卵状三角形或戟形等，不分裂、3～5浅裂至深裂，裂片长圆状披针形、披针形或三角形，上面深绿色，稍粗糙，脉上有微柔毛，背面灰绿色，叶脉凸起，几无毛，基部心形，弯缺半圆形，边缘全缘或有疏齿。卷须纤细，不分歧。雌雄异株。雄花：呈伞房状花序；花极小，花梗纤细；花萼筒钟状，基部圆，外面无毛，裂片近钻形；花冠黄色，外面被短柔毛，裂片开展，三角形；雄蕊3，分离，着生在花萼筒基部，花丝纤细，无毛。雌花：单生于叶腋；花梗被微柔毛；子房卵形，无毛或疏被黄褐色柔毛，柱头3。果实红褐色，长圆状或近球形，表面近平滑。种子数枚，灰白色，近圆球形或倒卵形，边缘不拱起，表面光滑无毛。花期5～8月，果期8～11月。

【生长环境】长于海拔600～2600m的山坡路旁、林下、杂木林中或灌丛中。

【分布】云南全省各地。

【拍摄地】云南元江。

【性味】甘、苦、微涩，寒；有小毒。

【功效】清热解毒，化淤散结，化痰利湿。

【主治】疮痈肿毒，烫火伤，肺痈咳嗽，咽喉肿痛，水肿腹胀，腹泻，痢疾，酒疸，湿疹，风湿痹痛。

【用法】水煎服，10～15克。

【选方】治肺痈咳嗽。本品15克、金荞麦30克、白及15克、五味子10克、虎杖20克、千里光15克，水煎服。

【中药化学成分】块根含酮、甾体、二十四烷酸、二十三烷酸和山萮酸、Δ7-豆甾烯醇、葫芦箭毒素B、瓜氨酸、精氨酸、赖氨酸、γ-氨基丁酸、天冬氨酸等，还含钾、镁、钙、磷、钡、钛、锰、钴、铬、铜、镍、锶、锌等无机元素。

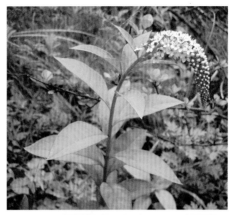

161 虎尾珍珠菜

【中文名】虎尾珍珠菜

【别名】矮桃，珍珠草（湖南），调经草，尾脊草（贵州），翦鸡尾，劳伤药，伸筋散，九节莲，白花叶（云南）

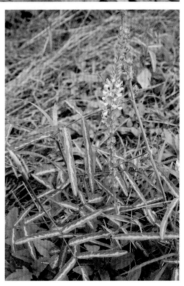

【基源】为报春花科植物矮桃 *Lysimachia clethroides* Duby的根或全草。

【植物形态】多年生草本，全株多少被黄褐色卷曲柔毛。根茎横走，淡红色。茎直立，高40～100cm，圆柱形，基部带红色，不分枝。叶互生，长椭圆形或阔披针形，先端渐尖，基部渐狭，两面散生黑色粒状腺点，近于无柄或具短柄。总状花序顶生，花密集，常转向一侧，后渐伸长，果时长20～40cm；苞片线状钻形，比花梗稍长；花萼分裂近达基部，裂片卵状椭圆形，先端圆钝，周边膜质，有腺状缘毛；花冠白色，基部合生，裂片狭长圆形，先端圆钝；雄蕊内藏，花丝基部联合并贴生于花冠基部，分离部分长约2mm，被腺毛；花药长圆形；花粉粒具3孔沟，长球形，表面近于平滑；子房卵珠形，花柱稍粗。蒴果近球形。花期5～7月，果期7～10月。

【生长环境】生于海拔1300～2700m的云南松林、云南油杉林下或昆交林、杂木林、灌丛、水沟边。

【分布】马关、屏边、蒙自、文山、砚山、丘北、镇雄、彝良、元阳、元江、峨山、安宁、昆明、富民、嵩明、寻甸、武定、禄劝、大理等地。

【拍摄地】云南元江。

【性味】辛、涩，平。

【功效】活血调经，利水消肿。

【主治】用于月经不调，带下病，小儿疳积，水肿，痢疾，跌打损伤，咽喉痛，乳痈，石淋，胆囊炎。

【用法】水煎服，10～15克。

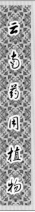
162 虎掌草

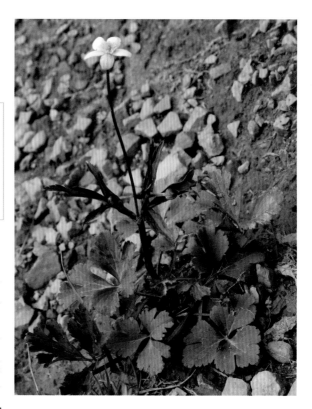

【中文名】虎掌草

【别名】草玉梅，白花舌头草，江虎掌，见风青，见风黄（云南），五倍叶（广西），野鸡菜

【基源】为毛茛科植物草玉梅 *Anemone rivularis* Buch. – Ham. 的根及全草。

【植物形态】植株高（10～）15～65cm。根状茎粗壮，垂直或斜生；基生叶3～5，有长柄；叶片肾状五角形三全裂，中央全裂片宽菱形或菱状卵形，有时宽卵形，3深裂，边缘有少数小裂片和牙齿，侧全裂片斜扇形，不等2深裂，两面有糙伏毛；叶柄5～20cm。聚伞花序长（4～）10～30cm，（1～）2～3回分枝；苞片3（～4），有柄，近等大，似基生叶，宽菱形，三裂近基部，一回裂片多少细裂，柄扁平，膜质；花直径（1.3～）2～3cm；萼片（6～）7～8（～10），白色，倒卵形或椭圆状倒卵形，外面有疏柔毛，顶端密被短柔毛；雄蕊长约为萼片之半，花药椭圆形，花丝丝形；心皮30～60，无毛，子房狭长圆形，有拳卷的花柱。瘦果狭卵球形，稍扁，长7～8mm，宿存花柱钩状弯曲。花期5～8月。

【生长环境】生于海拔1800～3100m的草坡、沟边或疏林中。

【分布】永善、昆明、姚安、大姚、大理、漾濞、丽江、中甸、德钦、贡山、维西、福贡、泸水、广南、峨山、景东、凤庆、镇康等地。

【拍摄地】云南普洱。

【性味】根、全草：苦、辛，平；有毒。

【功效】清热解毒，活血舒筋。

【主治】用于咽喉痛，瘰疬，疟腮，风湿痛，胃痛，跌打损伤，疟疾，慢性肝炎，肝硬化。

【用法】水煎服，5～10克。

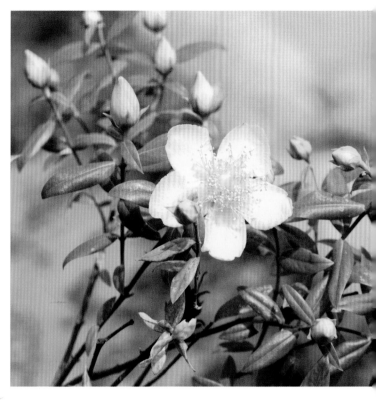

163 金丝桃

【中文名】金丝桃

【别名】土连翘，五心花，金丝海棠，木本黄开口，金丝蝴蝶，小狗木，狗胡花，金丝莲

【基源】为藤黄科植物金丝桃 *Hypericum monogynum* Hook.f.的全株。

【植物形态】半常绿小灌木，高约0.5～1.3m。全株光滑无毛，多分枝；小枝圆柱形，红褐色。单叶对生；无叶柄；叶片长椭圆状披针形，先端钝尖，基部楔形或渐狭而稍抱茎，全缘，上同绿色，下面粉绿色，中脉稍凸起，密生透明小点。花两性，单性或成聚伞花序生于枝顶；小苞片披针形；萼片5，卵形至椭圆状卵形；花瓣5，鲜黄色，宽倒卵形；雄蕊多数，花丝合生成5束，与花瓣等长或稍长；子房上位，花柱纤细，柱头5裂。蒴果卵圆形，先端室间开裂，花柱和萼片宿存。种子深红褐色，多数，无翅。花期6～7月，果期8月。

【生长环境】生于山麓、路边及沟旁，现广泛栽培于庭园。沿海地区海拔0～150m，但在山地上升至1500m。

【分布】云南全省各地。

【拍摄地】云南景洪。

【性味】苦，凉。

【功效】清热解毒，散淤止痛，祛风湿。

【主治】肝炎，肝脾肿大，急性咽喉炎，结膜炎，疮疖肿毒，蛇咬及蜂螫伤，跌打损伤，风寒性腰痛。

【用法】水煎服，15～30克。外用：鲜根或鲜叶适量，捣敷。

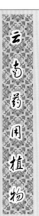

164 金叶子

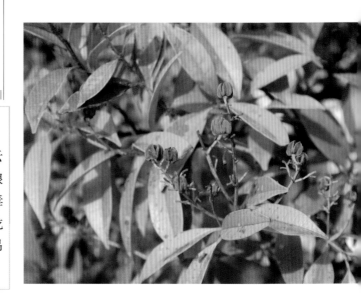

【中文名】金叶子

【别名】云南金叶子，云南假木荷，云南泡花树，疯姑娘（昆明），细叶子（新平），毒羊叶（元江），马虱子树（龙陵），泡花树（云南），假吊钟，美娥，果母（广西）

【基源】为杜鹃花科植物金叶子 *Craibiodendron yunnanense* W. W. Smith的叶。

【植物形态】灌木或小乔木，高3～4（～6）m；小枝灰褐色，无毛。叶互生，革质，椭圆状披针形，先端渐尖，顶端近钝头，基部宽楔形，全缘，表面亮绿色，背面淡绿色并疏生黑褐色腺点，两面无毛，中脉在表面下陷，在背面隆起，侧脉及网脉在两面可见；叶柄长2～3（～6）mm，无毛。圆锥花序顶生或腋生，多花，花序轴无毛；花梗粗壮，基部有1苞片，中部具1小苞片，无毛；花萼5深裂，裂片宽卵形，无毛；花冠钟形，淡黄白色，口部缢缩，浅裂为5个直立的三角形齿，无毛；雄蕊10枚，花丝长为花冠之半，被微毛，中部弯曲；花柱长约1mm，无毛。蒴果球形，具5棱。种子单侧有翅。花期4～7月，果期7～10月。

【生长环境】常生于海拔（1200～）1600～3200m的干燥阳处。

【分布】除滇东北外，云南全省各地均有。

【拍摄地】云南昆明。

【性味】涩、辛，温；有剧毒。

【功效】发表温经，活络止痛。

【主治】用于跌打损伤，风湿麻木，肌肉痛，关节痛，神经性皮炎，外感风寒。

【用法】水煎或泡酒服，1～3片。

【选方】治神经性皮炎，本品叶10片、昆明山海棠15克、野棉花根15克，泡75%酒精150毫升，外搽患处。

165 金合欢

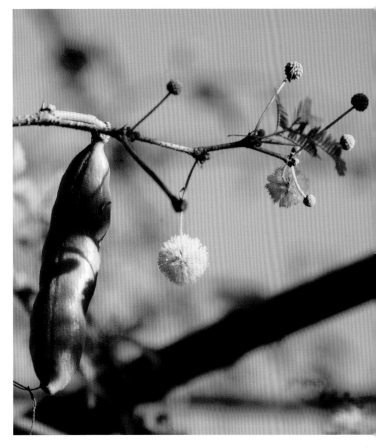

【中文名】金合欢

【别名】鸭皂树，刺毬花，消息花，牛角花

【基源】为豆科植物金合欢 *Acacia farnesiana* （L.） Willd.的根、果实、纸条。

【植物形态】灌木或小乔木，高2～4m；枝具刺。二回羽状复叶，羽片4～8对，每羽片具小叶10～20对，小叶片线状长椭圆形。头状花序腋生，常多个簇生。荚果圆柱形。种子多数，黑色。常为二回羽状复叶。许多澳大利亚种及太平洋种的叶小或缺；叶柄扁平，代行叶片的生理功能；叶柄可垂直排列，基部有棘或尖刺。花小，通常芳香，聚生成球形或圆筒形的簇；花多为黄色，偶为白色；雄蕊多数，使花朵外形呈绒毛状。荚果扁平或圆柱形，种子多颗，褐色，卵形。花期3～6月；果期7～11月。

【生长环境】生于海拔200～1600m的干热河谷地带。

【分布】云南全省大部分地区。

【拍摄地】云南元江。

【性味】淡，平。

【功效】收敛，清热。

【主治】中风痰厥，中暑昏迷，手足痉挛，支气管炎，感冒哮喘。

【用法】水煎服，10～15克。

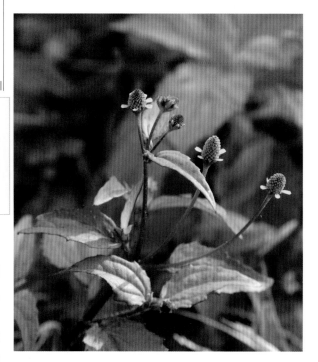

166 金纽扣

【中文名】金纽扣

【别名】红细水草，散血草，小铜锤，遍地红，黄花草，天文草，过海龙

【基源】为菊科植物金纽扣 *Spilanthes paniculata* A. H. Moore的全草。

【植物形态】一年生草本。茎紫红色，斜生倾卧，着地生根，全株疏被柔毛。单叶对生；具叶柄；叶片广卵形或椭圆形，先端尖，基部宽楔形或平截，边缘有浅粗齿，背面叶脉明显。头状花序，顶生或腋生，花梗细；花小，深黄色，总苞片2层，长卵形绿色，花托有鳞片；舌状雌性，1列，舌片黄色或白色；两性花管状，雄蕊着生于花冠管上，子房下位。瘦果，三棱形或背向压扁，黑色，沿角上常有毛，顶冠有芒刺2~3条或无芒刺。花期夏季。

【生长环境】生于海拔100~1900m的田边、沟边、溪边。

【分布】大理、勐腊、景洪、金平、河口、永平等地。

【拍摄地】云南景洪。

【性味】辛、苦、微麻，凉；有小毒。

【功效】止咳平喘，解毒利湿，消肿止痛。

【主治】感冒，毒蛇咬伤，风湿骨痛，跌打损伤，牙痛，肺结核，痢疾，肠炎。

【用法】水煎服，10~15克。

【选方】治风湿骨痛。本品15克、虎杖30克、昆明山海棠30克、桂枝15克、细辛10克、龙眼肉50克，泡酒服。

【中药化学成分】地上部分含棕榈酸、硬脂酸、三十四烷酸、谷甾醇、豆甾醇、谷甾醇-O-β-D葡萄糖苷，另外还含苏氨酸、丙氨酸等氨基酸。

167 金疮小草

【中文名】金疮小草

【别名】青鱼胆草，青鱼胆，苦地胆，散血草

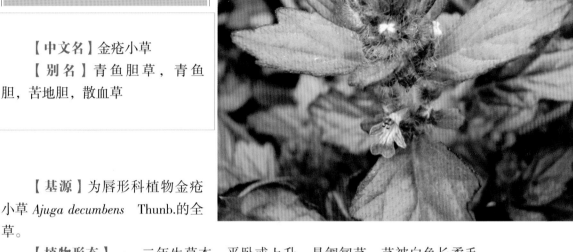

【基源】为唇形科植物金疮小草 *Ajuga decumbens* Thunb.的全草。

【植物形态】一、二年生草本，平卧或上升，具匍匐茎，茎被白色长柔毛，幼嫩部分尤多，老茎有时呈紫绿色。基生叶多，较茎生叶长且大。叶片薄纸质，匙形或倒卵状披针形，顶端钝至圆形，基部渐狭，边缘具不整齐的波状圆齿或几全缘，具缘毛，两面被疏毛，尤以脉上为密；叶柄具狭翅，呈紫绿色或浅绿色。轮伞花序顶生，多花，排列成间断的穗状花序，顶端花轮密聚，下部花轮疏离；下部苞片茎叶状，向上渐小，苞片状披针形；花萼漏斗状，具10脉，仅萼齿及其边缘外被疏柔毛，内无毛，萼齿5，狭三角形或短三角形，长约为萼的1/2；花冠淡蓝色或淡红紫色，稀白色，筒状，基部略膨大，外面被疏柔毛，内面仅冠筒被疏微柔毛，近基部有毛环；二强雄蕊4，伸出；花柱超出雄蕊；子房4裂，无毛。小坚果倒卵状三棱形，背部具网状皱纹。花期3～7月，果期5～11月。

【生长环境】生于海拔360～1400m的溪边、路边、田边及湿润的草坡上。

【分布】蒙自、西畴等地。

【拍摄地】云南大理。

【性味】辛、微苦，凉。

【功效】清凉解毒，除风行肝。

【主治】治痈疽疔疮，火眼，乳痈，鼻衄，咽喉炎，肠胃炎，急性结膜炎，烫伤，狗咬伤，毒蛇咬伤以及外伤出血等症。

【用法】水煎服，6～10克。

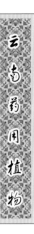

168 金荞麦

【中文名】金荞麦

【别名】金锁银开，苦荞头，野荞子，铁石子

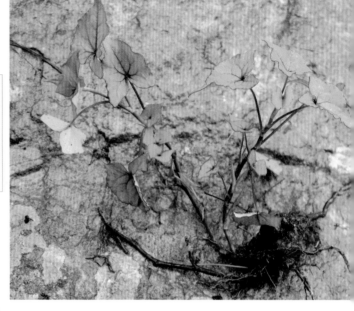

【基源】为蓼科植物金荞麦 *Fagopyrum dibotrys*（D. Don.）Hara的全草。

【植物形态】多年生宿根草本，高0.5~1.5m。主根粗大，呈结节状，横走，红棕色。茎直立，多分枝，具棱槽，淡绿微带红色，全株微被白色柔毛。单叶互生，具柄，柄上有白色短柔毛；叶片为戟状三角形，长宽约相等，但顶部叶长大于宽，先端长渐尖或尾尖状，基部心状戟形，顶端叶狭窄，无柄抱茎，全线成微波状，下面脉上有白色细柔毛；托叶鞘抱茎。秋季开白色小花，为顶生或腋生、稍有分枝的聚伞花序；花被片5，雄蕊8，2轮；雌蕊1，花柱3。瘦果呈卵状三棱形，红棕色。花期7~8月，果期10月。

【生长环境】生于荒地、路旁、河边阴湿地。

【分布】昆明、东川、弥勒、镇康、屏边、砚山、鹤庆、维西、景洪等地。

【拍摄地】云南景洪。

【性味】凉，味辛、苦。

【功效】清热解毒，活血化淤，健脾利湿。

【主治】疮毒，蛇虫咬伤。主肺痈，肺热咳喘，咽喉肿痛，痢疾，风湿痹证，跌打损伤，痈肿癌。

【用法】水煎服，10~60克。

【选方】治咳嗽日久不愈。本品30克、天花粉15克、吉祥草15克、五味子10克、生甘草10克，水煎服。

【中药化学成分】根茎含双聚原矢车菊素、海柯皂苷元、β–谷甾醇、鞣质及一种水解后可得对–香豆酸、阿魏酸和葡萄糖的苷，还含有左旋表儿茶精、3–没食子酰表儿茶精、原矢车菊素B–2，B–4和原矢车菊素B–2的3，3′–双没食子酸酯。

169 金银忍冬

【中文名】金银忍冬
【别名】金银木

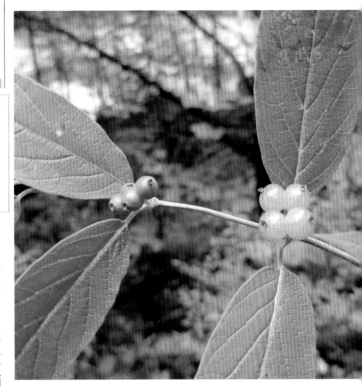

【基源】为忍冬科植物金银忍冬 *Lonicera maackii* （Rupr.）Maxim. 的全草及花。

【植物形态】落叶灌木。树皮灰白色至灰褐色，不规则纵裂；小枝中空，稍具短柔毛。单叶对生；叶柄有腺毛及柔毛；叶纸质，叶片卵状椭圆形至卵状披针形，先端长渐尖，基部阔楔形，全缘，两面脉上有毛。花芳香，腋生；总花梗具腺毛；苞片条形；小苞片合生成对；花萼钟形，具裂达中部之齿；花冠先白后黄色，花冠筒长约为唇瓣的1/2；雄蕊与花柱均短于花冠。浆果暗红色，球形。种子具细凹点。花期5～6月，果期8～10月。

【生长环境】生于海拔1300～2800m的林中或林缘溪流附近的灌木丛中。

【分布】滇中、滇西北、滇南、滇东南。

【拍摄地】云南昆明。

【性味】味甘、淡，性寒。

【功效】祛风，清热，解毒。

【主治】感冒，咳嗽，咽喉肿痛，目赤肿痛，肺痈，乳痈，湿疮。

【用法】水煎服，9～15克。外用：适量，捣敷；或煎水洗。

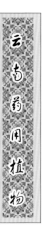

170 金腰箭

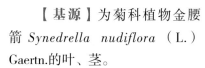

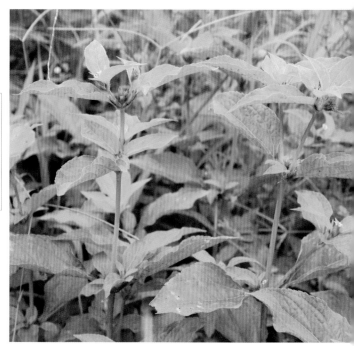

【中文名】金腰箭

【别名】苦草，水慈姑，猪毛草

【基源】为菊科植物金腰箭 *Synedrella nudiflora*（L.）Gaertn.的叶、茎。

【植物形态】一年生草本。茎直立，二歧分枝，被贴生的粗毛或后脱毛。下部和上部叶具柄，阔卵形至卵状披针形，顶端短渐尖或有时钝，两面被贴生、基部为疣状的糙毛，在下面的毛较密，近基三出主脉，在上面明显，在下面稍凸起。头状花序，无或有短花序梗，常2～6簇生于叶腋，或在顶端成扁球状，稀单生；小花黄色；总苞卵形或长圆形；苞片数个，外层总苞片绿色，叶状，卵状长圆形或披针形，背面被贴生的糙毛，顶端钝或稍尖，基部有时渐狭，内层总苞片干膜质，鳞片状，背面被疏糙毛或无毛。舌状花连管部长约10mm，舌片椭圆形；管状花向上渐扩大，裂片卵状或三角状渐尖。雌花瘦果倒卵状长圆形，扁平，深黑色；冠毛2，挺直，刚刺状，向基部粗厚，顶端锐尖；两性花瘦果倒锥形或倒卵状圆柱形，黑色，有纵棱，腹面压扁，两面有疣状突起，腹面突起粗密；冠毛叉开，刚刺状，等长或不等长，基部略粗肿，顶端锐尖。花期6～10月。

【生长环境】生于海拔100～900m的平坝林缘、村寨住宅边空地。

【分布】勐腊、景洪、河口、绿春等地。

【拍摄地】云南普洱。

【性味】苦，寒。

【功效】清凉解毒，消炎生肌。

【主治】感冒发热，瘢疹，疮痈肿毒。

【中药化学成分】本品含雌二醇（estradiol）、哈氏百日菊内酯（haageanolide），叶中还含链烷烃（alkane）、甾醇（sterol）和三萜（triterpene）类成分。

171 金樱子

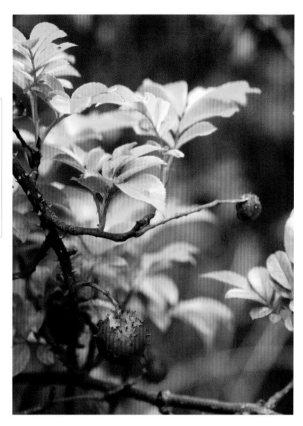

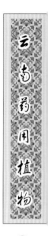

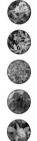

【中文名】金樱子

【别名】刺梨子，山石榴，山鸡头子，和尚头（四川），唐樱筠（广东），油饼果子（安徽）

【基源】为蔷薇科植物金樱子 *Rosa laevigata* Michx.的果实及根、叶。

【植物形态】常绿攀援灌木，高可达5m；小枝粗壮，散生扁弯皮刺，无毛，幼时被腺毛，老时逐渐脱落减少。小叶革质，通常3，稀5，连叶柄长5~10cm；小叶片椭圆状卵形、倒卵形或披针状卵形，先端急尖或圆钝，稀尾状渐尖，边缘有锐锯齿，上面亮绿色，无毛，下面黄绿色，幼时沿中肋有腺毛，老时逐渐脱落无毛。花单生于叶腋；萼片卵状披针形，先端呈叶状，边缘羽状浅裂或全缘，常有刺毛和腺毛，内面密被柔毛，比花瓣稍短；花瓣白色，宽倒卵形，先端微凹；雄蕊多数；心皮多数，花柱离生，有毛，比雄蕊短很多。果梨形、倒卵形，稀近球形，紫褐色，外面密被刺毛，萼片宿存。花期4~6月，果期7~11月。

【生长环境】生于海拔200~1400m的向阳的山坡、田边、溪畔灌木丛中。

【分布】富宁。

【拍摄地】云南富宁。

【性味】果实：甘、涩，平。根：甘、淡、涩，平。叶：苦，平。

【功效】果实：固精缩尿，涩肠止泻；根：活血止血，收敛解毒；叶：解毒消肿。

【主治】果实：用于遗精滑精，遗尿尿频，崩漏，带下病，久泻久痢。

【用法】水煎服，10~15克。

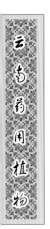

172 金露梅

【中文名】金露梅
【别名】金老梅，金蜡梅，药王茶，棍儿茶

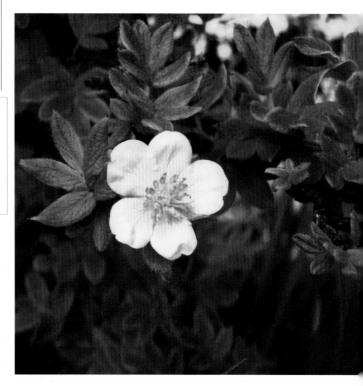

【基源】为蔷薇科植物金露梅 *Potentilla fruticosa* L.的花、叶。

【植物形态】落叶灌木。茎多分枝，树皮纵向剥落，小枝红褐色或灰褐色，幼时被长柔毛。羽状复叶，小叶2对，稀3，上面一对小叶基部下延与叶轴合生，叶柄短，被绢毛或疏柔毛，小叶片长圆形、倒卵长圆形或卵状披针形，先端急尖或圆钝，基部楔形，全缘，边缘平坦或反卷，两面绿色，疏被绢毛或柔毛或脱落近于无毛；托叶薄膜质，宽大，外面被长柔毛或无毛。单花或数朵呈伞房状生于枝顶；花梗密被长柔毛或绢毛；萼片卵形，副萼片披针形至倒卵披针形，与萼片近等长，外面被疏绢毛；花瓣黄色，宽倒卵形，顶端圆钝。果近卵形，棕褐色，外被长柔毛。花果期6～9月。

【生长环境】生于海拔3000～4700m的草地沟边。

【分布】迪庆、大理、丽江、宁蒗等地。

【拍摄地】云南丽江。

【性味】花：苦、凉。叶：微甘，平。

【功效】花：健脾化湿。叶：益脑清新。

【主治】花：消化不良，乳腺炎；叶：暑热眩晕，两目不清，胃气不和，月经不调。

【用法】水煎服，10～15克。

【选方】治暑热眩晕。本品10克、白花蛇舌草10克、小山茶10克，水煎服。

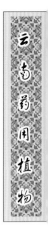

173 闹羊花

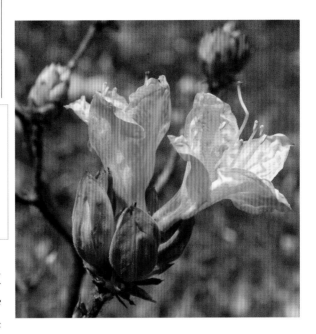

【中文名】闹羊花

【别名】羊踯躅，黄杜鹃，
闹羊花，羊不食草，玉枝

【基源】为杜鹃花科植
物羊踯躅 *Rhododendron molle*
（Blume） D.Don.的根、叶及果
实。

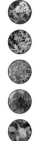

【植物形态】落叶灌木，高1～1.5m。分枝少，幼枝绿色，被灰白色开展的糙毛，老枝褐色，无毛或被硬毛。叶聚生枝顶，叶片长圆状椭圆形，顶端通常钝圆或钝尖，基部短楔形，边缘皱波状，具向上微弯的刚毛，上面密被微柔毛和疏生贴伏的短刚毛，下面沿脉疏生长刚毛，其余无毛或密被短柔毛。花序顶生，总状或短总状，5～9朵花，花先叶开放或后叶开放；花萼5裂至基部，裂片长圆形，外面被糙毛和微柔毛，边缘密被长缘毛；花冠杏黄色或鲜黄色，内有深红色斑点，宽漏斗状，外面密被微柔毛，近于中部5裂，裂片长圆形，开展；蒴果柱状长圆形，外面稍密被刚毛。花期4月。

【生长环境】生于丘陵地带的灌丛、松林或竹林下。

【分布】昆明、下关等地有栽培。

【拍摄地】云南昆明。

【性味】花：辛，温；有大毒。果实：苦，温；有大毒。根：辛，温；有毒。

【功效】花：祛风除湿，舒筋活血，镇痛止痛。果实：蠲痹止痛，定喘止泻。根：祛风，止咳散淤止痛，杀虫。

【主治】花：用于风湿顽痹，骨折痛，牙痛、皮肤顽癣。果实：用于跌打损伤，风湿关节痛。 根：用于风湿痹痛，跌打损伤，神经痛，咳嗽痰喘，外用于肛门瘘管，杀灭钉螺。茎、叶：杀蝇蛆、孑孓、钉螺。

【用法】泡酒服，3～10克。

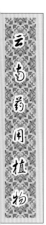

174 青叶胆

【中文名】青叶胆

【别名】青鱼胆，苦胆草，肝炎草（云南）

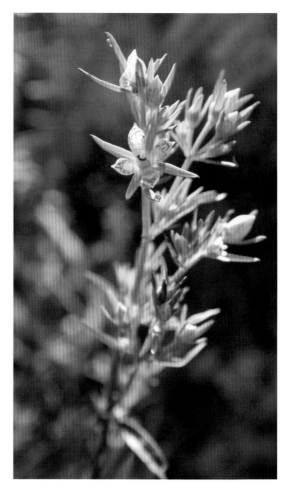

【基源】为龙胆科植物青叶胆 *Swertia mileensis*（Hance.）Maxim的全草。

【植物形态】一年生草本，高15~45cm。主根棕黄色。茎直立，四棱形，具窄翅，下部常紫色，从基部起呈塔形分枝。叶无柄，叶片狭矩圆形、披针形至线形，先端急尖，基部楔形，具3脉。圆锥状聚伞花序多花，开展，侧枝生单花；花4数，直径约1cm；花萼绿色，叶状，稍短于花冠；花冠淡蓝色，裂片矩圆形或卵状披针形，先端急尖，具小尖头，下部具2个腺窝，腺窝杯状，仅顶端具短柔毛状流苏。蒴果椭圆状卵形或长椭圆形；种子棕褐色，卵球形。花果期9~11月。

【生长环境】生于海拔1300~1650m的山坡草丛中。

【分布】云南南部。

【拍摄地】云南大理。

【性味】苦、甘、寒。

【功效】清肝利胆，清热利湿。

【主治】用于黄疸尿赤，热淋涩痛。

【用法】水煎服，10~15克。

175 青鱼胆

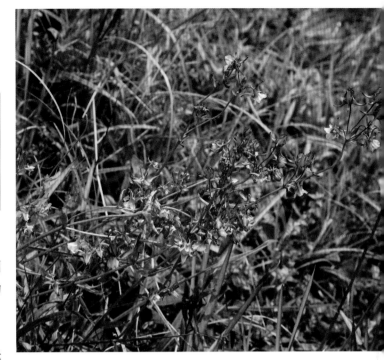

【中文名】青鱼胆
【别名】黑及草，黑耳草

【基源】为龙胆科植物椭圆叶花锚 *Halenia elliptica* D. Don.的根。

【植物形态】一年生草本。根具分枝，黄褐色。茎直立，无毛、四棱形，上部具分枝。基生叶椭圆形，有时略呈圆形，先端圆形或急尖呈钝头，基部渐狭呈宽楔形，全缘，具宽扁的柄；茎生叶卵形、椭圆形、长椭圆形或卵状披针形，先端圆钝或急尖，基部圆形或宽楔形，全缘，叶脉5条，无柄或茎下部叶具极短而宽扁的柄，抱茎。聚伞花序腋生和顶生；花梗长短不相等；花4数；花萼裂片椭圆形或卵形，先端通常渐尖，常具小尖头，具3脉；花冠蓝色或紫色，花冠筒裂片卵圆形或椭圆形，先端具小尖头，向外水平开展；雄蕊内藏，花药卵圆形；子房卵形，花柱极短，柱头2裂。蒴果宽卵形，上部渐狭，淡褐色；种子褐色，椭圆形或近圆形。花果期7～9月。

【生长环境】生于海拔2200～3900m的山坡、沟边或路旁。

【分布】怒江、昆明、剑川、鹤庆、中甸、洱源、丽江、大理等地。

【拍摄地】云南昆明。

【性味】苦、寒。

【功效】清热利胆，疏风，清暑，镇痛。

【主治】治黄疸，治风热头晕，风湿头痛，胃炎。

【用法】水煎服，10～15克。

【选方】治肝炎黄疸。本品15克、金钱草15克、茵陈蒿15克、红糖适量，水煎服。

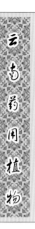

176 鱼腥草

【中文名】鱼腥草

【别名】蕺菜，狗贴耳（广东梅县），侧耳根（四川、云南、贵州），狗腥草，臭菜（河南）

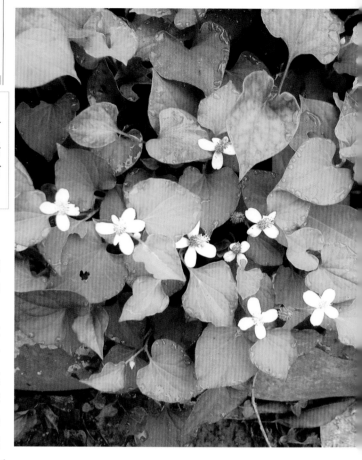

【基源】为三白草科植物蕺菜 *Houttuynia cordata* Thunb.的全草。

【植物形态】多年生草本，有腥臭味；茎下部伏地，节上轮生小根，上部直立，无毛或节上被毛，有时带紫红色。叶薄纸质，有腺点，背面尤甚，卵形或阔卵形，顶端短渐尖，基部心形，两面有时除叶脉被毛外余均无毛，背面常呈紫红色；叶脉5～7条，全部基出或最内1对离基约5mm从中脉发出，如为7脉时，则最外1对很纤细或不明显。花序长约2cm；总苞片长圆形或倒卵形，顶端钝圆。蒴果顶端有宿存的花柱。花期4～7月。

【生长环境】生于海拔150～2500m的林缘水沟边、湿润的路边、村旁沟边、田埂沟边等潮湿的肥土上。

【分布】云南全省各地。

【拍摄地】云南富民。

【性味】辛，凉。

【功效】清热解毒，消痈排脓，利尿通淋。

【主治】肺痈，肺热咳嗽，小便淋痛，水肿；外用于痈肿疮毒，毒蛇咬伤。

【用法】水煎服，10～15克。

177 南木香

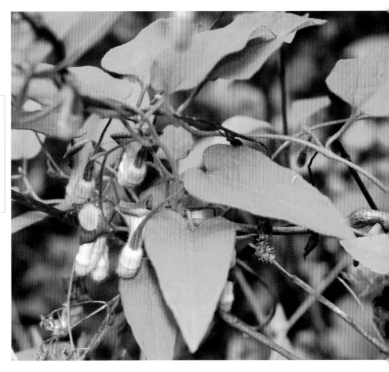

【中文名】南木香

【别名】云南马兜铃，追风散（云南）

【基源】为马兜铃科植物云南马兜铃 *Aristolochia yunnanensis* Franch.的根。

【植物形态】粗大藤本，茎扭曲；嫩枝圆柱形，密被红棕色长柔毛，老茎无毛，干后纵裂。叶厚纸质至革质、阔心形或卵状心形，先端短尖，基部心形，两侧耳形，边全缘，叶面被疏乳突状柔毛，叶背密被褐色长柔毛；基出脉7～9条，侧脉每边4～5条，网脉在两面均明显；叶柄长10cm，被长柔毛。花单生于叶腋，下垂，近基部具有小苞片；小苞片卵形，被长绒毛；花被管中部急遽弯曲，下部囊状，倒卵形，长达8cm，外面被褐色柔毛，具纵脉，檐部盘状，近圆形，直径5～7cm，内面暗紫色并有黄白色斑纹和明显的网脉，边缘浅3裂，近等大，喉部半圆形；花药长圆形，贴生于合蕊柱基部；子房圆柱形，6棱，密被长绒毛；合蕊柱顶端3裂，边缘向下延伸。蒴果长圆柱形，6棱，成熟时自顶端向下6瓣开裂；种子多数，卵状三角形，背面平凸状，常具皱纹，腹面凹入，浅棕色。花期3～5月，果期8～12月。

【生长环境】生于海拔1900～2800m的密林、灌丛山坡。

【分布】丽江、鹤庆、维西、剑川、洱源、邓川、宾川等地。

【拍摄地】云南丽江。

【性味】辛、微苦，温。

【功效】温中理气，止痛消食，舒筋活络。

【主治】用于胃炎，脘腹胀痛，消化不良，胆绞痛，风湿痛。

【用法】水煎或研末服，3～10克。

【选方】治牙痛。本品根1cm咬痛牙上。

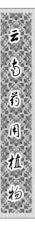

178 厚皮香

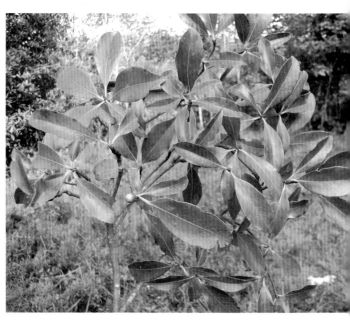

【中文名】厚皮香

【别名】"削削包"（哈尼语），"考荣考"（佤语）

【基源】为山茶科植物厚皮香 *Ternstroemia gymnanthera*（Wight & Arn.）Sprague的全草。

【植物形态】灌木或小乔木，全体无毛。树皮灰褐色；小枝粗壮，圆柱形，带棕褐色，近轮生或多次分叉。单叶互生，常数枚簇生枝端；叶片革质，长圆状倒卵形或椭圆形，先端急尖、渐尖或钝，基部楔形或渐狭而下延，全缘，中脉在上面下陷，侧脉不明显。花两性，单生叶腋或簇生小枝顶端；花淡黄色；花梗通常下弯；小苞片2，卵状三角形；萼片5，几圆形，基部稍联合，宿存；花瓣5，倒卵状箆形，基部合生；雄蕊多数，排成两轮；子房上位，2～3室，花柱1，粗短，柱头3裂。蒴果为干燥的浆果状，近球形或椭圆状卵形，黄色。种子红色。花期7～8月，果期8～10月。

【生长环境】生于海拔1500～3500m的山坡林地中。

【分布】滇中、滇西、滇南、滇东南。

【拍摄地】云南景洪。

【性味】苦，凉；有小毒。

【功效】清热解毒，散淤消肿。

【主治】疮痈肿毒，乳痈，血尿。

【用法】水煎服，10～15克。

【选方】治胃寒胀痛。本品研末，温开水送服，每次1～3克。

179 垫状卷柏

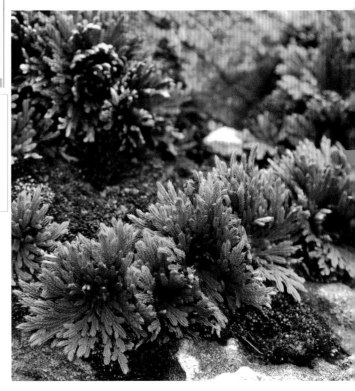

【中文名】垫状卷柏

【别名】神仙一把抓，还魂草

【基源】为卷柏科植物垫状卷柏 *Selaginella pulvinata*（Hook. et Grev.）Maxim.的全草。

【植物形态】土生或石生，旱生复苏植物，呈垫状，无匍匐根状茎或游走茎。叶全部交互排列，二形，叶质厚，表面光滑，不具白边，主茎上的叶略大于分枝，相互重叠，绿或棕色，斜升，边缘撕裂状。孢子叶穗紧密，四棱柱形，单生于小枝末端；孢子叶一形，不具白边，边缘撕裂状，具睫毛；大孢子叶分布于孢子叶穗下部的下侧或中部的下侧或上部的下侧。大孢子黄白色或深褐色；小孢子浅黄色。

【生长环境】生于海拔100～4250m的石灰岩上。

【分布】昆明、文山、大理、迪庆、楚雄、丽江、西双版纳等地。

【拍摄地】云南景洪。

【性味】辛、涩，平。

【功效】活血通经，催产止血。

【主治】肠胃出血，闭经，子宫出血，便血，脱肛，跌打损伤，哮喘，胃腹痛，小儿高热，催产。

【用法】水煎服，10～30克。

【选方】治崩漏。本品15克、小柿子根60克，煎汤送服生三七粉3克，每天3次。

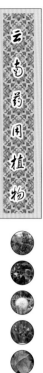

180 急性子

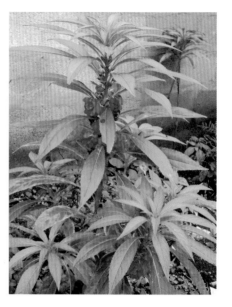

【中文名】急性子

【别名】凤仙花，指甲花，凤仙透骨草

【基源】为凤仙花科植物凤仙花 *Impatiens balsamina* L.的种子。

【植物形态】一年生草本，高 40~100cm。茎肉质，直立，粗壮。叶互生，披针形，先端长渐尖，基部渐狭、边缘具锐锯齿，侧脉5~9对；花大，粉红色、红色、紫色、白色或杂色，单瓣或重瓣（栽培）；侧生萼片2，宽卵形，被短柔毛；旗瓣圆形，先端凹，有小短尖头，背面中肋呈龙骨状突起；翼瓣宽大，有短柄，2裂，基裂片近圆形，上裂片宽斧形，先端2浅裂；唇瓣舟形，被疏短柔毛，基部突然变狭延长成细而内弯的距；花丝短，花药钝。蒴果纺锤形，密生茸毛。种子多数，球形，黑色。花期7~8月。

【生长环境】我国各地庭园广泛栽培，为习见的观赏花卉。

【分布】云南全省各地均有栽培。

【拍摄地】云南景洪。

【性味】种子（急性子）：微苦、辛，温。根（凤仙花根）：苦、甘、辛，平，有小毒。花（凤仙花）：甘、微苦，温。全草（凤仙透骨草）：辛、苦，温；有小毒。

【功效】种子（急性子）：破血，软坚，消积；根（凤仙花根）：活血消肿；花（凤仙花）：祛风，活血，消肿止痛；全草（凤仙透骨草）：祛风、活血、消肿、止痛。

【主治】种子（急性子）：用于闭经，难产，骨哽咽喉，肿块集聚。根（凤仙花根）：用于风湿筋骨痛，跌打肿痛，骨鲠咽喉。花（凤仙花）：用于闭经，跌打损伤，淤血肿痛，风湿关节痛，痈疖疔疮，蛇咬伤，手癣。全草（凤仙透骨草）：用于风湿关节痛，屈伸不利；外用于疮疡肿痛，跌打损伤。淤血肿痛，瘰疬。

【用法】水煎服，10~15克。

【选方】治手癣。鲜品掌中搓揉出汁，每天数次。

181 扁担藤

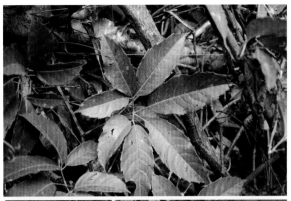

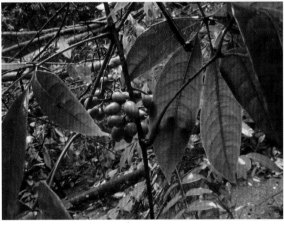

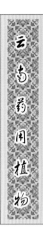

【中文名】扁担藤

【别名】扁藤，大芦藤，铁带藤，过江扁龙，扁骨风，腰带藤，羊带风

【基源】为葡萄科植物扁担藤 Tetrastigma planicaule （Hook. f.） Gagnep.的全株。

【植物形态】木质大藤本，茎扁压，深褐色。小枝圆柱形或微扁，有纵棱纹，无毛。卷须不分枝，相隔2节间断与叶对生。叶为掌状5小叶，小叶长圆披针形、披针形、卵披针形，顶端渐尖或急尖，基部楔形，边缘有5～9个锯齿，锯齿不明显或细小，上面绿色，下面浅绿色，两面无毛；叶柄无毛。花序腋生，下部有节，节上有褐色苞片；花梗无毛或疏被短柔毛；萼浅碟形，齿不明显，外面被乳突状毛；花瓣4，卵状三角形，顶端呈风帽状；子房阔圆锥形，基部被扁平乳突状毛，花柱不明显，柱头4裂，裂片外折。球形果实，多肉质，种子1～3颗；种子长椭圆形，顶端圆形，基部急尖。花期4～6月，果期8～12月。

【生长环境】生于海拔500～1500m的低山沟谷雨林、石灰岩山季雨林中。

【分布】滇南。

【拍摄地】云南景洪。

【性味】辛、涩，温。

【功效】祛风除湿，舒筋活络。

【主治】风湿骨痛，腰肌劳损，跌打损伤，半身不遂。

【用法】水煎服，10～60克。

【选方】治腰肌劳损。本品30克、牛膝30克、台乌60克、续断30克、金叶子十片，泡酒服。

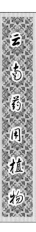
182 柳叶菜

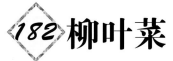

【中文名】柳叶菜

【别名】水兰花、菜籽灵、地母怀胎草（曲靖），通经草，水葫芦（红河），水朝阳花，水丁香（昆明），白带草，怀胎草（新平），鸡脚参（丽江），血留参（兰坪），一把参（宁蒗），水红花、柳叶莲、益母草（永平）。

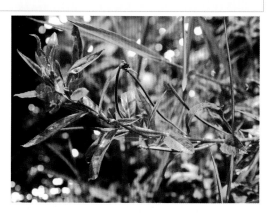

【基源】为柳叶菜科植物柳叶菜 *Epilbium hirsutum* L.的根或全草。

【植物形态】多年生草本，有时近基部木质化。主根平卧或弯曲，茎直立，不分枝，但花期叶腋有退化枝，或在热带地区上部明显分枝，通常淡绿色或淡紫色，无棱线，密生直伸长柔毛及短腺毛。叶对生，在茎上部的互生，长圆形，长圆披针形，先端急尖，基部半抱茎，边缘具向前弯曲的锐锯齿，上表面无毛，背面在隆起的中肋上密被、侧脉上疏被平伸长柔毛和短腺毛。花玫红色，花梗红色，直立或斜举，密被腺毛夹以稀疏的直伸柔毛；子房红色，具4条淡绿色的纵槽，密被腺毛和疏长柔毛；花蕾圆筒状，绿色带红；花冠钟状；花萼淡绿色或上部玫红色，被短腺毛至近无毛，萼片腺状披针形；花瓣4，花前覆瓦状排列，玫红色，基部变白色，倒卵圆形，11脉，脉于上部分叉；雄蕊8枚2轮，花丝白色，无毛；花药黄色，背着，下半部分离，长椭圆形，2室，内向纵裂；花柱白色，无毛，柱头4裂，裂肢反弯。蒴果圆柱形，具短柄。种子长圆状倒卵形，顶端圆形，基部稍狭，密被乳头状突起，种缨白色。花期4～11月。

【生长环境】生于海拔500～2850m灌丛、草地、沟边，常为水库、公路旁、沟埂的先锋植物。

【分布】云南全省各地。

【拍摄地】云南玉溪。

【性味】淡，凉。

【功效】活血止血，消炎止痛，去腐生肌。

【主治】用于治疗月经过多，骨折，跌打损伤，疮疖痈肿，烫伤。

【用法】水煎服，10～15克。

183 毒鼠子

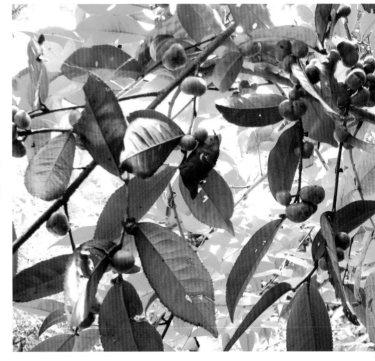

【中文名】毒鼠子

【别名】滇毒鼠子

【基源】为毒鼠子科植物毒鼠子 *Dichapetalum gelonioides*（Roxb.）Engl.的果。

【植物形态】小乔木或灌木；幼枝被紧贴短柔毛，后变无毛，具散生圆形白色皮孔。叶片纸质或半革质，椭圆形、长椭圆形或长圆状椭圆形，长6~16cm，宽2~6cm，先端渐尖或钝渐尖，基部楔形或阔楔形，稍偏斜，全缘，无毛或仅背面沿中脉和侧脉被短柔毛，侧脉5~6对，叶柄长3~5mm，无毛或疏被柔毛；托叶针状，长约3mm，被疏柔毛，早落。花雌雄异株，组成聚伞花序或单生叶腋，稍被柔毛；花瓣宽匙形，先端微裂或近全缘；雌花中子房2室，稀3室，密被黄褐色短柔毛，雄花中的退化子房密被白色绵毛，花柱1，多少深裂。果为核果，若2室均发育者，则倒心形，长宽均约1.8cm，若仅1室发育，则呈偏斜的长椭圆形，长约1.6cm，幼时密被黄褐色短柔毛，成熟时被灰白色疏柔毛。果期7~10月。

【生长环境】生于海拔1500m左右的山地密林中。

【分布】滇东南、普洱、西双版纳等地。

【拍摄地】云南泸西。

【性味】有毒。

【功效】杀虫，解毒。

【主治】杀灭体外害虫，毒鼠。

【用法】水煎拌粮食诱杀鼠类，效佳。

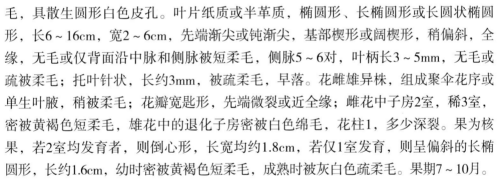

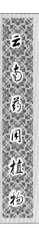

◇184◇ 独一味

【中文名】独一味

【别名】大巴，打布巴（西藏藏语）

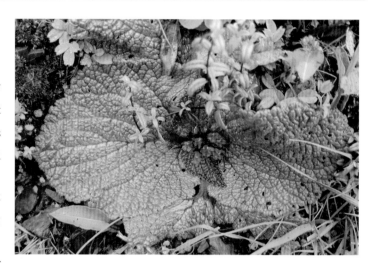

【基源】为唇形科植物独一味 *Lamiophlomis rotata* （Benth.）Kudo的根及根状茎。

【植物形态】多年生通常无地上茎的矮草本，根茎直立，粗壮，一般中空，表面有棱起皱纹。叶厚，菱状圆形或横肾状，先端圆形，基部阔楔形至浅心形，边缘具钝齿或圆齿，上面较密被长绒毛，背面沿脉被星状短柔毛，余部无毛，扇形叶脉6～7条，在背面隆起，且常具夹翅，在基部联合下延而成宽1～2cm的叶柄。轮伞花序组成的头状或穗状花序长3～7cm；花萼外面上部被疏柔毛，内面除齿缘被疏柔毛外无毛，齿圆形，具刺尖，花冠管两面无毛。小坚果黄褐色，无毛。花期7月；果期8～9月。

【生长环境】生长于海拔2700～4100m的高山、高原强度风化的碎石滩中或石质高山草地中。

【分布】云南西北部。

【拍摄地】云南中甸。

【性味】苦，凉；有小毒。

【功效】活血祛淤，消肿止痛。

【主治】用于跌打损伤，骨折，腰部扭伤，关节积液。

【用法】水煎服，10～15克。

185 狭叶瓶尔小草

【中文名】狭叶瓶尔小草

【基源】为瓶尔小草科植物狭叶瓶尔小草 Ophioglossum thermale Kom.的全草。

【植物形态】根状茎细短，直立，有一簇细长不分枝的肉质根，向四面横走如匍匐茎，在先端发生新植物。每一植株每年多簇生2~4叶，有时单生1叶，总叶柄长3~6cm，纤细，绿色或下部埋于土中，呈灰白色；营养叶为单叶，每梗一片，远离地面，无柄，倒披针形或长圆倒披针形，向基部为狭楔形，全缘，先端微尖或稍钝，草质，淡禄色，具不明显的网状脉，但在光下则明晰可见。孢子叶自营养叶的基部生出，柄长5~7cm，高出营养叶，孢子囊穗长2~3cm，狭线形，先端尖，由15~28对孢子囊组成。孢子灰白色，近于平滑。

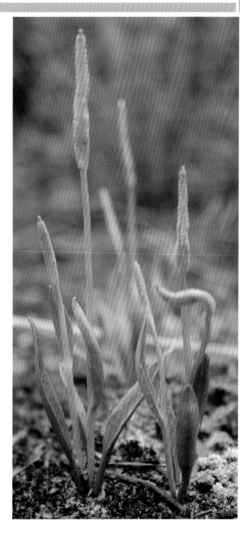

【生长环境】生于海拔1500~2000m草坡及草地阳处。

【分布】马关、昆明、安宁、香格里拉等地。

【拍摄地】云南昆明。

【性味】甘、辛，凉；有小毒。

【功效】清热解毒，消肿止痛。

【主治】用于跌打损伤，乳痈，肿毒，蛇咬伤。

【用法】水煎服，5~10克。

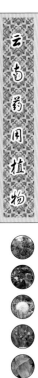

186 狭叶醉鱼草

【中文名】狭叶醉鱼草

【别名】白背枫，七里香、白埔姜，水杨柳、驳骨丹（广东、海南），白花洋泡（广东），糠壳叶、黄合叶（湖北），山埔姜，驳骨丹醉鱼草，水黄花（广西凌云）

【基源】为马钱科植物白背枫 *Buddleja asiatica* Lour.的根和叶。

【植物形态】直立灌木或小乔木，高约1~2m；幼枝、花序和叶背密被灰白色或淡黄色星状柔毛，有时极密成绵毛状。叶纸质，披针形或长披针形，顶端长渐尖，基部渐窄而成楔形，全

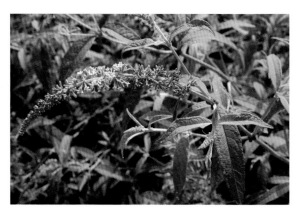

缘或有小锯齿，干时叶面黑褐色，无毛，主脉和侧脉略明显，背面突起；叶柄长4~10mm，被毛。总状花序窄而长，由多数小聚伞花序组成，单生或3至数个聚生枝端或上部叶腋，再组成圆锥花序；花梗很短，被毛；小苞片线形，短于花萼；萼长约2mm，被毛；花冠白色，芳香，近无柄，外面被毛稀疏或近光滑，裂片极短，钝头、广展；雄蕊着生花管中部；子房无毛，花柱短；柱头头状。蒴果椭圆形，长3~5mm。花期10月至翌年2月，果期4~5月。

【生长环境】生于海拔200~3000m向阳山坡灌木丛中或疏林缘。

【分布】云南全省各地。

【拍摄地】云南昆明。

【性味】苦、辛，温；有小毒。

【功效】祛风消肿，驳骨散淤，止咳化湿。

【主治】疔疮，痧气，跌打，骨折，风湿，呕吐，哮喘，皮肤瘙痒，无名肿痛，小儿口疮，脾湿腹胀，风寒发热，头身疼痛，痢疾，虫积腹痛。

【用法】水煎服，10~15克。

187 盾果草

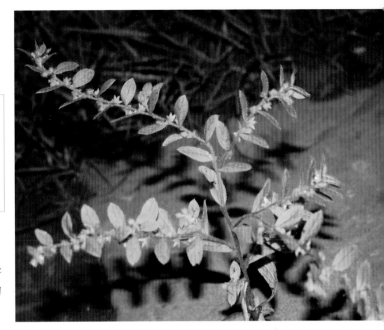

【中文名】盾果草

【基源】为紫草科植物盾果草 Thyrocarpus sampsonii Hance的全草。

【植物形态】一年生草本，高20～40cm。主根延长，具侧根和纤维状细根，干时茶褐色。茎直立，常自下部分枝，被白色伸展、基部加粗的长硬毛和紧贴向下的短柔毛。基生叶多数，叶片匙形、披针形或狭倒卵形，先端急尖，基部渐狭，边缘全缘或不规则的微波状或具不整齐的疏齿，叶面被稀疏的有圆形基盘的长硬毛和较密集紧贴的细糙毛，具叶柄；茎生叶疏离互生，叶片倒披针形至狭长圆形，下部者具柄，上部者无柄，其他同基生叶。花序狭长，生于茎及分枝先端，长7～20cm，花多数，先密后疏；苞片狭卵形至披针形，同茎生叶，但较小。花萼5深裂至近基部，裂片狭披针形，两面被毛；花冠紫色、蓝色或白色，檐部5深裂，裂片长圆形，管稍长于裂片，喉部具5个附属物，附属物长圆形，上部2浅裂；花药近球形，花丝短，子房小；花柱短，柱头2浅裂。小坚果4，卵珠形，具多数小疣状突起，外面有2层碗状突起，外层具狭三角形、直立的齿，内层全缘，较外层矮。花果期4～7月。

【生长环境】生于海拔180～450m的草地或灌丛中。

【分布】河口、西双版纳等地。

【拍摄地】云南昆明。

【性味】苦，凉。

【功效】清热解毒，消肿。

【主治】用于痈疖疔疮，痢疾，泄泻，咽喉痛；外用于乳疮，疔疮。

【用法】水煎服，10～15克。

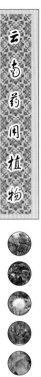

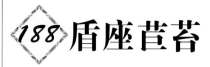

188 盾座苣苔

【中文名】盾座苣苔
【别名】青竹标

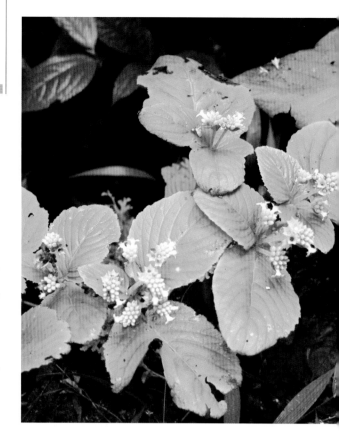

【基源】为苦苣苔科植物盾座苣苔 *Epithema carnosum* Benth.的全草。

【植物形态】柔弱、多汁草本；叶片草质，椭圆状卵形、心状卵形或近心形，少数或单生，上部的常对生，下部的互生，叶柄长1~5cm；花排成稠密、蝎尾状的聚伞花序，有大型的叶状苞片1枚，萼管钟状，5浅裂；花冠小，管状，淡红色、淡紫色或白色；花盘侧生；退化雄蕊2。胎座盾状；盖果球形，果皮薄膜质。种子纺锤形或长椭圆形，有稍螺旋状纵纹。花期6~9月。

【生长环境】生于海拔700~1400m的山谷阴处石上或山坡湿草地。

【分布】临沧、景东、普洱、勐腊、文山、玉溪等地。

【拍摄地】云南元江。

【性味】苦，凉。

【功效】止咳，止血，止痛。

【主治】咳嗽，跌打损伤，外伤出血。

【用法】水煎服，10~15克。

189 秋鼠麴草

【中文名】秋鼠麴草

【别名】天水蚁草

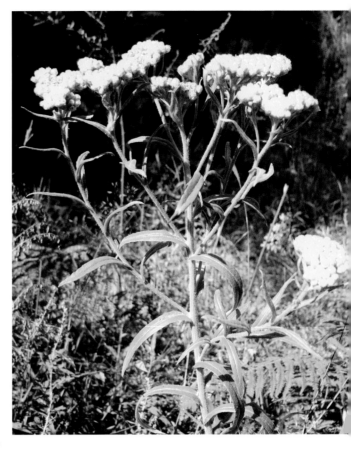

【基源】为菊科植物秋鼠麴草 *Gnaphalium hypoleucum* DC. ex Wight的全草。

【植物形态】粗壮草本。茎直立，基部通常木质，上部有斜升的分枝，有沟纹，被白色厚棉毛或于花期基部脱落变稀疏，节间短。下部叶线形，无柄，基部略狭，稍抱茎，顶端渐尖，上面有腺毛，或有时沿中脉被疏蛛丝状毛，下面厚，被白色棉毛，叶脉1条，上面明显，在下面不明显；中部和上部叶较小。头状花序多数，无或有短梗，在枝端密集成伞房花序；花黄色；总苞球形；总苞片4层，全部金黄色或黄色，有光泽，膜质或上半部膜质，外层倒卵形，顶端圆或钝，基部渐狭，背面被白色棉毛，内层线形，顶端尖或锐尖，背面通常无毛。雌花多数，花冠丝状，顶端3齿裂，无毛。两性花较少数，花冠管状，两端向中部渐狭，檐部5浅裂，裂片卵状渐尖，无毛。瘦果卵形或卵状圆柱形，顶端截平，无毛。冠毛绢毛状，粗糙，污黄色，易脱落，基部分离。花期8～12月。

【生长环境】生于海拔600～2600m的空旷山地、山坡上。

【分布】昆明、东川、楚雄、大理等地。

【拍摄地】云南昆明。

【性味】甘、苦，平。

【功效】祛风，宣肺化痰，解湿毒。

【主治】伤风感冒，咳嗽痰多，下肢慢性溃烂，气喘，湿疹。

【用法】水煎服，10～15克。

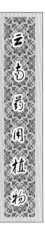

190 穿山龙

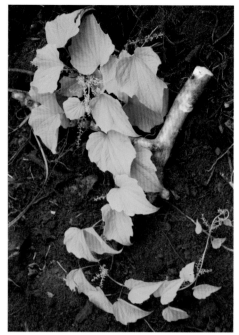

【中文名】穿山龙

【别名】穿龙薯蓣，山常山
（山东）

【基源】为薯蓣科植物穿龙薯蓣
Dioscorea nipponica Makino的根状茎。

【植物形态】缠绕草质藤本。根状茎横生，圆柱形，多分枝，栓皮层显著剥离。茎左旋，近无毛。单叶互生，叶柄长10～20cm；叶片掌状心形，变化较大，茎基部叶长10～15cm，宽9～13cm，边缘作不等大的三角状浅裂、中裂或深裂，顶端叶片小，近于全缘，叶表面黄绿色，有光泽，无毛或有稀疏的白色细柔毛，尤以脉上较密。花雌雄异株。雄花序为腋生的穗状花序，花序基部常由2～4朵集成小伞状，至花序顶端常为单花；苞片披针形，顶端渐尖，短于花被；花被碟形，6裂，裂片顶端钝圆；雄蕊6枚，着生于花被裂片的中央，药内向。雌花序穗状，单生；雌花具有退化雄蕊，有时雄蕊退化仅留有花丝；雌蕊柱头3裂，裂片再2裂。蒴果成熟后枯黄色，三棱形，顶端凹入，基部近圆形，每棱翅状，大小不一；种子每室2枚，有时仅1枚发育，着生于中轴基部，四周有不等的薄膜状翅，上方呈长方形，长约比宽大2倍。花期6～8月，果期8～10月。

【生长环境】常生于山腰的河谷两侧半阴半阳的山坡灌木丛中和稀疏杂木林内及林缘，而在山脊路旁及乱石覆盖的灌木丛中较少，喜肥沃、疏松、湿润、腐殖质较深厚的黄砾壤土和黑砾壤土，常分布在海拔100～1700m，集中在300～900m间。

【分布】云南局部有栽培。

【拍摄地】云南昆明。

【性味】根：甘、苦，温。

【功效】根：祛风除湿，舒筋活血，止咳平喘，止痛。

【主治】根：用于风湿关节痛，腰腿酸痛，麻木，大骨节病，跌打损伤，咳嗽痰喘。

【用法】水煎服，10～15克。

191 穿心莲

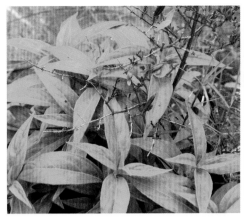
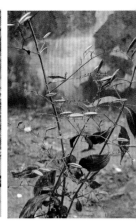

【中文名】穿心莲

【别名】春莲秋柳，一见喜，榄核莲、苦胆草、金香草、金耳钩、印度草，苦草

【基源】为爵床科植物穿心莲 *Andrographis paniculata* （Burm.f.）Nees的全草。

【植物形态】一年生草本。茎直立，具4材，多分枝，节分枝，节处稍膨大，易断。叶对生；叶片披针形成长椭圆形，先端渐尖，基部楔形，边缘浅波状，两面均无毛。总状花序顶生和腋生，集成大型的圆锥花序；苞片和小苞片微小，披针形；萼有腺毛；花冠淡紫色，二唇形，上唇外和小苞片微小，披针形；萼有腺毛；花冠淡紫色，二唇形，上唇外糙，2裂，下唇直立，3浅裂，裂片覆瓦状排列，花冠筒与唇瓣等长；雄蕊2，伸出，药药2室，药室一大一小，大的基部被髯毛，花丝有毛。蒴果扁，长椭圆形，长约1cm，中间具一沟，微被腺毛。种子12颗，四方形。花期9~10月，果期10~11月。

【生长环境】生于海拔1900~2100m的向阳温暖潮湿处，亦有栽培。

【分布】普洱、玉溪、西双版纳、德宏、红河、文山等地。

【拍摄地】云南景洪。

【性味】味苦，性寒。

【功效】清热解毒，泻火，燥湿。

【主治】风热感冒，温病发热，肺热咳嗽，百日咳，肺痈，咽喉肿痛，湿热黄疸，淋证，丹毒，疮疡痛肿，湿疹，毒蛇咬伤。

【用法】水煎服，10~15克。

【中药化学成分】叶含二萜类：穿心莲内酯、14-去氧穿心莲内酯、新穿心莲内酯等；黄酮类：木蝴蝶素A、汉黄芩素；多酚类：咖啡酸、绿原酸及二咖啡酰硅宁酸混合物。根含黄酮类：穿心莲黄酮、5，2-二羟基-7，8-二甲氧基黄酮、穿心莲黄酮苷A，B，C，D，E，F等。地上部分含二萜类：穿心莲新苷苷元、14-去氧穿心莲内酯苷、新穿心莲内酯等。

192 络石藤

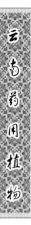

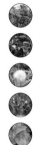

【中文名】络石藤

【别名】络石，白花藤，石龙藤、耐冬，万字茉莉（北京），软筋藤（广西），扒墙虎、石盘藤、过桥风、墙络藤（华南、湖南、河南、江苏），藤络（湖南），骑墙虎、石邦藤（华南、湖南、江西、福建）

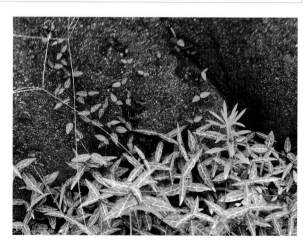

【基源】为夹竹桃科植物络石 *Trachelospermum jasminoides*（Lindl.）Lem.的茎藤。

【植物形态】常绿木质藤本；茎有皮孔；小枝幼时被柔毛，老渐无毛。叶革质或近革质，椭圆形至卵状椭圆形，或宽倒卵形，叶面无毛，叶背被疏短柔毛，老渐无毛；叶柄短，被短柔毛，老渐无毛。二歧聚伞花序腋生和顶生，着花多朵，花朵与叶等长或较长；花蕾顶端钝；苞片和小苞片披针形；花萼外面被长柔毛，内面基部有10个鳞片状腺体，萼片线状披针形，顶端反卷；花冠白色，花冠筒中部膨大，外面无毛，内面在雄蕊着生背面花冠筒上及花冠筒喉被短柔毛，花冠裂片倒卵状长圆形，无毛；雄蕊着生于花冠筒中部，花药顶端内藏；花盘环状5裂，与子房等长；心皮离生，无毛，花柱圆柱状，柱头卵圆形，顶端全缘。蓇葖果双生，叉开，线状披针形，无毛；种子线形，褐色，中间凹陷，顶端种毛长达3cm。花期3～7月，果期7～12月。

【生长环境】生于山野、溪边、路旁、坑谷灌丛、杂林边缘，缠绕树上或生于岩石上。

【分布】滇中、滇南、滇东南。

【拍摄地】云南普洱。

【性味】苦，微寒。

【功效】祛风通络，凉血消肿。

【主治】用于风湿热痹，筋脉拘挛，腰膝酸痛，喉痹，痈肿，跌打损伤。

【用法】水煎服，10～15克。

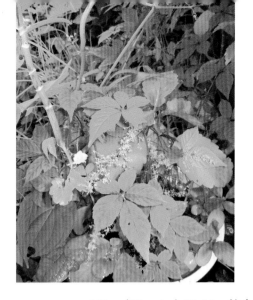

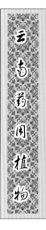

193 绞股蓝

【中文名】绞股蓝

【别名】七叶胆，小苦药，公罗锅底，落地生，遍地生根

【基源】为葫芦科植物绞股蓝 *Gynostemma pentaphlla* （Thunb.）Makino的全草。

【植物形态】攀缘草本。茎细弱，多分枝，具纵棱和沟槽，无毛或疏被短柔毛。叶互生；卷须纤细，2歧，稀单一，无毛或基部被短柔毛；叶片膜质或纸质，鸟足状，具5~9小叶，通常5~7，卵状长圆形或长圆状披针形，中央小叶侧生，小叶较小，先端急尖或短渐尖，基部渐狭，边缘具波状齿或圆齿状牙齿，上面深绿色，背面淡绿色，两渐狭，边缘具波状齿或圆齿状牙齿，上面深绿色，背面淡绿色，两面均被短硬毛；侧脉6~8对，上面平坦，下面突起，细脉网状。雌雄异株，雄花为圆锥花序，花序穗纤细，多分枝，分枝扩展，有时基部具小叶，被短柔毛，花梗丝状；基部具钻状小苞片；花萼筒极短，5裂，裂片三角形；花冠淡绿色，5深裂，裂片卵状披针形，边缘具缘毛状小齿；雄蕊5，联合成柱；雌花为圆锥花序，较雄花小，花萼、花冠均似雄花；子房球形，花柱3短而分叉，柱头2裂，具短小退化雄蕊5。果实球形，成熟后为黑色，光滑无毛。内含倒垂种子2颗，卵状心形，灰褐色或深褐色，顶端钝，基部心形，压扁状，面具乳突状突起。花期3~11月，果期4~12月。

【生长环境】生于海拔900~3200m的林下阴湿处。

【分布】云南全省除滇西北、滇东北外均有。

【拍摄地】云南景洪。

【性味】甘、苦，寒。

【功效】清热，补虚，解毒。

【主治】体虚乏力，虚劳失精，白细胞减少症，高脂血症，病毒性肝炎，慢性胃肠炎，慢性气管炎。

【用法】水煎服，10~15克。

【中药化学成分】地上部分主含达玛烷型四环三萜皂苷，有：绞股蓝糖苷TN-1，TN-2、绞股蓝苷I→LXXIX共79个；还含甾醇类成分：5，24-葫芦二烯醇、（24R）-5α-豆甾-7-烯-22-炔-3β-醇等；又含黄酮类成分：芸香苷、商陆黄素及维生素和多种氨基酸、微量元素。

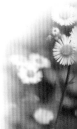

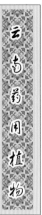

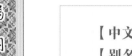

194 胃友

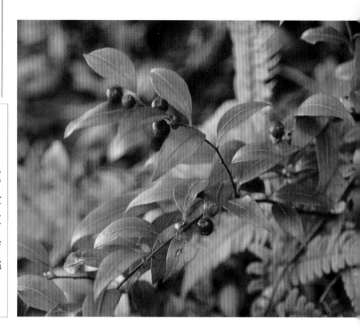

【中文名】胃友

【别名】野扇花，清香桂，野樱桃、万年青（昆明），矮陀（富源），观音柴（贵州），全青（四川灌县），花子藤、棉草木（四川峨眉），八爪金龙（会东），"哥吾斯挠"（凉山彝语）

【基源】为黄杨科植物野扇花 *Sarcococca ruscifolia* Stapf的根及果实。

【植物形态】小灌木，高0.5～2（～4）m。根系发达。茎直立，分枝较密，小枝被密或疏的短柔毛。叶阔椭圆状卵形至狭披针形，革质，长3.5～5.5cm，宽1～2.5cm，先端渐尖或急尖，基部圆形或短楔形，叶面光亮，叶背淡绿，近基三出脉，叶背中脉隆起，侧脉不明显；叶柄长3～6mm。总状花序腋生，花序轴上部大部为雄花，2（～7）朵，雌花2～4（～6），生花序轴下部，开花前下垂；苞片卵圆形，锐尖，乳白色，极芳香；雄花：具2枚小苞片；萼片4枚，稀3～5阔卵状椭圆形，近钝，具小纤毛；花丝白色，花药黄色，背部着生。雌花：苞片苍绿色；萼片6枚，覆瓦状排列，缘具小纤毛；子房卵状长圆形，花柱3枚。果为核果状，球形，猩红色。种子单个，稀2个以上，黑亮，长约5mm。花果期10月至翌年2月。

【生长环境】生于海拔1200～1900m的山坡、林下或沟谷中，喜生石灰岩区。

【分布】滇中、西北及东南等地。

【拍摄地】云南玉溪。

【性味】辛、苦，平。

【功效】根：祛风通络，活血止痛；果实：养肝安神。

【主治】根：用于胃痛，风湿痛，跌打损伤；果实：用于头晕，心悸，视力减退。

【用法】水煎服，10～15克。

195 茜草

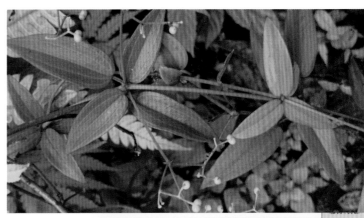

【中文名】茜草

【别名】浅色茜草，白花茜草

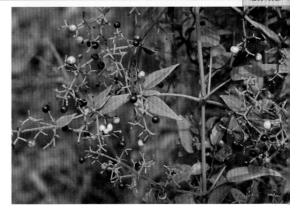

【基源】为茜草科植物浅色茜草 *Rubia pallida* Diels的根。

【植物形态】草质藤本，长可达2m。茎、枝均有4棱，棱上覆倒生皮刺，干时黄褐色，仅节上被柔毛，有时节间亦被疏柔毛。叶4片或偶有6片轮生，叶片薄纸质，披针形或近卵形顶端渐尖，基部浑圆或浅心形，边缘密生锯齿状皮刺，两面近无毛或上面散生短硬毛，下面中脉上生一列小皮刺；基出脉3～5条，在上面通常凹陷，下面凸起；叶柄特长，通常1.5cm以上，有直棱，密生小皮刺。聚伞花序通常排成圆锥花序式，顶生和腋生，通常比叶长，花序轴和分枝均有倒生皮刺；苞片狭披针形或披针形，常对折，近无毛或被短硬毛；花冠白色或有时淡黄色，无毛或里面有乳头状极短的毛，裂片5或有时6，伸展，不反折，卵状三角形或披针状三角形，渐尖，钝头，有3脉。浆果成熟时黑色，径约4mm。花期6～7月，果期9～10月。

【生长环境】生于海拔1800～2800m处的山谷林中、林缘或灌丛。

【分布】云南特有，丽江、中甸、德钦、贡山、大姚等地。

【拍摄地】云南昆明。

【性味】苦，寒。

【功效】活血，止血，通经活络，止咳祛痰。

【主治】吐血，衄血，便血，血崩，经闭，风湿痹痛，跌打损伤，淤滞肿痛，黄疸，慢性支气管炎。

【用法】水煎服，10～15克。

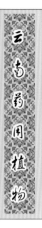
196 草乌

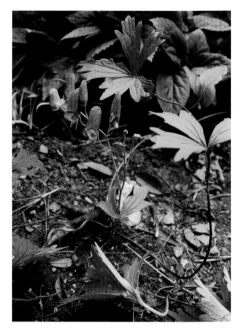

【中文名】草乌

【别名】乌头，乌药、盐乌头（四川、陕西），鹅儿花、铁花（四川峨眉山），五毒（河南鸡公山）

【基源】为毛茛科植物乌头 *Aconitum carmichaeli* Debx.的母根（川乌）及子根（附子）。

【植物形态】块根倒圆锥形，长2～4cm。茎高60～150（～200）cm，中部之上疏被反曲的短柔毛，等距离生叶，分枝。茎下部叶在开花时枯萎。茎中部叶有长柄；叶片薄革质或纸质，五角形，基部浅心形三裂达或近基部，中央全裂片宽菱形，有时倒卵状菱形或菱形，急尖，有时短渐尖近羽状分裂，二回裂片约2对，斜三角形，生1～3枚牙齿，间或全缘，侧全裂片不等二深裂，表面疏被短伏毛，背面通常只沿脉疏被短柔毛；叶柄疏被短柔毛。总状花序顶生，轴及花梗多少密被反曲而紧贴的短柔毛；下部苞片三裂，其他的狭卵形至披针形；萼片蓝紫色，外面被短柔毛，上萼片高盔形，下缘稍凹，喙不明显；花瓣无毛，微凹，通常拳卷；雄蕊无毛或疏被短毛，花丝有2小齿或全缘；心皮3～5，子房疏或密被短柔毛，稀无毛。蓇葖果长1.5～1.8cm；种子三棱形，只在二面密生横膜翅。9～10月开花。

【生长环境】生于海拔100～2150m的山地草坡或灌丛中。

【分布】昆明、大理、丽江、中甸、个旧、文山等地广泛栽培。

【拍摄地】云南丽江。

【性味】母根（川乌）：辛、苦，热。子根（附子）：辛、甘，大热。

【功效】母根（川乌）：辛、苦，热。有大毒。祛风除湿，温经止痛。子根（附子）：辛、甘，大热。有毒。回阳救逆，补火助阳，逐风寒湿邪。

【主治】母根（川乌）：用于风寒湿痹，关节痛，心腹冷痛，寒疝作痛，麻醉止痛。子根（附子）：用于亡阳虚脱，肢冷脉微，阳痿，宫冷，心腹冷痛，虚寒吐泻，阴寒水肿，阳虚外感，寒湿痹痛。

【用法】水煎服，0.3～1克。

197 草血竭

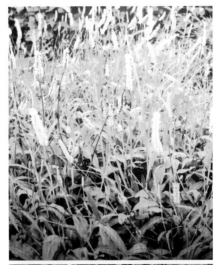
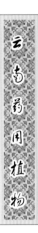

【中文名】草血竭

【别名】草血竭，一口血，回头草，弓腰老，老腰弓，小么公，地蜂子，地蚂蜂

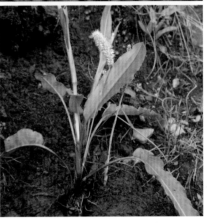
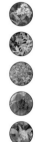

【基源】为蓼科植物草血竭 *Polygonum paleaceum* Wall.的根状茎。

【植物形态】多年生草本，高24～60cm。根状茎肥厚，弯曲，表皮黑褐色。茎直立，不分枝，无毛，具细条棱，单生或2～3。基生叶较茎生叶大，革质，长6～18cm，宽2～3cm，狭长圆形或披针形，顶急尖或微渐尖，基部楔形，稀近圆形，边缘全缘，两面无毛；茎生叶披针形，具短柄，最上部的叶为线形；托叶鞘膜质，筒状，下部绿色，上部褐色，开裂。总状花序穗状，紧密，长4～6cm，直径0.8～1.2cm。苞片膜质，卵状披针形，顶端长渐尖；花梗细弱，4～5mm，比苞片长；花被5深裂；淡红色或白色，花被片椭圆形。雄蕊8；花柱3，柱头头状。瘦果卵形，具3锐棱，有光泽，包于宿存花被内。花期7～8月，果期9～10月。

【生长环境】生于海拔1350～4200m的草坡、山谷、沟边、林中、林缘、林下等处。

【分布】云南全省各地。

【拍摄地】云南普洱。

【性味】苦、涩，微涩。

【功效】活血散淤、止血止痛，清热解毒，收敛止泻。

【主治】主治慢性胃炎，胃及十二指肠溃疡，食积，月经不调，跌打损伤，外伤出血，温寒疼痛。

【用法】水煎或研末服，3～15克。

【选方】治骨溃疡。本品15克、虎杖20克、白及15克、滇威灵仙15克，研末温开水送服，每次3克，每天3次。

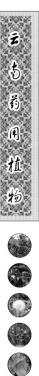

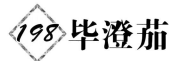

198 毕澄茄

【中文名】毕澄茄

【别名】山鸡椒，木香子（镇沅、普洱），木姜子（屏边、普洱、文山、曲靖），山苍子（曲靖、普洱），青皮树（耿马），山苍树、过山香（文山），山胡椒（普洱、大理、保山），野胡椒（大理），大筑子皮（普洱），澄茄子（文山），沙海藤、雪白（傣语）。

【基源】为樟科植物山鸡椒 *Litsea cubeba* （Lour.）Pers.的根、叶及果实。

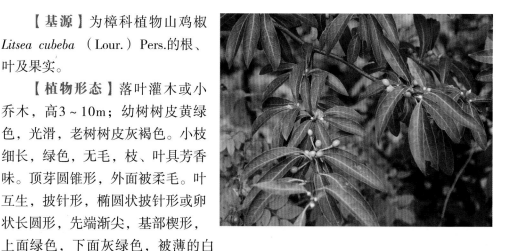

【植物形态】落叶灌木或小乔木，高3～10m；幼树树皮黄绿色，光滑，老树树皮灰褐色。小枝细长，绿色，无毛，枝、叶具芳香味。顶芽圆锥形，外面被柔毛。叶互生，披针形，椭圆状披针形或卵状长圆形，先端渐尖，基部楔形，上面绿色，下面灰绿色，被薄的白粉，两面均无毛，羽状脉，侧脉每边6～10条，纤细，与中脉在两面均凸起。伞形花序单生或簇生于叶腋短枝上；苞片4，坚纸质，边缘有睫毛，内面密被白色绒毛；每一伞形花序有花4～6朵，先叶开放或与叶同时开放；花被片6，宽卵形。果近球形，无毛，幼时绿色，成熟时黑色。花期11月至翌年4月，果期5～9月。

【生长环境】生于向阳丘陵和山地的灌丛或疏林中，海拔100～2900m，对土壤和气候的适应性较强，但在土壤酸度为5～6度的地区生长较为旺盛。

【分布】云南全省除高海拔地区外，大部分地区均有分布，以南部地区为常见。

【拍摄地】云南普洱。

【性味】果实（毕澄茄）、根（豆豉姜）：辛、微苦，温。

【功效】果实（毕澄茄）、根（豆豉姜）：祛风散寒，理气止痛。

【主治】根：用于风湿骨痛，四肢麻木，感冒头痛，胃痛。叶：外用于痈肿疮疖，乳痈，蛇、虫咬伤。果实：用于食积气滞，胃痛，感冒头痛，血吸虫病。

【用法】水煎服，5～10克。

199 荫风轮

【中文名】荫风轮

【别名】灯笼草（云南玉溪、四川南川），山藿香（云南漾濞，贵州遵义），走马灯草（保山），漫胆草、小益母草（大理），脚癣草（红河），夏枯草、土防风、锈球草（曲靖），楼台草（通海），蜂窝草（贵州湄潭），节节草（贵州清镇），节节菜（四川南川），风轮草（四川峨眉），土荆芥（江苏），断血流（安徽），野鱼腥草（广西龙胜），大叶香薷

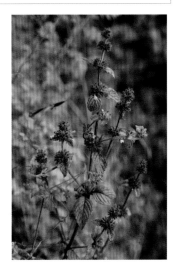

【基源】为唇形科植物灯笼草 *Clinopodium polycephaluum* （Vaniot） C. Y. Wu et Hsuan ex Hsu的全草。

【植物形态】直立多年生草本，高0.5～1m，多分枝，基部有时匍匐生根。茎四棱形，具槽，被平展糙硬毛及腺毛。叶卵形，先端钝或急尖，基部阔楔形至几圆形，边缘具疏圆齿状牙齿，上面榄绿色，下面略淡，两面被糙硬毛，尤其下面脉上。轮伞花序多花，圆球状，沿茎及分枝形成宽而多头的圆锥花序；花萼圆筒形，花时长约6mm，宽约1mm，具13脉，脉上被具节长柔毛及腺微柔毛，萼内喉部被疏刚毛，果时基部一边膨胀，宽至2mm，上唇3齿，齿三角形，具尾尖，下唇2齿，先端芒尖；花冠紫红色，长冠筒伸出花萼，外面被微柔毛，冠檐2唇形，上唇直伸，先端微缺，下唇3裂。雄蕊不露出，后对短且花药小，在上唇穹隆下，直伸，前对长超过下唇，花药正常。小坚果卵形，褐色，光滑。花期7～8月，果期9月。

【生长环境】生于海拔1700～3400m的山坡草地、路边、灌丛、林下。

【分布】云南全省各地。

【拍摄地】云南昆明。

【性味】全草（断血流）：苦、涩，凉。

【功效】全草（断血流）：清热解毒，凉血止血。

【主治】全草（断血流）：用于各种出血，白喉，黄疸，感冒，腹痛，小儿疳积，疔疮痈肿，跌打损伤，蛇犬咬伤。

【用法】水煎服，10～15克。

【选方】治脚癣湿痒。鲜品捣烂兑冷开水泡患脚。

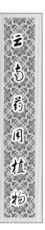

200 虾子花

【中文名】虾子花

【别名】吴福花

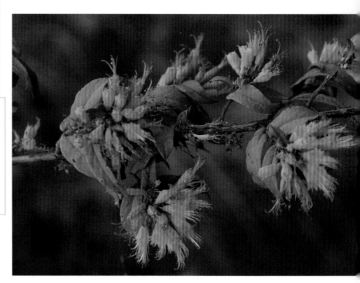

【基源】为千屈菜科植物虾子花 *Woodfordia fruticosa*（L.）Kurz.的根或花。

【植物形态】灌木，高3~5m。幼枝被短柔毛，后脱落。叶对生，革质，披针形或狭披针形，长3~14cm，宽1~4cm，上面通常近无毛，下面微白色具微小黑腺点，被短柔毛，近无柄。聚伞花序腋生，圆锥状，长约3cm，花序轴被毛，小苞片早落；花两性，具长约3mm的花梗；花萼筒状，鲜红色，长1~1.3cm，口部略偏斜，具6齿，萼齿之间有小附属体；花瓣6，通常不长于萼齿；雄蕊12，生于萼管下部，明显伸出；子房上位，2室，花柱比雄蕊稍长。蒴果狭椭圆形，长约7mm，包藏于萼管之内，2瓣裂，具多数种子。花期3~4月。

【生长环境】生于海拔200~2000m的河谷边缘坡地灌木丛中。

【分布】西双版纳、昆明、楚雄、大理、丽江、曲靖地区。

【拍摄地】云南景洪。

【性味】性温，味微甘涩。

【功效】活血，舒筋活络。

【主治】痛经，闭经，血崩，鼻衄，咳血，肠风下血，痢疾，风湿痹痛，腰肌劳损，跌打损伤。

【用法】水煎服，10~30克；或浸酒。

【选方】治闭经。本品15克，煎汤送服酒大黄，每次3克，每天两次，连服3天。

【中药化学成分】花含多种可水解鞣质和多种黄酮类化合物，还含并没食子酸、大黄酚-8-O-β-D-吡喃葡萄糖苷、海柯皂苷元等。

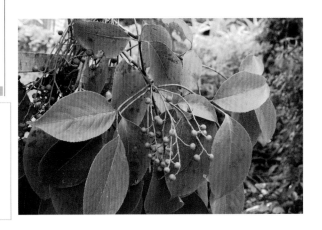

201 重阳木

【中文名】重阳木
【别名】秋枫木，三叶红，鸭脚枫，千金不倒

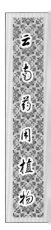

【基源】为大戟科植物秋枫木 *Bischofia javanica* Blume.的根、树皮。

【植物形态】常绿或半常绿乔木，高可达20m。顶枝粗壮，三出复叶，革质；小叶片卵形、倒卵形、长椭圆形、椭圆形或稀有披针形，长7～15cm，宽4～8cm，先端急尖或短尾状渐尖，基部宽楔形或钝圆，边缘有疏锯齿，每1cm有锯齿2～3个；两面光滑无毛。花小，单性，雌雄异株，无花瓣；圆锥状花序腋生，雌花序较长，长达15～27cm；萼片5，覆瓦状排列；雄花雄蕊5；退化子房盾状；雌花子房3或4室，每室2胚珠，花柱3，不分裂。果实不开裂，球形或略扁，直径约13mm，淡褐色；种子长约5mm。花、果期全年。

【生长环境】生于海拔50～1900m的山坡常绿阔叶林、沟谷林中。

【分布】全省除滇西北、滇东北外均有。

【拍摄地】云南景洪。

【性味】苦，辛，温。

【功效】祛风除湿，化淤消积。

【主治】风湿骨痛，噎膈，反胃，痢疾，肝炎。

【用法】水煎服，10～15克。

【中药化学成分】茎含β-谷甾醇、无羁萜、表无羁萜醇、无羁萜醇及β-谷甾醇-β-葡萄糖苷。

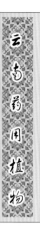

202 骨碎补

【中文名】骨碎补
【别名】槲蕨

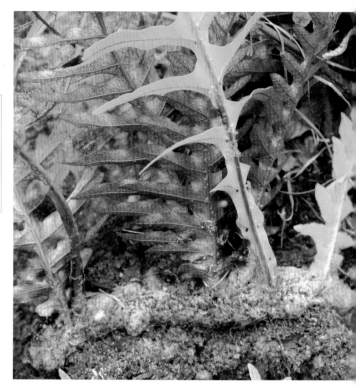

【基源】为槲蕨科植物槲蕨 *Drynaria fortunei* (Kunze ex Mett.) J. Sm.的根状茎。

【植物形态】附生植物，常附生于岩石或树干侧，匍匐生长，螺旋攀援。根状茎肉质，直径1~2cm，密被鳞片；鳞片长披针形，边缘有齿和睫毛，先端纤细，长0.8~1.2cm，宽0.1~0.2cm，盾状着生。叶二型，基生不育叶卵圆形，边缘全缘，长2~8cm，宽3~7cm，基部心形，浅裂达叶缘至主脉的1/3，黄绿色或棕色，厚膜质，下面有疏短毛；能育叶长25~40cm，具叶柄，柄长4~10cm，具明显的狭翅；叶片纸质，长椭圆形，长20~35cm，宽12~20cm，深羽裂至距叶轴0.2~0.5cm处，向基部下延而呈波状，裂片9~13对，互生，稍斜向上，披针形，长6~10cm，宽2~3cm，边缘有不明显的疏钝齿或缺刻，顶端短尖；叶脉两面均明显，具内藏小脉，微凸出，无毛，仅上面中肋略被有短毛。孢子囊群圆形或椭圆形，生叶片背面沿裂片中肋两侧各排列成2~4行，无隔丝，混生有大量腺毛。

【生长环境】生于海拔420~1500m的常绿阔叶林树干上或岩石上。

【分布】绥江、大关、西畴、文山、砚山、丘北、景洪、澜沧等地。

【拍摄地】云南砚山。

【性味】苦，温。

【功效】补肾坚骨，活血止痛。

【主治】治肾虚久泻及腰痛，风湿痹痛，齿痛，耳鸣，跌打闪挫、骨伤，阑尾炎，斑秃，鸡眼。

203 鬼针草

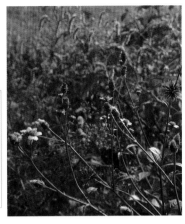
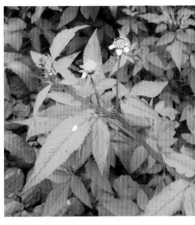

【中文名】鬼针草

【别名】三叶鬼针草，虾钳草，蟹钳草，对叉草，粘人草，粘连子，一包针，引线包，"牙金甫"（傣语）

【基源】为菊科植物鬼针草 *Bidens pilosa* L.的全草。

【植物形态】一年生草本，茎直立，高30～100cm，钝四棱形，无毛或上部被极稀疏的柔毛，基部直径可达6mm。茎下部叶较小，3裂或不分裂，通常在开花前枯萎，中部叶具长1.5～5cm无翅的柄，三出，小叶3枚，很少为具5（～7）小叶的羽状复叶，两侧小叶椭圆形或卵状椭圆形，有时偏斜，不对称，具短柄，边缘有锯齿、顶生小叶较大，长椭圆形或卵状长圆形，边缘有锯齿，无毛或被极稀疏的短柔毛，上部叶小，3裂或不分裂，条状披针形。头状花序，总苞基部被短柔毛，苞片7～8枚，条状匙形，上部稍宽，开花时长3～4mm，果时长至5mm，草质，边缘疏被短柔毛或几无毛，外层托片披针形，果时长5～6mm，干膜质，背面褐色，具黄色边缘，内层较狭，条状披针形。无舌状花，盘花筒状，长约4.5mm，冠檐5齿裂。瘦果黑色，条形，略扁，具棱，长7～13mm，宽约1mm，上部具稀疏瘤状突起及刚毛，顶端芒刺3～4枚，长1.5～2.5mm，具倒刺毛。

【生长环境】生于海拔700～3200m的旷野路边。

【分布】云南全省各地。

【拍摄地】云南丽江。

【性味】苦、平。

【功效】清热解毒，祛风活血。

【主治】上呼吸道感染，咽喉肿痛，急性阑尾炎，急性黄疸型肝炎，胃肠炎，风湿关节疼痛，疟疾，外用治疮疖，毒蛇咬伤，跌打肿痛。

【用法】水煎服，15～30克。

【选方】治咽喉肿痛。本品30克、射干15克，水煎服。

【中药化学成分】全草含金丝桃苷、异奥卡宁-7-O-葡萄糖苷、奥卡宁、海生菊苷、水杨酸、原儿茶酸、没食子酸和脂肪酸类化合物，又含微量聚乙炔类化合物ⅪⅤ及多种强极性炔类化合物；全草含总黄酮、多种氨基酸以及香豆精、生物碱、蒽醌苷、糖、胡萝卜素、多元酚类和维生素等。

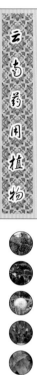

204 倒提壶

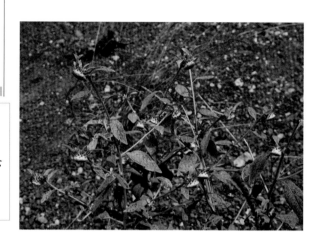

【中文名】倒提壶

【别名】挖耳草，烟管头草，烟袋草

【基源】为菊科植物烟管头草 *Carpesium cernuum* L.的全草。

【植物形态】多年生草本。茎高50～100cm，密被长柔毛，多分枝。茎下部叶大，具长柄，叶片长椭圆形，边缘具稍不规整的锯齿，中部叶椭圆形至长椭圆形，先端渐尖或锐尖，基部楔形，具短柄，近全缘。头状花序单生茎端及枝端，开花时下垂；苞叶多枚，总苞壳斗状，苞片4层，外层苞片叶状，披针形，先端钝，通常反折，中层及内层干膜质，有不规整的微齿。雌花狭筒状，中部较宽，两端稍收缩，两性花筒状，向上增宽，冠檐5齿裂。瘦果长4～4.5mm。

【生长环境】生于海拔2000～2600m的草地、山谷林缘。

【分布】滇中、滇西、滇西北。

【拍摄地】云南昆明。

【性味】苦，微寒。

【功效】清热解毒，消炎止痛。

【主治】咽喉肿痛，乳蛾，风火牙痛，痈肿疮毒，疟疾，子宫脱垂，脱肛。

【用法】水煎服，10～15克。

【选方】治咽喉肿痛。本品15克、千里光10克、射干10克，水煎服。

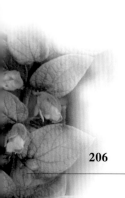

205 勐海胡颓子

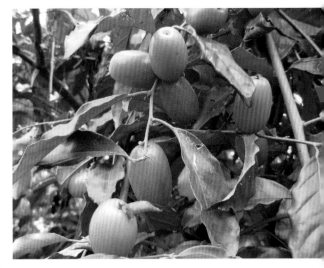

【中文名】勐海胡颓子
【别名】大羊奶果，牛奶果

【基源】为胡颓子科勐海胡颓子 *Elaeagnus conferta* Roxb. var. Menghaiensis W. K. Hu et H. F. Chow的果实。

【植物形态】落叶或常绿灌木，直立或有时攀援状，有刺或无刺，全部密被银色或淡褐色、盾状鳞片，幼枝被锈色鳞片；叶片矩圆形，互生，叶纸质，下面干燥后灰褐色；花银白色，通常两性，有时杂性，常单生或簇生于叶腋内；花萼管状或钟状，在子房之上收缩，裂片4；雄蕊4，花丝极短；坚果包藏于花后增大的肉质萼管内，包围子房的萼管和花梗红锈色，花柱无毛。花期10～11月，果期次年2～3月。

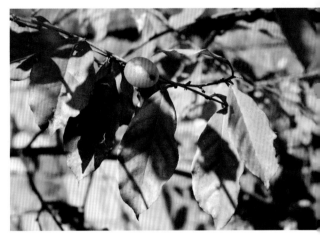

【生长环境】生于海拔1400～1900m的密林中。

【分布】西双版纳、德宏等地。

【拍摄地】云南勐海。

【性味】酸、涩，温。

【功效】收敛，止泻，止血。

【主治】寒泻不止，咳嗽咯血。

【用法】水煎服，10～15克。

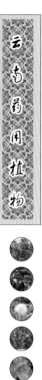

206 圆果罗伞

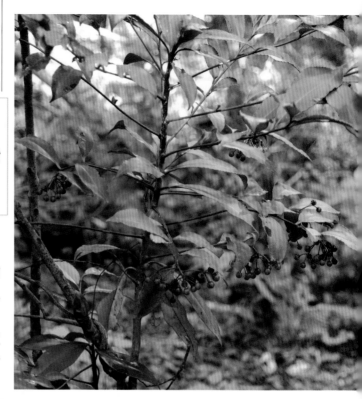

【中文名】圆果罗伞

【别名】拟罗伞树，开展紫金牛

【基源】为紫金牛科植物圆果罗伞 *Ardisia depressa* C. B. Clarke的叶。

【植物形态】多枝灌木或亚灌木，高2～4m。小枝细，嫩时被锈色鳞片和微柔毛。叶互生；叶柄长约1cm；叶片坚纸质，椭圆状披针形或 近倒披针形，长8～12cm，宽2～3.5（～5.5）cm，先端渐尖，基部楔形，全缘或具微波状齿，背面具细小鳞片；侧脉多数，与中脉几呈直角，连成边缘的边缘脉。聚伞花序或复伞形花序，腋生或着生于短的侧生特殊花枝顶端，长2～4cm，被锈色细鳞片；花梗长约5mm，萼片三角状卵形，先端急尖，长约1mm，具缘毛；花瓣白色或粉红色，卵形，先端急尖；雄蕊与花瓣几等长，花药卵形，背部无腺点或其少数腺点；雌蕊与花瓣等长或超过。果球形，直径5～7mm，暗红色，具纵肋和不明显的腺点；雄蕊与花瓣等长或超过。果球形，直径5～7mm，暗红色，具纵肋和不明显的腺点，有时具疏细小鳞片。花期3～5月，果期8～11月。

【生长环境】生于海拔300～1300m的山坡或沟谷林下阴湿处。

【分布】云南全省大部份地区。

【拍摄地】云南玉溪。

【性味】苦，性凉。

【功效】凉血止血。

【主治】鼻衄。

207 夏枯草

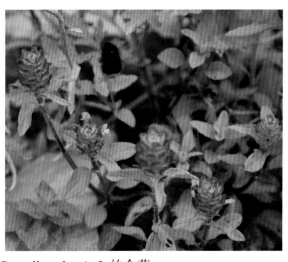

【中文名】夏枯草

【别名】铁线夏枯草，麦夏枯

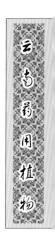

【基源】为唇形科植物夏枯草 *Prunella vulgaris* L.的全草。

【植物形态】多年生草木；根茎匍匐，在节上生须根。茎高20～30cm，上升，下部伏地，自基部多分枝，钝四棱形，具浅槽，紫红色，被稀疏的糙毛或近于无毛。茎叶卵状长圆形或卵圆形，大小不等，先端钝，基部圆形、截形至宽楔形，下延至叶柄成狭翅，边缘具不明显的波状齿或几近全缘，草质，上面橄榄绿色，具短硬毛或几无毛，下面淡绿色，几无毛。轮伞花序密集组成顶生的穗状花序，每一轮伞花序下承以苞片；苞片宽心形，脉纹放射状，外面在中部以下沿脉上疏生刚毛，内面无毛，边缘具睫毛，膜质，浅紫色。花萼钟形，倒圆锥形，外面疏生刚毛，二唇形，上唇扁平，宽大，近扁圆形，先端几截平，具3个不很明显的短齿，中齿宽大，齿尖均呈刺状微尖，下唇较狭，2深裂，裂片达唇片之半或以下，边缘具缘毛，先端渐尖，尖头微刺状。花冠紫、蓝紫或红紫色，外面无毛，内面约近基部1/3处具鳞毛毛环，冠檐二唇形，上唇近圆形，内凹，多少呈盔状，先端微缺。雄蕊4，前对长很多，均上升至上唇片之下，彼此分离，花药2室，室极叉开。花柱纤细，先端相等2裂，裂片钻形，外弯。花盘近平顶。子房无毛。小坚果黄褐色，长圆状卵珠形，微具沟纹。花期4～6月，果期7～10月。

【生长环境】生于海拔1400～3000m的潮湿向阳水边。

【分布】东川、迪庆、楚雄、南涧、弥渡、巍山等地。

【拍摄地】云南丽江。

【性味】苦、辛，寒。

【功效】清肝明目，清热，燥湿，散结。

【主治】头痛眩晕，瘰疬，瘿瘤，乳痈肿痛，乳腺增生症，高血压症。

【用法】水煎服，10～30克。

【中药化学成分】果穗含熊果酸、齐墩果酸、熊果酸及齐墩果酸为主要苷元的皂苷及其他皂苷类化合物；全草含酸性多粮夏枯草多糖、还含齐墩果酸、熊果酸、齐墩果酸为苷元的皂苷及挥发油，其中含左旋樟脑、右旋小茴香酮。

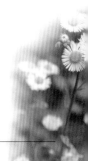

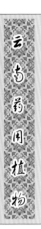

208 柴胡

【中文名】柴胡

【别名】小柴胡，金柴胡，芫荽柴胡（四川甘洛县、会东县），竹叶柴胡（四川南川县），滇银柴胡（云南）

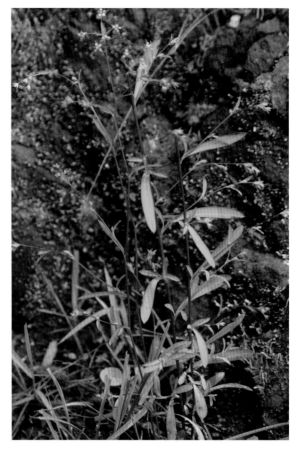

【基源】为伞形科植物小柴胡 *Bupleurum tenue* Buch.-Ham. ex D.Don.的全草。

【植物形态】二年生草本，高20～80cm。根细瘦，多枝根，表皮褐色，木质化。茎单一，直立，常带紫褐色，自基部开始分枝，分枝多，细长质坚，斜升展开。基生叶少数，狭窄细小，线形；茎生叶线状长圆形，基部稍狭，无柄抱茎，先端急尖或钝，具小尖头，7～9脉，小脉末端和边缘有棕黄色的油脂点。伞形花序多而细小，花序梗细长，总苞片2～4，披针形或椭圆形，不等大；伞辐2～5，纤细，不等长；小总苞片5，椭圆形，顶端渐尖，长略超过花柄；每小伞形花序有花3～5，结果时，发育果实一般为3；花瓣近圆形，小舌片近方形。分生果椭圆形，棕褐色，棱粗，显著突出，淡黄色。花果期9～10月。

【生长环境】多生于海拔600～2900m的向阳山坡草丛中或干燥砾石坡地。

【分布】中甸、丽江、鹤庆、宾川、大理、大姚、昆明、景东、屏边、西畴、镇雄等地。

【拍摄地】云南昆明。

【性味】苦，凉。

【功效】和解表里，疏肝，升阳。

【主治】寒热往来，胸满胁痛，口苦耳聋，头痛目眩，月经不调。

【用法】水煎服，10～15克。

209 桃儿七

【中文名】桃儿七

【别名】鬼臼，奥莫色，
鸡素苔，铜筷子，小叶莲，鬼
打死，羊蒿爪

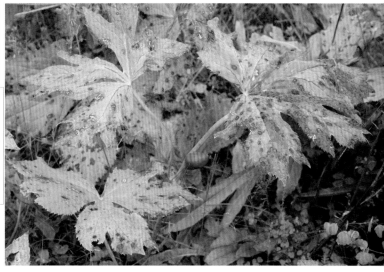

【基源】为小檗科植物桃
儿七 *Sinopodophyllum hexandrum*
（Wall.）Ying的根及根茎。

【植物形态】多年生草本，高20～70cm。根茎粗壮，侧根多数，长15cm，直径2～3mm，外表浅褐色或棕褐色。茎单一，基部有2个膜质鞘。叶2～3，生于茎顶，具长叶柄；叶盾状着生，直径约25cm，掌状3～5深裂至中下部或几达基部，小裂片先端渐尖，上面绿色无毛，下面淡绿色，有白色长柔毛。花单生叶腋，先叶开放，粉红色，萼片早落；花瓣6，排成2轮，外轮较内轮为长；雄蕊6，花丝向内弯，基部变宽，花药狭长圆形；雌蕊1，子房近圆形，胚珠多数，花柱短，柱头多裂。浆果卵圆形，长4～7cm，被灰粉，熟时红色。种子多数，暗紫色，无肉质假种皮。花期5～6月，果期7～9月。

【生长环境】生于海拔3200～4000m的山林阴湿处。

【分布】迪庆、丽江、大理、怒江等地。

【拍摄地】云南丽江。

【性味】苦、微辛，性温；有毒。

【功效】祛风除湿，活血止痛，祛痰止咳。

【主治】风湿痹痛，跌打损伤，月经不调，痛经，脘腹疼痛，咳嗽。

【用法】水煎服，1.5～6克；或研末；或泡酒。

【中药化学成分】根、根茎分离得鬼臼毒素，4'-去甲基鬼臼毒素，α-盾叶鬼臼素，β-盾叶鬼臼素，去氧鬼臼毒素，鬼臼毒酮，异鬼臼苦素酮，4'-去甲基-去氧鬼臼毒素，4'-去甲基鬼臼毒酮，4''-去甲基异鬼臼苦素酮及它们的苷类化合物；还含鬼臼苦素，去氢鬼臼毒素，山荷叶素，山柰酚及槲皮素。

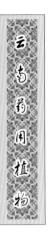

210 桑白皮

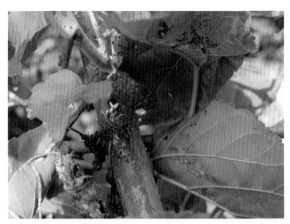

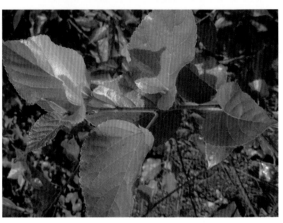

【中文名】桑白皮

【别名】桑，家桑（四川），桑树（通称）

【基源】为桑科植物桑 *Morus alba* L.的根皮。

【植物形态】乔木或灌木，高3～10m或更高，胸径可达50cm；树皮厚，黄褐色，有纵裂。叶卵形至宽卵形，先端急尖或钝尖，基部圆形至浅心形，稍偏斜，边缘锯齿粗钝，分裂或不分裂，叶面无毛，背面脉腋有丛生毛。雄花序下垂，绿白色，花被片4，宽椭圆形，密被微柔毛，花丝在开花时伸出花被片外，花药球形，黄色；雌花无梗，花被片倒卵形，外面和边缘有毛，子房无花柱，柱头2裂，里面有乳头状突起。聚花果卵状椭圆形，成熟时紫黑色。花期4月，果期5月。

【生长环境】通常生于海拔200～2800m的平原或山地多数栽培，用以饲蚕。

【分布】云南全省各地均有栽培，用以饲蚕。

【拍摄地】云南富民。

【性味】根皮（桑白皮）：甘，寒。嫩枝（桑枝）：微苦，平。叶（桑叶）：甘、苦，寒。果穗（桑椹）：甘、酸，寒。

【功效】根皮（桑白皮）：泻肺平喘，利水消肿；嫩枝（桑枝）：祛风湿，利关节；叶（桑叶）：疏风清热，清肝明目；果穗（桑椹）：补血滋阴，生津润燥。

【主治】根皮（桑白皮）：用于肺热咳嗽，水肿胀满尿少，面目肌肤浮肿；嫩枝（桑枝）：用于肩臂关节酸痛麻木；叶（桑叶）：用于风热感冒，肺热燥咳，头晕头痛，目赤昏花；果穗（桑椹）：用于眩晕耳鸣，心悸失眠，须发早白，津伤口渴。

【用法】水煎服，10～30克。

211 浆果楝

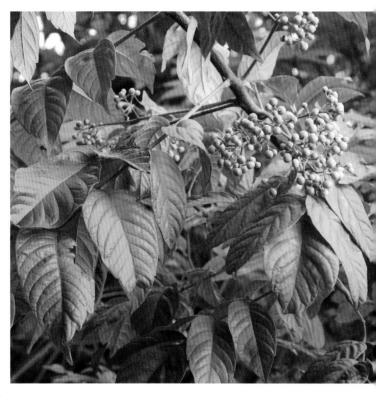

【中文名】浆果楝

【别名】亚罗椿，苦亚罗椿，埋皮纺，秧勒（傣族语），老鸦树，老鸦饭（云南）

【基源】为楝科植物浆果楝属浆果楝 *Cipadessa baccifera* Miq.的根及树皮。

【植物形态】灌木或小乔木，高1～10m；树皮淡褐色；小枝幼时被细柔毛，后渐无毛。叶连柄长8～25cm，叶轴被疏柔毛至无毛，有小叶4～6对；小叶对生，膜质，长卵圆形至椭圆形，长1.5～8cm，宽1～3cm，先端短渐尖，基部阔楔形表面无毛或沿中脉有疏柔毛，背面沿中脉和侧脉被稀疏、紧贴的长柔毛，侧脉8～10对、纤细；具短柄。圆锥花序长8～13cm，近无毛。花白色或淡黄色，径约3mm；萼5齿裂，裂齿阔三角形，外面被细柔毛，花瓣膜质，长椭圆形，长约2.5mm，短尖，近无毛，雄蕊管无毛，花药卵形，无毛；子房无毛。果紫红色，径约4mm。花期4～6月，果12～2月成熟。

【生长环境】生长于海拔500～1600m的常绿阔叶林，铁刀木林、疏林、灌丛中常见。

【分布】泸西、龙陵、耿马、普洱、普文、西双版纳等地。

【拍摄地】云南景洪。

【性味】苦，凉。

【功效】疏风解表，祛湿止痢，祛风止痒。

【主治】治外感风热，咳嗽，少痰，发热，湿热痢疾，皮肤瘙痒。

【用法】水煎服，10～15克。

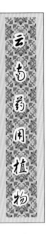

212 海红豆

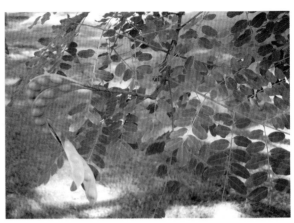

【中文名】海红豆

【别名】红豆，大红扁豆，相思豆，孔雀豆，相思树，西施格树

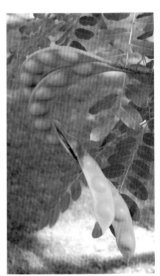

【基源】为含羞草科植物海红豆 *Adenanthera pavonina* L.的种子。

【植物形态】落叶乔木，高5～20m。嫩枝微被柔毛。二回羽状复叶，具短柄；叶柄和叶轴被微柔毛，无腺体；羽片3～5对，小叶4～7对，互生，长圆形或卵形，长2.5～3.5cm，宽约1.5～2.5cm，先端圆钝，两面均被微柔毛。总状花序单生于叶腋或在枝顶排成圆锥花序，被短柔毛；花小，白色或淡黄色，有香味，具短梗；花萼长不足1mm，与花梗同被金黄色柔毛；花瓣5，披针形，长2.5～3mm，无毛，基部稍合生；雄蕊10枚，与花冠等长或稍长；子房被柔毛，几无柄，花柱丝状，柱头小。荚果狭长圆形，盘旋，长10～20cm，宽1.2～1.4cm，开裂后果瓣旋卷；种子近圆形至椭圆形，长5～8mm，宽4.5～7mm，鲜红色，有光泽。花期4～7月，果期7～10月。

【生长环境】生于低山次生阔叶林中、栽培于庭院。

【分布】勐腊、景洪等地。

【拍摄地】云南景洪。

【性味】甘、淡，微寒；有小毒。

【功效】疏风清热，燥湿止痒，润肤养颜。

【主治】催吐，泻下，收敛，止血，痤疮，头面游风。

【用法】研末温开水送服，0.1～0.3克。

【中药化学成分】海红豆种子含豆甾醇、豆甾醇葡萄糖苷、卫矛醇、多糖及蛋白酶抑制剂和8种胰蛋白酶同效抑制剂DE1-DE8；海红豆木质部分中含有洋槐黄素、查耳酮、紫铆花素、福建茶素、二氢洋槐黄素、2，4-二羟基苯甲酸；树皮中含有葡萄糖、刺囊酸、齐墩果酸及它们的葡萄糖皂苷和豆甾醇葡萄糖苷；根中则含有齐墩果酸和刺囊酸；叶子中含有二十八醇、卫矛醇、β-谷甾醇葡萄糖苷和豆甾醇。

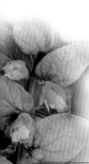

213 海南草珊瑚

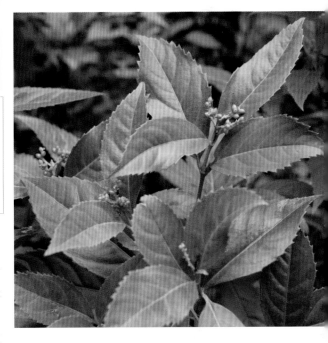

【中文名】海南草珊瑚

【别名】九节风，山牛耳青，驳节莲树（海南），骨节菜

【基源】为金粟兰科植物海南草珊瑚 *Sarcandra hainanensis*（Pei.）Swamy et Bailey的全草。

【植物形态】常绿直立亚灌木，高达1～1.5m，分枝或不分枝，无毛。叶对生，纸质，椭圆形至椭圆状长圆形，稀为倒披针形至倒卵形，长7～20cm，宽3～8cm，顶端渐尖，基部楔形，边缘有锯齿或圆锯齿，顶端有腺体状硬尖，近基部1/3 或1/5全缘；叶脉明显，侧脉7～8对；叶柄长5～20mm，基部合生成鞘状，托叶小，钻状。穗状花序顶生，分枝少；苞片卵圆形，全缘；无花被；雄蕊1枚，无柄，药隔直接着生于子房上部，卵圆形，肉质，花药2室，分生在药隔两侧。子房卵圆形，柱头无柄，圆柱状。核果卵形，直径约3.5mm，成熟时橙红色。花期10月至翌年5月；果期3～8月。

【生长环境】生于在海拔800～1600m的林阴下。

【分布】景洪、勐腊、屏边等地。

【拍摄地】云南景洪。

【性味】辛，平。

【功效】消肿止痛，通利关节。

【主治】治接骨，风湿跌打。

【用法】水煎服，10～15克。

【中药化学成分】从海南草珊瑚全草石油醚部位中分离得到了9个化合物，分别为棕榈酸、花生酸、β-谷甾醇、硬脂酸、大黄素、大黄酚、2'，3'-二羟基-4'，6'-二甲氧基查耳酮、2'-羟基4'、6'-二甲氧基查耳酮、cardamonin。

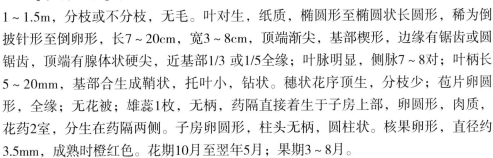

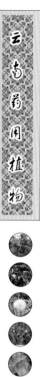

214 狼毒

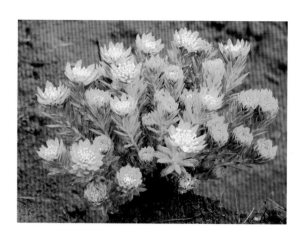

【中文名】狼毒

【别名】续毒，断肠草，药萝卜

【基源】为瑞香科植物狼毒 *Stellera chamaejasme* L.的根。

【植物形态】多年生草本，高20～50cm。茎丛生，基部木质化；根粗壮，圆锥形，木质多纤维。叶散生，稀对生或近轮生；叶片椭圆状披针形，先端渐尖，基部楔形，两面无毛，全缘。花两性；头状花序，多数聚生枝顶，具总苞；花萼花瓣状，黄色或白色，先端5裂，裂片倒卵形，其上有紫红色网纹；萼筒圆柱状，有明显纵脉纹；雄蕊10，2轮排列，着生于萼筒中部以上，花丝极短；子房上位，1室，上部密被细毛，花柱短，柱头球形。果实圆锥形，干燥，包藏于宿存萼筒基部。花期4～6月，果期7～9月。

【生长环境】生于海拔 2600～4200m的干燥而向阳的高山草坡、草坪或河滩台地。

【分布】云南全省大部分地区。

【拍摄地】云南宾川。

【性味】苦、辛，平。

【功效】泻水逐饮，破积杀虫。

【主治】水肿腹胀，痰食虫积，心腹疼痛，癥瘕积聚，结核，疥癣。

【用法】内服：煎汤1～3克；或入丸、散。外用：适量，研末调敷；或醋磨汁涂；或取鲜根去皮捣烂敷。

【中药化学成分】根含二萜、黄酮、木脂素、香豆精类成分。

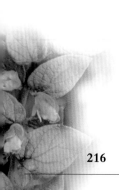

215 珠兰

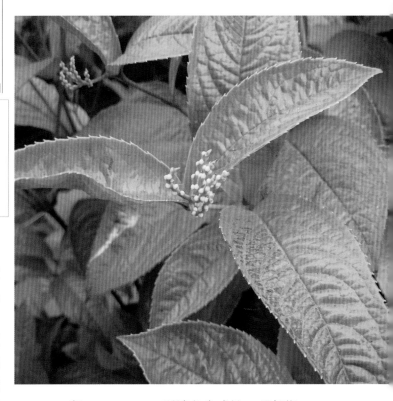

【中文名】珠兰

【别名】鱼子兰

【基源】为金粟兰科植物金粟兰 *Chloranthus spicatus*（Thunb.）Makino的全草。

【植物形态】半灌木，直立或稍平卧，高30～60cm；茎圆柱形，无毛。叶对生，厚纸质，椭圆形或倒卵状椭圆形，长5～11cm，宽2.5～5.5cm，顶端急尖或钝，基部楔形，边缘具圆齿状锯齿，齿端有一腺体，腹面深绿色，光亮，背面淡黄绿色，侧脉6～8对，两面稍凸起；叶柄长8～18mm，基部多少合生；托叶微小。穗状花序排列成圆锥花序状，通常顶生，少有腋生；苞片三角形；花小，黄绿色，极芳香；雄蕊3枚，药隔合生成一卵状体，上部不整齐3裂，中央裂片较大，有时末端又浅3裂，有1个2室的花药，两侧裂片较小，各有1个1室的花药；子房倒卵形。花期4～7月，果期8～9月。

【生长环境】生于林下溪边、潮湿地上，多栽培。

【分布】云南全省大部分地区。

【拍摄地】云南普洱。

【性味】辛、温。

【功效】祛风湿，接筋骨，活血散淤，杀虫止痒。

【主治】风湿关节痛，跌打损伤，刀伤出血，癫痫、子宫脱垂；外用于疔疮。

【用法】水煎服，10～15克。

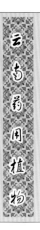
216 益母草

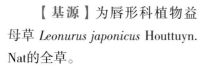

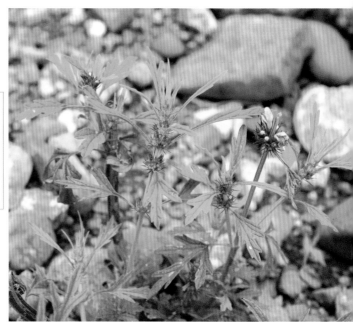

【中文名】益母草

【别名】坤草，九重楼，益母花，野麻

【基源】为唇形科植物益母草 *Leonurus japonicus* Houttuyn. Nat的全草。

【植物形态】一年生或二年生草本。茎直立，四棱形，被微毛。叶对生；叶形多种。一年生植物基生叶具长柄，叶片略呈圆形，5～9浅裂，裂片具2～3钝齿，基部心形；茎中部叶有短柄，3全裂，裂片近披针形，中央裂片常再3裂，两侧裂片再1～2裂，最终片宽度通常在3mm以上，先端渐尖，边缘疏生锯齿或近全缘；最上部叶不分裂，线形，近无柄，上面绿色，被糙伏毛，下面淡绿色，被疏柔毛及腺点。轮伞花序腋生，具花8～15朵；小苞片针刺状，无花梗；花萼钟形，外面贴生微柔毛，先端5齿裂，具刺尖，下方2齿比上方2齿长，宿存；花冠唇形，淡红色或紫红色，外面被柔毛，上唇与下唇几等长，上唇长圆形，全缘，边缘具纤毛，下唇3裂，中央裂片较大，倒心形；雄蕊4，二强，着生在花冠内面近中部，花丝疏被鳞状毛，花药2室；雌蕊1，子房4裂，花柱丝状，略长于雄蕊，柱头2裂。小坚果褐色，三棱形，先端较宽而平截，基部楔形。花期6～9月，果期7～10月。

【生长环境】生于海拔200～2300m的向阳、湿润河畔。

【分布】云南全省各地。

【拍摄地】云南昆明。

【性味】淡、涩，性微寒。

【功效】活血调经，利尿消肿，清热解毒。

【主治】月经不调，经闭，胎漏难产，胞衣不上，产后血晕，淤血腹痛，跌打损伤，小便不利，水肿，疮疡。

【用法】水煎服，10～15克。

【中药化学成分】全草含益母草碱、水苏碱、前西班牙夏罗草酮、西班牙夏罗草酮、鼬瓣花二萜、前益母草二萜及益母草二萜。

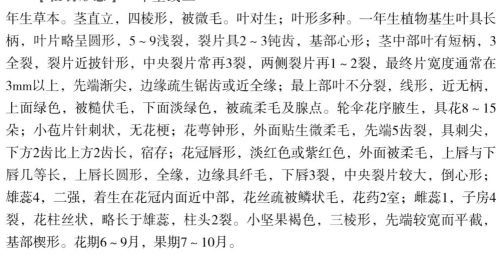

218

217 破布叶

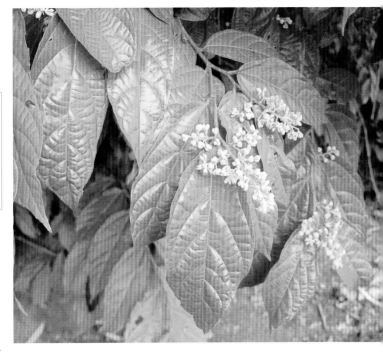

【中文名】破布叶

【别名】布渣叶，薜宝叶，瓜布木叶

【基源】为椴树科植物破布叶 *Microcos paniculata* L.的叶。

【植物形态】灌木或小乔木，高3～12m。树皮粗糙，嫩枝有毛。单叶互生；叶柄长1～1.5cm，被毛；托叶线状披针形，长5～7mm；叶薄革质，卵状长圆形，长8～18cm，宽4～8cm，先端渐尖，基部圆形，两面初时有极稀疏星状柔毛，以后变秃净；三出脉的两侧脉从基部发出，向上行超过叶片中部，边缘有细钝齿。顶生圆锥花序长4～10cm，被星状柔毛；花柄短小；萼片长圆形，长5～8mm，外面有毛；花瓣长圆形，长3～4mm，下半部有毛；腺体长约2mm；雄蕊多数，比萼片短；子房球形，无毛，柱头锥形。核果近球形或倒卵形，长约1cm；果柄短。花期6～7月，果期冬季。

【生长环境】生于海拔200～2300m的向阳、湿润河畔。

【分布】云南全省各地。

【拍摄地】云南景洪。

【性味】酸、淡，平。

【功效】清热利湿，健胃消滞。

【主治】感冒发热，黄疸，食欲不振，消化不良，脘腹胀痛，泄泻，疮疡，蜈蚣咬伤。

【用法】水煎服，10～15克。

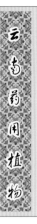

218 秦皮

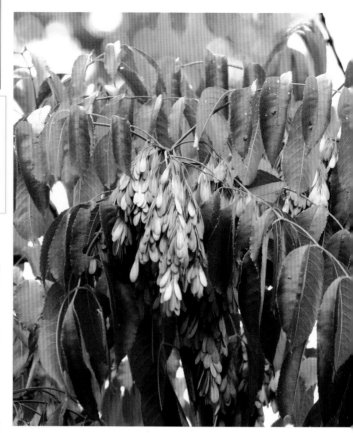

【中文名】秦皮

【别名】白蜡树（四川），鸡糠树、见水蓝（普洱），水白蜡（永善）

【基源】为木犀科植物白蜡树 *Fraxinus chinensis* Roxb.的树皮。

【植物形态】乔木，高5～8m；小枝圆柱形，灰褐色，无毛。复叶长12～30cm，叶轴节上疏被微柔毛；小叶5～9枚，以7枚为多见，革质，椭圆形或椭圆状卵形，先端渐尖，基部楔形，边缘有锯齿或波状浅齿，叶面黄绿色，无毛，背面白绿色，沿中脉及侧脉被短柔毛，有时仅在中脉的中部以下被毛；中脉叶面凹陷，背面凸出，侧脉7～12对，叶面平坦或微凹陷，背面凸出，网脉两面明显凸出；侧生小叶近无柄或具短柄，柄长不超过3mm。圆锥花序顶生和侧生，疏散，无毛；花萼管状钟形，无毛，长1.5mm，不规则裂开，裂片极短，无花冠。翅果倒披针形，顶端圆或微凹。花期5～6月，果期7～10月。

【生长环境】生于海拔1200～2000m山坡杂木林或石灰岩山地林缘。

【分布】昆明、江川、西畴、广南、永善、镇雄等地。

【拍摄地】云南普洱。

【性味】苦、涩，寒。

【功效】清热燥湿，收敛，明目。

【主治】用于热痢，泄泻，带下病，目赤肿痛，目生翳膜。

【用法】水煎服，10～15克。

【选方】治过敏性皮炎。本品15克，煎水湿敷患部。

219 秦艽

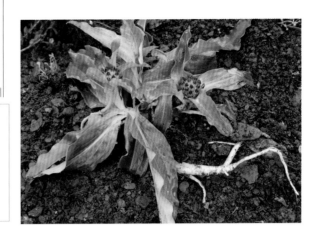

【中文名】秦艽

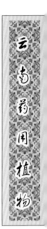

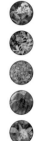

【基　源】为龙胆科植物大花秦艽 *Gentiana macrophylla* Pall.的根及花。

【植物形态】多年生草本，高30~60cm，全株光滑无毛，基部被枯存的纤维状叶鞘包裹。须根多条，扭结或黏结成一个圆柱形的根。枝少数丛生，直立或斜升，黄绿色或有时上部带紫红色，近圆形。莲座丛叶卵状椭圆形或狭椭圆形，先端钝或急尖，基部渐狭，边缘平滑，叶脉5~7条，在两面均明显，并在下面突起，叶柄宽，包被于枯存的纤维状叶鞘中；茎生叶椭圆状披针形或狭椭圆形，先端钝或急尖，基部钝，边缘平滑，叶脉3~5条，在两面均明显，并在下面突起，无叶柄至叶柄长达4cm。花多数，无花梗，簇生枝顶呈头状或腋生作轮状；花萼筒膜质，黄绿色或有时带紫色，花萼长为花冠之半，长（0.7）1~1.2（1.4）cm，一侧开裂呈佛焰苞状，先端截形或圆形，萼齿4~5个，稀1~3个，甚小，锥形，长0.5~1mm；花冠筒形，长2~2.5cm，黄绿色，冠檐蓝色或蓝紫色，壶形，裂片卵形或卵圆形，先端钝或钝圆，全缘，褶整齐，三角形，全缘；雄蕊着生于冠筒中下部，整齐，花丝线状钻形；子房无柄，椭圆状披针形或狭椭圆形，先端渐狭，花柱线形，柱头2裂，裂片矩圆形。蒴果内藏或先端外露，卵状椭圆形；种子红褐色，有光泽，矩圆形，表面具细网纹。花果期7~10月。

【生长环境】生于海拔650~3700m山坡草地、路边、河滩。

【分　布】云南全省有栽培。

【拍摄地】云南中甸。

【性　味】苦、辛，凉。

【功　效】祛风除湿，清热利胆，清退虚热。

【主　治】风湿痹痛，肺结核，黄疸型肝炎，麻风，各种出血，筋骨拘挛，黄疸，便血，骨蒸潮热，疮痈肿毒。

【用　法】水煎服，6~15克。外用适量，捣烂敷患部。

【选　方】治风湿痹痛、筋骨拘挛。本品15克、滇威灵仙15克、骨碎补20克、续断20克、珍珠露水草20克，泡酒或水煎服。

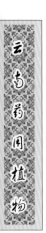
220 笔管草

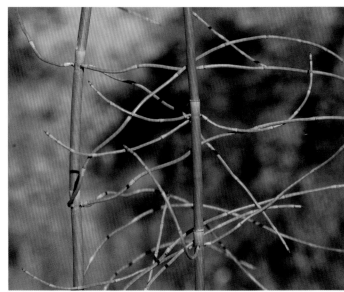

【中文名】笔管草

【别名】木贼草，节节草，笔筒草，锁眉草

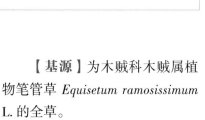

【基源】为木贼科木贼属植物笔管草 *Equisetum ramosissimum* L. 的全草。

【植物形态】根茎短，黑色，匍匐，节上长出密集成轮生的黑褐色根。茎丛生，坚硬，直立不分枝，圆筒形，有关节状节，节间中空，茎表面有20～30条纵肋棱，每棱有两列小疣状突起。叶退化成鳞片状，基部合生成筒状的鞘，基部有1暗褐色的圈，上部淡灰色，先端有多数棕褐色细齿状裂片，裂片披针状锥形，先端长，锐尖，背部中央有1浅沟，裂片早落，仅在茎先端及幼茎上者不脱落。孢子囊穗生于茎顶，长圆形，先端具暗褐色的小尖头，由许多轮状排列的六角形盾状孢子叶构成，沿孢子叶的边缘生数个孢子囊，孢子囊大形。孢子多数，同型，圆球形，有2条丝状弹丝，十字形着生，卷绕在孢子上，遇水即弹开，以便繁殖。孢子囊穗6～8月间抽出。

【生长环境】生于海拔2000m左右的溪边。

【分布】大理，迪庆，西双版纳等地。

【拍摄地】云南景洪。

【性味】甘、微苦，平。

【功效】疏风清热、凉血止血、明目退翳。

【主治】目赤肿痛，角膜云翳，肝炎，咳嗽，支气管炎，泌尿系统感染。

【用法】水煎服，3～10克；或入丸、散。外用：适量，研末撒敷。

【中药化学成分】地上部分含挥发油，又含黄酮苷类：山奈酸–3，7–双葡萄糖苷、山奈酚–3–葡萄糖–7–葡萄糖苷等；另含生物碱：犬问荆碱和微量烟碱等，以及磷、硅、鞣质、皂苷等。

221 粉花月见草

【中文名】粉花月见草

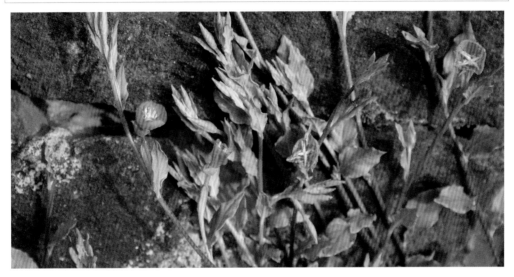

【基源】为柳叶菜科植物粉花月见草 *Oenothera rosea* L. Her. exAit.的根或全草。

【植物形态】宿根草本，高40～50cm。主根木质，圆柱形。茎直立或匍匐，具密被短柔毛，紫红色。基生叶多数，铺地，倒披针形，先端印圆或急尖，中部以下渐狭并作不规则的羽状深裂；叶柄淡红色，花时基生叶全部枯落。茎生叶互生，远离，叶片披针形，先端长渐尖，基部渐狭下延，两面被短毛。花两性，单生于叶腋或枝顶；萼片4，镶合状，反折；花瓣4，红色，近圆形，有4～5对羽状脉；雄蕊8，花丝白色，花药红色；子房下位，花柱白色，柱头红色，4裂。蒴果棍棒状，具8条纵棱，其中4条明显隆起成翅状，4室，室背开裂。种子多数。花期4～10月。

【生长环境】分布在向阳山坡、荒地、次生林边缘、路旁、河岸及房前屋后的间隙空地。

【分布】昆明。

【拍摄地】云南昆明。

【性味】味苦，性凉。

【功效】解毒，化淤，降压。

【主治】热毒疮肿，冠心病，高血压症。

【用法】水煎服，10～15克。

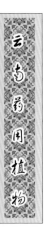

222 粉背菝葜

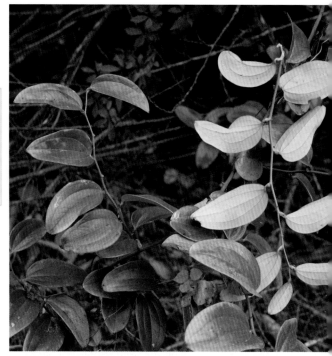

【中文名】粉背菝葜

【别名】牛尾结，克贺山（傣族语）

【基源】为菝葜科植物粉背菝葜 *Smilax hypoglauca* Benth.的全草。

【植物形态】攀援灌木。茎长 3～9m，枝条有时稍带四棱形，无刺。叶革质，卵状矩圆形、卵形至狭椭圆形，长5～14cm，宽2～4.5（～7）cm，先端短渐尖，基部近圆形，边缘多少下弯，下面苍白色，主脉5条，网脉在上面明显；叶柄长8～14mm，脱落点位于近顶端，枝条基部的叶柄一般有卷须，鞘占叶柄全长的一半，并向前（与叶柄近并行的方向）延伸成一对耳，耳披针形，长2～4（～6）mm。伞形花序腋生，具10～20朵花；总花梗很短，长1～5mm，通常不到叶柄长度的一半；花序托膨大，具多数宿存的小苞片；花绿黄色，花被片直立，不展开；雄花外花被片舟状，长2.5～3mm，宽约2mm，内花被片稍短，宽约1mm，肥厚，背面稍凹陷，花丝很短，靠合成柱；雌花与雄花大小相似，但内花被片较薄，具3枚退化雄蕊。浆果直径8～10mm，熟时暗红色。花期7～8月，果期12月。

【生长环境】生于海拔1300m以下的疏林中或灌丛边缘。

【分布】云南全省大部分地区。

【拍摄地】云南丽江。

【性味】甘、苦、涩、平。

【功效】祛风除湿，利水通淋。

【主治】风湿骨痛，关节强直，脾虚泻泄，肾虚水肿。

【用法】水煎服，10～30克。

【选方】治脾虚泻泄。本品15克、白术15克、胡椒3颗，水煎服。

223 绣球防风

【中文名】绣球防风

【别名】小萝卜、月亮花（屏边），紫药（红河），疙瘩草（腾冲），抛团（镇康），绣球草（楚雄、腾冲、镇康、保山），蜜蜂草（腾冲、保山），"克服拿补"（哈尼语），"灵继六"（四川会东彝语），包团草、泡花草（贵州兴义）

【基源】为唇形科植物绣球防风 *Leucas ciliata* Benth.的根、全草和果实。

【植物形态】一年生草本，直立。须根，生长在极短的根状茎上。茎直立，通常上部分枝，偶为基部分枝，钝四棱形，密被贴生或倒向的金黄色长硬毛，有时茎基部毛被略脱落。叶纸质，卵状披针形或披针形，顶端急尖或渐尖，基部宽楔形至近圆形，边缘有远离的浅齿，上面绿色，贴生浅黄色短柔毛，背面淡绿色，沿脉上密被长柔毛，余部疏被柔毛并明显密布亮黄色腺点；叶柄密生金黄色长硬毛。轮伞花序，腋生，具多花，球形，少数而远离地着生于枝条的先端，苞片密集，与萼等长或长于

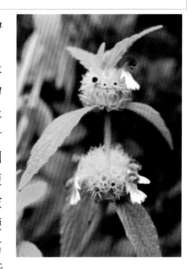

萼，被淡黄色长硬毛；花萼管状，先端膨大而略弯曲，萼口平截，外被刚毛，内面被柔毛，脉10，齿10，刺状，果时呈星状开张，外被长硬毛；花冠白色至紫色，冠管与萼筒等长或略伸出于萼筒，外面近喉部具微柔毛，下唇较上唇长1.5倍，平展，3裂；花盘等大，波状，子房无毛。小坚果卵珠形，褐色。花期7~10月，果期10~11月。

【生长环境】生于海拔500~2700m的路旁、溪边、灌丛、草坡等。

【分布】云南全省大部分地区。

【拍摄地】云南普洱。

【性味】根：辛、苦，温。全草：苦、辛，凉。

【功效】根：祛风解毒，舒肝理气；全草：破血通经，明目退翳，解毒消肿。

【主治】根：用于风寒感冒，肝气郁结，风湿麻木疼痛，痢疾，小儿疳积，皮疹，脱肛。全草：用于妇女血瘀经闭，小儿雀目，青盲翳障，骨折，痈疽肿毒。果实：用于风寒感冒，小儿风热咳喘。

【用法】水煎服，10~15克。

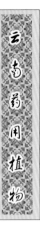

224 翅果藤

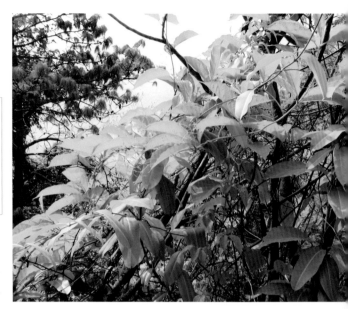

【中文名】翅果藤

【别名】奶浆果，大对节生，野甘草，婆婆针线包

【基源】为萝藦科翅果藤 *Myriopteron extensum* (Wight & Arn.) K. Schum.的全草。

【植物形态】藤本，小枝棕灰色，微呈四棱形，无毛，有时密被粗糙皮孔。叶薄革质，长椭圆形，长5~10（~18）cm，宽3~6cm，顶端急渐尖，基部钝尖，边缘具不明显锯齿，两面无毛，侧脉4~6对，网脉明显；叶柄粗壮，长5~8mm。聚伞花序腋生或生于小枝顶端，长2.5~6cm；小枝和总花梗纤细，密被粉状微柔毛；总花梗长1.5~3cm；苞片和小苞片三角状，全缘，被粉状微柔毛；花柄纤细，长不过1.5mm，顶端钝，边缘纤毛状，背部具粉状微柔毛；花瓣长圆状披针形，长4~5mm，宽1.7~2.5mm；背部具粉状毛；花盘肉质，杯状，高1~1.5mm，基部呈不显著五角形，直径约2~3mm，顶端截形。蓇葖椭圆形至倒卵状椭圆形，长4.5~6cm；宽2.5~3.2cm，顶端圆形或偏斜微缺，基部钝形；果托不膨大，有3~4颗种子。种子阔椭圆形，种翅膜质。花期5~6月，果期7~9月。

【生长环境】生于海拔600~1600m山地疏林中或山坡路旁、溪边灌木丛中。

【分布】金平、河口、绿春、元江、景洪、勐腊、普洱、泸西、临沧、凤庆、巍山、景东等地。

【拍摄地】云南景洪。

【性味】苦、甘，温。

【功效】消炎，润肺，止咳。

【主治】治肺结核，感冒，咳嗽，月经过多，子宫脱垂，脱肛。

【用法】内服：9~15克，水煎服。

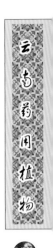

225 臭灵丹

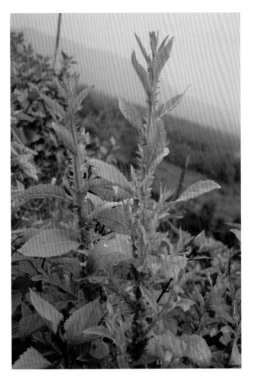

【中文名】臭灵丹

【别名】鹿耳林，臭叶子，六棱菊，大黑药

【基源】为菊科植物翼齿六棱菊 *Laggera pterodonta*（DC.）Benth.的根及全草。

【植物形态】多年生草本，高50~100cm。全株有强烈臭气。主根长柱形，有少数分枝，侧根多而细长。茎圆柱形，上部稍有分枝，茎枝均有羽状齿裂的翅，全株密被淡黄绿色腺毛和柔毛。叶互生，无柄；叶片椭圆状倒披针形或椭圆形，先端短尖或钝，基部楔形下延成翅，边缘有细锯齿或不规则波状锯齿；上部叶片较窄小，条状披针形、倒卵形或长圆形。头状花序多数，在茎枝顶端排列成总状或近伞房状的大型圆锥花序，花序梗无翅，密被腺状短柔毛；总苞近钟状；苞片长圆形或长圆状披针形，先端短尖，内层上部有时紫红色，干膜质，线形，最内层极狭，通常丝状；雌花多数；两性花约与雌花等长，花管状，向上渐扩大，檐部通常5裂，背面有乳头状突起。瘦果近纺锤形，有10棱，被白色长柔毛，冠毛白色，易脱落。花期4~10月。

【生长环境】生于海拔200~2400m的山野、路旁、山坡中。

【分布】迪庆、西双版纳、昆明、大理、丽江、楚雄、普洱等地。

【拍摄地】云南昆明。

【性味】苦、辛、寒。

【功效】清热解毒，消肿拔脓。

【主治】上呼吸道感染，扁桃体炎，咽喉炎，肋腺炎，口腔炎，气管炎，痈肿疮疖，烧烫伤，毒蛇咬伤，跌打损伤，外用治腮腺炎。

【用法】水煎服，10~15克。

【选方】治扁桃体炎。本品15克、火绒草15克、对节巴15克，水煎服。

【中药化学成分】主要化学成分为桉烷型倍半萜及其苷类和黄酮化合物。

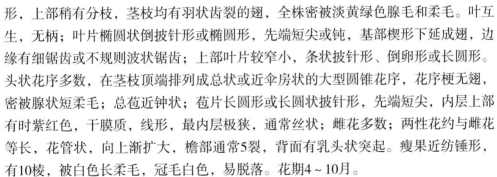

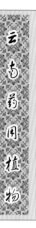

226 莱菔子

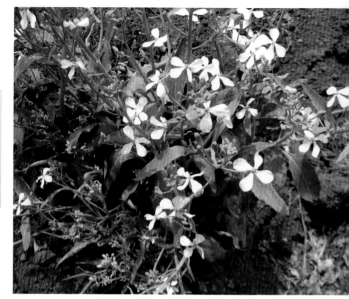

【中文名】莱菔子

【别名】萝卜（通称），莱菔（唐本草），地灯笼，寿星头（入药用干品）

【基源】为十字花科植物萝卜 *Raphanus sativus* L.的种子。

【植物形态】二年或一年生草本；直根肉质，长圆形、球形或圆锥形，外皮绿色、白色或红色；茎有分枝，无毛，稍具粉霜。基生叶和下部茎生叶大头羽状半裂，顶裂片卵形，侧裂片4~6对，长圆形，有钝齿，疏生粗毛，上部叶长圆形，有锯齿或近全缘。总状花序顶生及腋生；花白色或粉红色；花瓣倒卵形，具紫纹，下部有长5mm的爪。长角果圆柱形，在种子间收缩，并形成海绵质横。种子1~6个，卵形，微扁，长约3mm，红棕色，有细网纹。花期4~5月，果期5~6月。

【生长环境】人工栽培。

【分布】云南全省各地有栽培。

【拍摄地】云南昆明。

【性味】种子（莱菔子）：辛、甘，平。叶（莱菔荚）：辛、苦，平。

【功效】种子（莱菔子）：消食除胀，降气化痰；叶（莱菔荚）：消食，理气，化痰；根（地骷髅）：消食积，利尿消肿。

【主治】种子（莱菔子）：用于饮食停滞，脘腹胀痛，大便秘结，积滞泻痢，痰壅喘咳。根（地骷髅）：用于胃脘疼痛。

【用法】水煎服，10~15克。

227 透骨草

【中文名】透骨草

【别名】滇白珠，筒花木（四川）、满山香、白珠木、苗婆疯、老虎尿（湖南），康乐茶、九木香、乌卑树、鸡骨香（广东），登能（广西侗语），下山黄、下山虎（广西），黑油果（云南昭通）

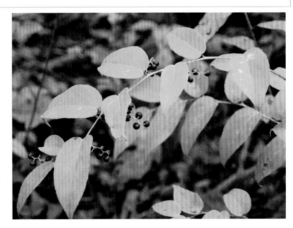

【基源】为杜鹃花科植物滇白珠 *Gaultheria yunnanensis* （Franch.）Rehd.的全株。

【植物形态】常绿灌木，高1～3（～5）m，树皮灰黑色；枝条细长，左右曲折，具纵纹，无毛。叶卵状长圆形，稀卵形、长卵形，革质，有香味，先端尾状渐尖，尖尾长达2cm，基部钝圆或心形，边缘具锯齿，表面绿色，有光泽，背面色较淡，两面无毛，背面密被褐色斑点，中脉在背面隆起，在表面凹陷，侧脉4～5对，弧形上举，连同网脉在两面明显；叶柄短，粗壮，无毛。总状花序腋生，序轴纤细，被柔毛，花10～15朵，疏生，序轴基部为鳞片状苞片所包；花梗长约1cm，无毛；苞片卵形，凸尖，被白色缘毛；小苞片2，对生或近对生，着生于花梗上部近萼处，披针状三角形，微被缘毛；花萼裂片5，卵状三角形，钝头，具缘毛；花冠白绿色，钟形，口部5裂，裂片长宽各2mm；雄蕊10，着生于花冠基部，花丝短而粗，花药2室，每室顶端具2芒；子房球形，被毛，花柱无毛，短于花冠。浆果状蒴果球形，黑色，5裂；种子多数。花期5～6月，果期7～11月。

【生长环境】生于海拔（1700～）2700～3500m的干燥山坡、灌丛中。

【分布】云南省大部分地区，仅西双版纳未见记录。

【拍摄地】云南大理。

【性味】辛，温。

【功效】祛风除湿，活血通络。

【主治】用于风湿关节痛，水膨，跌打损伤，牙痛，湿疹。

【用法】水煎服，10～15克。

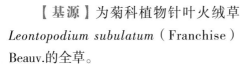

228 钻叶火绒草

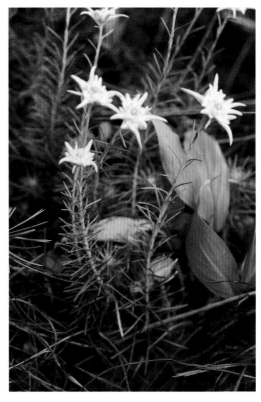

【中文名】钻叶火绒草

【别名】针叶火绒草，苦艾，小火草，火绒草（云南），白特（纳西族话）

【基源】为菊科植物针叶火绒草 *Leontopodium subulatum*（Franchise）Beauv.的全草。

【植物形态】多年生草本，长5～30cm，根状茎粗短，根出条木质，有顶生密集的缨状叶丛，多分枝，通常疏散丛生。花茎多数，通常生于根出条叶丛上或根状茎上，被白以绢状蛛丝状茸毛或毛。叶条形或条状钻形，无柄，边缘反卷，上面被蛛丝状毛或长柔毛或近无毛，下面被白色茸毛；苞叶多数，与茎部叶等长或远较长，卵状披针形或披针形，两面被白色或有时黄褐色厚茸毛。头状花序，常10～40个密集成复伞房状或团伞状；总苞被白色厚茸毛；总苞片约3层，先端无毛，尖或稍钝，常陷没于毛茸中；小花异形或雌雄异株；雄花冠漏斗状管状，有披针形尖裂片；雌花花冠丝状，冠毛白色；雄花冠毛上部稍粗厚，有锯齿；雌花冠毛细丝状，有细锯齿。不育的子房和瘦果有乳头状凸起。花期8～9月。

【生长环境】生于海拔2500～2900m的高山和亚高荒原、草甸、砾石坡地和针叶林外缘。

【分布】大理、丽江、迪庆、昆明、曲靖等地。

【拍摄地】云南中甸。

【性味】苦，寒。

【功效】清热消肿。

【主治】用于咽喉肿痛，淤血肿痛，跌打损伤，痛疽疮疡，关节红肿疼痛等症。

【用法】水煎服，3～12克。外用：研末，调涂患处。

【选方】治咽喉肿痛。本品10克、千里光15克，水煎服。

229 鸭嘴花

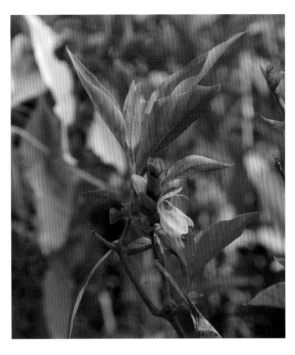

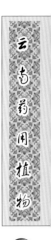

【中文名】鸭嘴花

【别名】野靛叶，大还魂，鸭子花，牛舌兰，大驳骨消，大叶驳骨。

【基源】为爵床科植物鸭嘴花 *Adhatoda vasica* Nees的全草。

【植物形态】大灌木，高达1～3m；枝圆柱状，灰色，有皮孔，嫩枝密被灰白色微柔毛。叶纸质，矩圆状披针形至披针形，或卵形或椭圆状卵形，长15～20cm，宽4.5～7.5cm，顶端渐尖，有时稍呈尾状，基部阔楔形，全缘，上面近无毛，背面被微柔毛；中脉在上面具槽，侧脉每边约12条；叶柄长1.5～2cm。茎叶揉后有特殊臭气。穗状花序卵形或稍伸长；花梗长5～10cm；苞片卵形或阔卵形，长1～3cm，宽8～15mm，被微柔毛；小苞片披针形，稍短于苞片，萼裂片5，矩圆状披针形，长约8mm；花冠白色，有紫色条纹或粉红色，长2.5～3cm，被柔毛，冠管卵形，长约6mm；药室椭圆形，基部通常有球形附属物不明显。蒴果近木质，长约0.5cm，上部具4粒种子，下部实心短柄状。

【生长环境】生于海拔800～1800m的平坝路边灌木丛中。栽培。

【分布】西双版纳、思茅等地。

【拍摄地】云南普洱。

【性味】苦、辛，温。

【功效】祛风活血，散淤止痛，接骨。

【主治】用于骨折，扭伤，风湿关节痛，腰痛。

【中药化学成分】含有生物碱类成分包括鸭嘴花酚碱、鸭嘴花醇碱、去氧鸭嘴花酮碱、鸭嘴花酮碱、鸭嘴花碱、去氧鸭嘴花碱、脱氢鸭嘴花碱、羟基骆驼蓬碱、甜菜碱、鸭嘴花考林碱、鸭嘴花考林酮碱、安妮索碱、鸭嘴花定碱和大驳骨酮碱；黄酮类成分包括山奈酚、槲皮素、2′－羟基－4－葡萄糖氧基查尔酮以及牡荆葡基黄酮、异牡荆黄素、2″－O－木糖基牡荆素、5，7，4′－三羟（基）黄酮；其他成分还有谷甾醇-β－D－葡萄糖苷、D－半乳糖、O－乙基-α－D-半乳糖苷、β－谷甾醇、α-香树脂醇、三十三烷，以及多种多糖类和挥发油成分。

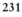

230 假酸浆

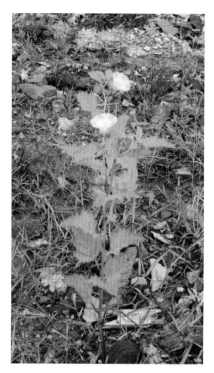

【中文名】假酸浆
【别名】冰粉，兰花天仙子

【基源】为茄科植物假酸浆 *Nicandra physaloids*（L.）Gaertn.的全草、果实和花。

【植物形态】一年生草本，高0.4～1.5m。主根长锥形，有纤细的须状根。茎棱状圆柱形，有4～5条纵沟，绿色，有时带紫色，上部三叉状分枝。单叶互生，卵形或椭圆形，草质，长4～12cm，宽2～8cm，先端渐尖，基部阔楔形下延，边缘有具圆缺的粗齿或浅裂，两面有稀疏毛。花单生于叶腋，通常具较叶柄长的花梗，俯垂；花萼5深裂，裂片先端尖锐，基部心形，果时膀胱状膨大；花冠钟形，浅蓝色，直径达4cm，花筒内面基部有5个紫斑；雄蕊5；子房3～5室。浆果球形，直径1.5～2cm，黄色，被膨大的宿萼所包围。种子小，淡褐色。花果期夏秋季。

【生长环境】生于海拔1200～2400m的地边、荒地中。

【分布】滇中、滇东北、西双版纳等地。

【拍摄地】云南昆明。

【性味】甘、微苦，平；小毒。

【功效】清热解毒，利尿镇静。

【主治】感冒发热，鼻渊，热淋，痈肿疮疖，癫痫，狂犬病。

【用法】水煎服，15～30克。

【选方】治鼻渊，本品花适量，阴干研末温开水送服，每次1克，每天3次。

【中药化学成分】叶含假酸浆烯酮，即假酸浆酮-1、假酸浆烯酮内酯、假酸浆酮、假酸浆烯酮内酯、假酸浆酮-2，-3，-7，-10，-11，-12，-17；叶中还含魏察假酸浆酮；新鲜的全草含假酸浆苷苦素；种子中含少量曼陀罗甾内酯，脱脂的种子含假酸浆苷苦素B、魏察假酸浆酮；种子油含脂肪酸和甾醇类化合物。脂肪酸主要为棕榈酸、油酸、亚油酸，还有少量亚麻酸；甾醇类化合物包括胆甾醇、菜油甾醇、豆甾醇、谷甾醇、24-亚乙基胆甾醇。根中含古豆碱、托品酮。

231 假鹰爪

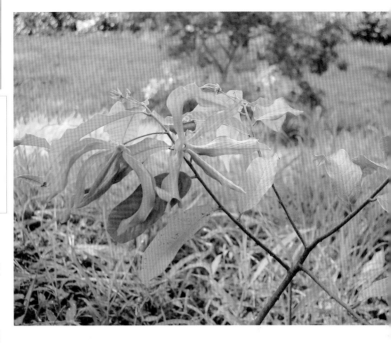

【中文名】假鹰爪

【别名】酒饼藤，山指甲

【基源】为番荔枝科植物假鹰爪 *Desmos chinensis* Lour.的根、叶。

【植物形态】直立或攀援灌木，高1~3m。枝粗糙，有纵条纹或灰白色凸起的皮孔。单叶互生；叶片长圆形或圆形，上面绿色，有光泽，下面粉绿色。花单朵与叶互生或对生，黄绿色，下垂；萼片3，卵圆形；花瓣6，2轮，外轮比内轮大，长圆形或长圆状披针形；雄蕊多数，药隔先端截形；心皮多数，柱头2裂。果实伸长，在种子间缢缩成念珠状，聚生于果梗上，子房柄明显。种子球形，直径约5mm。花期夏季，果期秋季至翌年春季。

【生长环境】生于海拔200~1500m的林内、林缘。

【分布】金平、河口、富宁、麻栗坡等地。

【拍摄地】云南元江。

【性味】苦、辛，温；有小毒。

【功效】祛风止痛，行气化淤，杀虫止痒。

【主治】风湿关节炎，肠胃寒痛，跌打损伤，产后淤滞腹痛。

【用法】水煎服，5~10克。

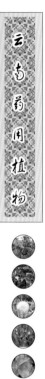

232 婆婆纳

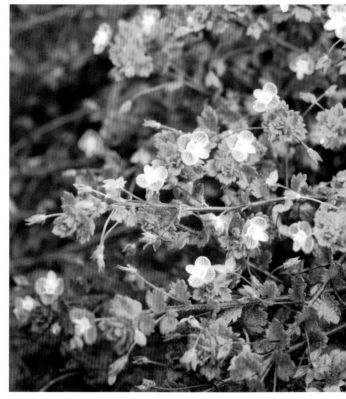

【中文名】婆婆纳

【别名】疏花婆婆纳

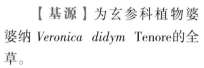

【基源】为玄参科植物婆婆纳 *Veronica didym* Tenore的全草。

【植物形态】铺散多分枝草本，多少被长柔毛，高10～25cm。叶仅2～4对（腋间有花的为苞片，见下），具3～6mm长的短柄，叶片心形至卵形，每边有2～4个深刻的钝齿，两面被白色长柔毛。总状花序很长；苞片叶状，下部的对生或全部互生；花梗比苞片略短；花萼裂片卵形，顶端急尖，果期稍增大，三出脉，疏被短硬毛；花冠淡紫色、蓝色、粉色或白色，直径4～5mm，裂片圆形至卵形；雄蕊比花冠短。蒴果近于肾形，密被腺毛，略短于花萼，宽4～5mm，凹口约为90度角，裂片顶端圆，脉不明显，宿存的花柱与凹口齐或略过之。种子背面具横纹。花期3～10月。

【生长环境】生于海拔2100m的林边湿草地。

【分布】滇中。

【拍摄地】云南昆明。

【性味】淡，平。

【功效】补肾壮阳，凉血，止血，理气止痛。

【主治】吐血，疝气，子痈，带下病，崩漏，小儿虚咳，阳痿，骨折。

【用法】水煎或泡酒服，10～15克。

233 宿苞豆

【中文名】宿苞豆

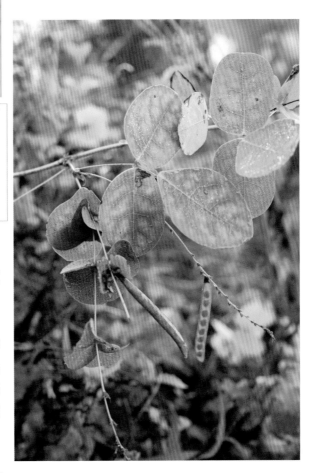

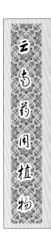

【基源】为豆科植物宿苞豆 *Shuteria involucrata*（Wall）Wight et Arn.的全草。

【植物形态】草质缠绕藤本，长1～3m。茎纤细，密被毛或无毛。羽状复叶具3小叶；托叶卵状披针形；小叶膜质至薄纸质，宽卵形、卵形或近圆形，先端圆形，微缺，具小凸尖，基部圆形或宽圆形，上面黄褐色或海蓝色，下面灰色至灰绿色。总状花序腋生，花序轴，基部2～3节上具缩小的3小叶，无柄，圆形或肾形；花小；苞片和小苞片披针形；花萼管状，裂齿4，披针形，比萼管短；花冠红色、紫色、淡紫色，旗瓣大，椭圆状倒卵形，先端稍钝，微凹，具瓣柄，翼瓣长圆形，与龙骨瓣近相等，均比旗瓣小；子房无柄。荚果线形，压扁，先端具喙；果瓣开裂，有时扭曲，具种子5～6颗，褐色，光亮。花期11月至翌年3月，果期12月至翌年3月。

【生长环境】生于海拔1500～2300m的杂木林下或山坡路旁灌木丛中。

【分布】普洱、昆明、蒙自等地。

【拍摄地】云南景洪。

【性味】微苦，凉。

【功效】清热解毒，驱风止痛。

【主治】感冒咳嗽，乳腺炎，肺结核和慢性支气管炎。

【用法】水煎服，10～15克。

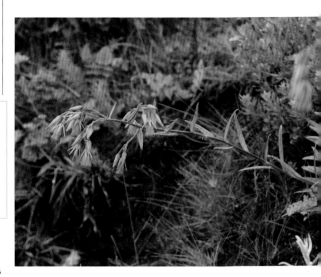

234 密花滇紫草

【中文名】密花滇紫草

【别名】紫草

【基源】为紫草科植物密花滇紫草 Onosma confertum W. W. Smith的根。

【植物形态】多年生草本，高30～70cm，具粗大的主根。茎单一或数条丛生，直立，不分枝，全株密生具基盘的硬毛及短伏毛。基生叶丛生，倒披针形或线状披针形，长8～12cm，宽5～10mm，先端尖；茎中部及上部叶披针形，长5～10cm，宽5～15mm，上面绿色，具白斑点，下面灰白色，密生伏毛。花序单一或分枝，顶生及腋生，集为开展或紧密的圆锥状花序；花梗细弱，长6～10mm，果期伸长，达15mm；花萼裂片线状披针形，长10～13mm；花冠红色或紫色，长12～17mm，外面中部以上密生伏毛，中部以下渐少，内面裂片中肋有1列伏毛，裂片宽三角形，长约1.5mm，宽2～2.5mm；花药侧面结合，长6.5～8mm，内藏或稍伸出，花丝长约5mm，下延部分极扩张，呈长圆状，着生花冠基部以上2～3.5mm处；花柱长14～17mm，无毛；腺体5裂，密生长柔毛。小坚果灰褐色，具光泽，长约3mm，有疣状突起。花果期7～10月。

【生长环境】生于海拔2000～3300m的丘陵山地的矮灌丛下，向阳山坡草地。

【分布】大理、蒙自、楚雄、禄丰、中甸等地。

【拍摄地】云南中甸。

【性味】甘、涩，凉。

【功效】清热解毒，凉血。

【主治】麻疹不透，湿疹，溃疡，痈肿，急慢性肝炎。

【用法】水煎服，10～15克。

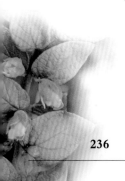

235 密枝问荆

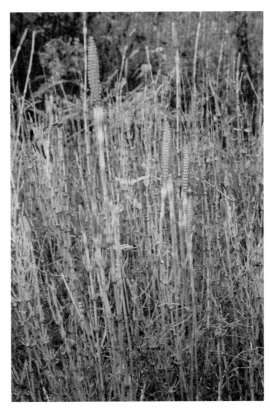

【中文名】密枝问荆

【别名】披散木贼，散生木贼，散生问荆，密枝木贼

【基源】为木贼科植物披散木贼 *Equisetum diffusum* L.的全草。

【植物形态】中小型植物。根茎横走，直立或斜升，黑棕色，节和根密生黄棕色长毛或光滑无毛。地上枝当年枯萎。枝一型。高10～50cm，绿色，但下部1～3节节间黑棕色，无光泽，分枝多。主枝有脊4～10条，脊的两侧隆起成棱伸达鞘齿下部，每棱各有一行小瘤伸达鞘齿，鞘筒狭长，下部灰绿色，上部黑棕色；鞘齿5～10枚，披针形，先端尾状，革质，黑棕色，有一深纵沟贯穿整个鞘背，宿存。侧枝纤细，较硬，圆柱状，有脊4～8条，脊的两侧有棱及小瘤，鞘齿4～6个，三角形，革质，灰绿色，宿存。孢子囊穗圆柱状，长2～8cm，直径5～8mm，顶端钝，成熟时柄伸长。

【生长环境】生于海拔550～2500m疏阴林缘溪沟边及河边湿地。

【分布】云南大部分亚热带及暖温带山地。

【拍摄地】云南昆明。

【性味】苦、甘，平。

【功效】清热利尿，解表散寒，明目退翳，接骨。

【主治】用于小儿疳积，感冒发热，石淋，疝气，月经过多，衄血，目翳，跌打骨折，关节痛。

【用法】水煎服，10～15克。

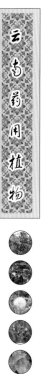
236 密蒙花

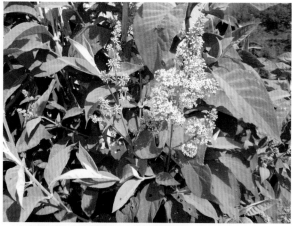

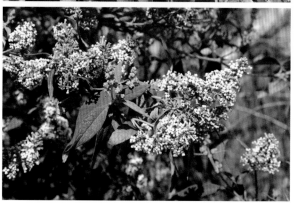

【中文名】密蒙花

【别名】小锦花，羊耳朵，蒙花，黄饭花，疙瘩皮树花，鸡骨头花，蒙花珠，老蒙花

【基源】为马钱科植物密蒙花 *Buddleja officinalis* Maxim的花蕾及花序。

【植物形态】落叶灌木，高约3m，最高可达6m以上。小枝灰褐色，微具4棱，枝及叶柄、叶背、花序均密被白色星状毛及茸毛，茎上的毛渐次脱落。单叶对生；叶片宽披针形，长5～12cm，宽1～4cm，先端渐尖，基部楔形，全缘或具小锯齿。大圆锥花序由聚伞花序组成，顶生及腋生，总苞及萼筒、花冠密被灰白色绒毛；花萼钟状，先端4裂；花冠筒状，先端4裂，筒部紫堇色，口部橘黄色，内外均被柔毛；雄蕊4，着生于花冠管中部；子房上位，2室，被毛，花柱短，柱头膨大，长卵形。蒴果长卵形，长2～6mm，2瓣裂，外果皮被星状毛，基部具宿存花被。种子细小，两端具翅。花期2～3月，果期5～8月。

【生长环境】生于海拔200～2800m的山坡、丘陵、河边、村边的灌木丛和林缘。

【分布】云南全省大部分地区。

【拍摄地】云南通海。

【性味】甘，微寒。

【功效】祛风清热，润肝明目，退翳。

【主治】目赤肿痛，羞明多眵多泪，翳障遮目，眼目昏暗，视物不清。

【用法】水煎服，10～15克。

237 排钱草

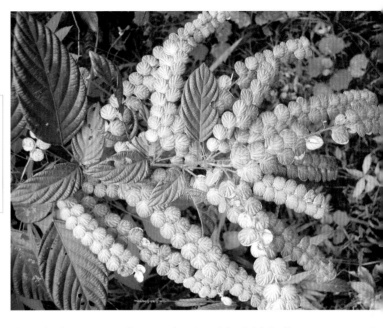

【中文名】排钱草

【别名】圆叶小槐花，龙鳞草，排钱草，尖叶阿婆钱，午时合，笠碗子树，亚婆钱

【基源】为豆科植物排钱树 *Phyllodium pulchellum* （L.）Desv.的根、枝叶。

【植物形态】灌木；小枝被白色或灰色短柔毛。托叶三角形；叶柄密被灰黄色柔毛；小叶革质，顶生小叶卵形，椭圆形或倒卵形，侧生小叶约比顶生小叶小1倍，先端钝或急尖，基部圆或钝，侧生小叶基部偏斜，边缘稍呈浅波状，上面近无毛，下面疏被短柔毛；小托叶钻形；小叶柄密被黄色柔毛。伞形花序有花5～6朵，藏于叶状苞片内，叶状苞片排列成总状圆锥花序状；叶状苞片圆形，两面略被短柔毛及缘毛，具羽状脉；花梗被短柔毛；花萼被短柔毛；花冠白色或淡黄色，旗瓣基部渐狭，具短宽的瓣柄，基部具耳，具瓣柄，龙骨瓣基部无耳，但具瓣柄；雌蕊花柱近基部处有柔毛。荚果腹、背两缝线均稍缢缩，通常有荚节2，成熟时无毛或有疏短柔毛及缘毛；种子宽椭圆形或近圆形。花期7～9月，果期10～11月。

【生长环境】生于丘陵荒地、路旁或山坡疏林中，海拔160～2000m。

【分布】西双版纳、普洱、红河、玉溪、德宏等地。

【拍摄地】云南德宏。

【性味】淡、苦、平。

【功效】解表清热、活血散淤。

【主治】感冒，风湿痹痛，水肿，喉风，牙痛，跌打损伤。

【用法】水煎服，10～15克。

【选方】治感冒。本品15克、千里光15克、防风12克、杭子梢20克，水煎服。

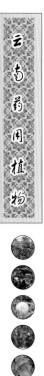

238 接骨木

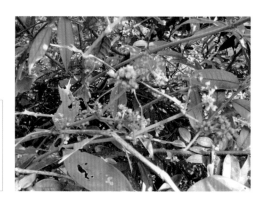

【中文名】接骨木

【别名】铁骨散，木蒴藋，续骨草，九节风，公道老（华北）

【基源】为忍冬科植物接骨木 *Sambucus williamsii* Hance的全株。

【植物形态】落叶灌木或小乔木，高3～6m。树皮暗灰色，分枝粗壮，老枝淡红褐色，一年生枝浅黄色。奇数羽状复叶，对生，在萌发壮枝上有时轮生；顶生小叶卵形或倒卵形，顶端渐尖或尾尖，基部楔形，初时被稀疏短柔毛，后光滑无毛，侧生小叶片卵圆形、狭椭圆形至倒矩圆状披针形，顶端尖、渐尖至尾尖，边缘具不整齐锯齿，基部楔形或圆形，有时心形，有时基部或中部以下具1至数枚腺齿，两侧不对称，叶片揉碎后有臭味；托叶小，线形、狭带形或成带蓝色腺状突起。聚伞花序组成圆锥花序顶生，具总梗，总梗与各级序轴初时微被柔毛，后毛被逐渐脱落；花小而密；萼筒杯状，长约1mm，萼齿5，稍短于萼筒，三角状披针形；花冠蕾时带粉红色，开后白色至淡黄色，裂片5，辐状，反曲，花蕾时作镊合状排列；雄蕊5，等长或稍短于花冠裂片而与之互生；花柱短，柱头3裂。果球形至椭圆形，红色，极少蓝紫黑色；分核2～3枚，卵圆形至椭圆形，略有皱纹。花期一般3～5月，果熟期4～10月。

【生长环境】生于海拔1100～2400m的林下、灌丛或路旁，常作绿篱栽培于边角隙地和荒坡。

【分布】产滇东南、中至西北部。

【拍摄地】云南玉溪。

【性味】茎枝：甘、苦，平。根或根皮：甘，平。叶：苦，凉。

【功效】茎枝：祛风，利湿，活血，止痛。叶：活血，行淤，止痛。

【主治】茎枝：用于风湿筋骨痛，腰痛，水肿，风疹，瘾疹，产后血晕，跌打肿痛，骨折，创伤出血。根或根皮：用于风湿关节痛，痰饮，水肿，泄泻，黄疸，跌打损伤，烫伤。叶：用于跌打骨折，风湿痹痛，筋骨疼痛。花：用于发汗，利尿。种子可作催吐药。

【用法】水煎服，10～15克。

239 旋花茄

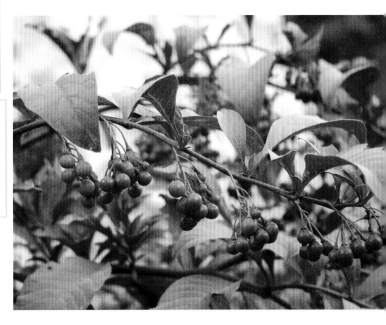

【中文名】旋花茄

【别名】理肺散，倒提壶，滴打稀，敷药，白条花，大苦溜溜，帕笠（傣语）

【基源】为茄科植物旋花茄 *Solanum spiralei* Ronb. 的全草。

【植物形态】直立灌木，高0.5～3m，植株光滑无毛。叶大，椭圆状披针形，长9～20cm，宽4～8cm，先端锐尖或渐尖，基部楔形下延成叶柄，两面均无毛，全缘或略波状，中脉粗壮，侧脉明显，每边5～8条；叶柄长2～3cm。聚伞花序螺旋状，对叶生或腋外生，总花梗长3～12mm，花柄细长，达2cm，开展或弯卷；萼杯状，直径约3mm，长2mm，5浅裂，萼齿圆、钝或不明显，花冠白色，筒部长约1mm，隐于萼内，冠檐长约6～7mm，5深裂，裂片长圆形，长5～6mm，宽3～4mm；花丝长约1mm，花药黄色，长约为花丝长度的3倍，顶孔向内，子房卵形，直径约11mm，花柱丝状，长约7mm，柱头截形。浆果球形，橘黄色，直径约7～8mm；种子多数，压扁，直径约2.5mm。花期夏秋，果期冬春。

【生长环境】生于海拔500～1900m溪边灌木丛中或林下，稀生于荒地。

【分布】滇南。

【拍摄地】云南普洱。

【性味】苦，寒。

【功效】清热解毒，利湿。

【主治】用于感冒发热，咳嗽，咽喉痛，疟疾，腹痛，泄泻，痢疾，小便短赤，小便涩痛，风湿跌打，疮疡肿毒。叶：用于咳嗽，疮疡肿毒；外用于皮肤过敏。

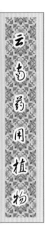

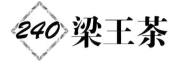

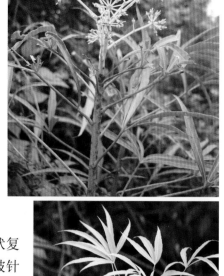

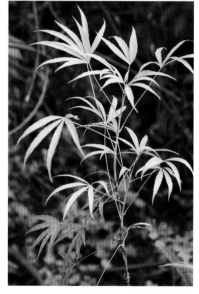

【中文名】梁王茶

【别名】良旺茶，"给厦"
（苗语）

【基源】为五加科植物掌叶梁王茶
Nothopanax delavayi Franch. Harms ex Diels的
全草。

【植物形态】灌木，高1~5m。叶为掌状复
叶，稀单叶；小叶片3~5，稀2或7，长圆状披针
形至椭圆状披针形，先端渐尖至长渐尖，基部楔
形，上面绿色，下面淡绿色，两面均无毛，边缘
疏生钝齿或近全缘，侧脉6~8对，上面明显，下
面不明显，网脉不明显。圆锥花序顶生；伞形
花序，有花10余朵；苞片卵形，膜质，早落；小
苞片三角形，早落；花梗有关节；花白色；萼
无毛，边缘有5个三角形小齿；花瓣5，三角状卵
形；雄蕊5；子房2室；花柱2，基部合生，先端离
生；花盘稍隆起。果实球形，侧扁。花期9~10
月，果期12月至次年1月。

【生长环境】生于海拔1600~2500m森林或灌木丛中。

【分布】大理、昆明、丽江、迪庆、怒江、楚雄、玉溪、曲靖、红河、文山等
地。

【拍摄地】云南通海。

【性味】甘、微苦，凉。

【功效】清热解毒，活血舒筋。

【主治】咽喉肿痛，目赤，消化不良，月经不调，风湿腰腿痛；外用于骨折，
跌打损伤。

【用法】水煎服，10~15克。

【选方】治咽喉肿痛。本品15克、白花蛇舌草10克、射干10克、生甘草10克，
水煎药服。

242

241 淫羊藿

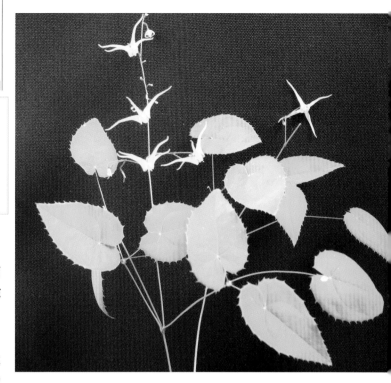

【中文名】淫羊藿
【别名】宝兴淫羊藿

【基源】为小檗科植物宝兴淫羊藿 *Epimedium davidii* Franch.的根。

【植物形态】多年生草本，高30～40cm；根状茎短粗，木质化，密生多数须根。叶基生和茎生，通常为1回三出复叶，基生叶通常较花茎为短；茎生叶对生，叶柄较短；小叶具柄，纸质或革质，卵形或长卵形，先端钝尖或渐尖，基部心形，两侧近相等，边缘具刺毛状齿，叶面有光泽，网脉显著，背面苍白色，沿中脉被稀疏柔毛，基出脉7条。圆锥花序顶生，花黄色；萼片2轮，外轮萼片长圆形，先端渐尖，内轮萼片卵状三角形，先端钝；花瓣4，顶端钝尖。蒴果长1.5～2cm，顶端具长喙；种子多数。花期4～5月，果期6～8月。

【生长环境】生于海拔2100～2800m的河边杂木林中。

【分布】昭通、昆明、巧家、绥江、维西、丽江等地。

【拍摄地】云南昆明。

【性味】辛、苦，温。

【功效】补肾壮阳，祛风除湿。

【主治】主治阳痿早泄，腰酸腿痛，四肢麻木，半身不遂，神经衰弱，健忘，耳鸣，目眩等症。

【用法】水煎服，10～15克。

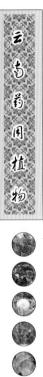
242 清香木

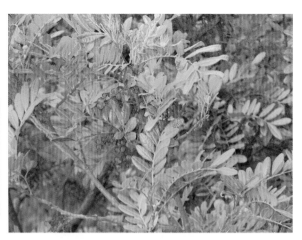

【中文名】清香木

【别名】对节皮，昆明乌木，细枝楷木，香叶树，紫叶，清香树，紫油木

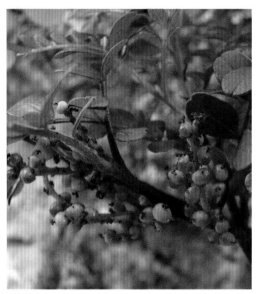

【基源】为漆树科植物清香木 *Pistacia weinmannifolia* Poiss. ex Fr.的根皮及枝、叶。

【植物形态】常绿灌木或小乔木，高2～8m。树皮灰色，小枝具棕色皮孔，幼枝被灰黄色微柔毛。叶为偶数羽状复叶互生，有小叶4～9对，有清香，嫩叶呈红色。小叶革质，长圆形或倒卵状长圆形，较小，长1.3～3.5cm，宽0.8～1.5cm，先端微缺，具芒刺状硬尖头，基部略不对称，阔楔形，全缘，略背卷，两面中脉上被极细微柔毛，侧脉在叶面微凹，在叶背明显突起，小叶柄极短。花序腋生，与叶同出，被黄棕色柔毛和红色腺毛。花小，紫红色，无梗。挂果期8～10月，果呈红色，先端细尖。

【生长环境】生于海拔580～2700m的石灰山林下或灌木丛中。

【分布】滇中、滇东北。

【拍摄地】云南普洱。

【性味】涩、微苦，凉。

【功效】消炎解毒，收敛止涩。

【主治】痢疾，肠炎，腹泻，流感，湿疹，外伤出血，风疹，眼痛，头痛。

【用法】水煎服，10～15克。

【选方】治湿疹。本品鲜叶煎水洗患处。

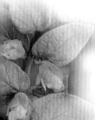

243 葶菜

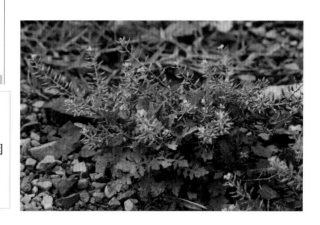

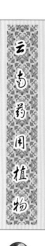

【中文名】葶菜

【别名】印度葶菜，鸡肉菜、辣米菜、地豇豆

【基源】为十字花科植物葶菜*Rorippa indica*（L.）Hiern的全草。

【植物形态】一年生草本。茎直立，高约15～50～(80)cm，粗壮，有时呈浅紫色，有毛或无毛，分枝或不分枝。基生叶和茎下部叶有长柄，柄基部膨大，呈耳状抱茎，叶片为大头羽状分裂，长4～15cm，宽1～4cm；顶裂片较大，卵形或矩圆形；侧裂片向下渐缩小，狭长圆形，两面无毛，全缘或边缘有不整齐的齿牙状锯齿。总状花序顶生，无苞片，果期伸长；花小，黄色，直径约2mm；花梗长1～3mm；萼片长圆形，长约2mm，宽1mm，先端钝圆；花瓣匙形，与萼片等长，宽约1mm，先端圆形，基部渐狭；雄蕊长2～2.5mm，花药椭圆形，长约0.5mm；雌蕊长约1.5mm。长角果细圆柱形，长1～2cm，宽1～1.5mm，微肿胀，斜上开展，有时略内弯；果梗长5～7mm；种子多数，2行，卵形，长约0.5mm，红棕色或褐色，表面有细网纹。花期4～6月，果期5～7月。

【生长环境】生海拔800～2800m的路旁、田边、山坡、宅旁。

【分布】滇东南、滇中、滇西至西北等地。

【拍摄地】云南文山。

【性味】甘、淡，凉。

【功效】解表健胃，止咳化痰，清热解毒。

【主治】用于感冒发热，咽喉肿痛，肺热咳嗽，慢性气管炎，急性风湿性关节炎，肝炎，小便不利；外用治漆疮，蛇咬伤，疔疮痈肿。

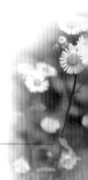

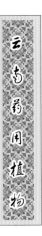

244 猪鬃草

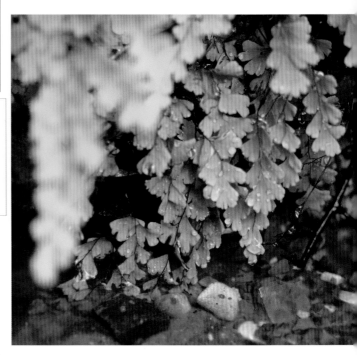

【中文名】猪鬃草

【别名】铁线蕨

【基源】为铁线蕨科植物铁线蕨 *Adiantum capillus*-veneris L.的全草。

【植物形态】常绿草本，高约15～40cm。根状茎细长横走，密被棕色披针形鳞片。叶片卵状三角形或长圆形状卵形，长10～25cm，宽8～16cm，基部楔形，二至三回羽状；羽片3～5对，互生，斜向上，有柄，卵状三角形至长圆形，基部一对最大，上缘圆形，具2～4浅裂或深裂成条状的裂片，不育裂片先端钝圆形，具阔三角形的小锯齿或具啮蚀状的小齿，能育裂片先端截形、直或略下陷，全缘或两侧具有啮蚀状的小齿，两侧全缘，基部渐狭成偏斜的阔楔形，具纤细栗黑色的短柄，顶生小羽片扇形，基部为狭楔形，往往大于其下的侧生小羽片；叶柄长5～20cm，粗约1mm，纤细，栗黑色，有光泽，基部被与根状茎上同样的鳞片；叶脉多回二歧分枝，两面均明显；叶草质，两面无毛；叶轴、羽轴及小羽柄与叶柄同色，光滑无毛。孢子囊群每羽片4～8枚，横生于小羽片的上缘；假囊群盖长圆形或长肾形。孢子周壁有颗粒状纹饰。

【生长环境】生于石灰岩地区海拔500～2500m的潮湿处岩隙和滴水岩壁上，也常见于有石灰质的潮湿庭院石隙。

【分布】云南全省各地。

【拍摄地】云南普洱。

【性味】淡、苦，凉。

【功效】清热解毒，利湿消肿，利尿通淋。

【主治】用于痢疾，瘰疬，肺热咳嗽，肝炎，淋证，毒蛇咬伤，跌打损伤。

【用法】水煎服，10～30克。

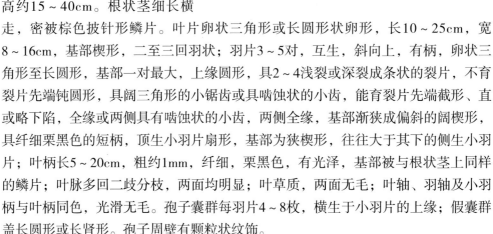

245 硃砂根

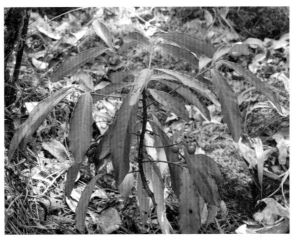

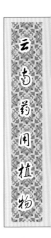

【中文名】硃砂根

【别名】凉伞遮金珠、平地木、石青子，珍珠伞大罗伞、郎伞树、山豆根、八爪金龙、豹子眼睛果（云南），万龙、万雨金（台湾）

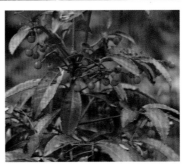

【基源】为紫金牛科植物硃砂根 *Ardisia crenata* Sims的根。

【植物形态】灌木，高1～2m，稀达3m；茎粗壮，无毛，除侧生特殊花枝外，无分枝。叶片革质或坚纸质，椭圆形、椭圆状披针形至倒披针形，顶端急尖或渐尖，基部楔形，长7～15cm，宽2～4cm，边缘具皱波状或波状齿，具明显的边缘腺点，两面无毛，有时背面具极小的鳞片，侧脉12～18对，构成不规则的边缘脉；叶柄长约1cm。伞形花序或聚伞花序，着生于侧生特殊花枝顶端；花枝近顶端常具2～3片叶或更多，或无叶，长4～16cm；花梗长7～10mm，几无毛；花长4～6mm，花萼仅基部连合，萼片长圆状卵形，顶端圆形或钝，长1.5mm或略短，稀达2.5mm，全缘，两面无毛，具腺点；花瓣白色，稀略带粉红色，盛开时反卷，卵形，顶端急尖，具腺点，外面无毛，里面有时近基部具乳头状突起；雄蕊较花瓣短，花药三角状披针形，背面常具腺点；雌蕊与花瓣近等长或略长，子房卵珠形，无毛，具腺点；胚珠5枚，1轮。果球形，直径6～8mm，鲜红色，具腺点。花期5～6月，果期10～12月，有时翌年2～4月。

【生长环境】生于海拔90～2400m的疏密林下阴湿的灌木丛中。

【分布】云南全省大部分地区。

【拍摄地】云南普洱。

【性味】苦、辛，凉。

【功效】清热解毒，祛风止痛。

【主治】用于上呼吸道感染，乳蛾，咽喉痛，白喉，丹毒，淋巴结炎，劳伤吐血，心胃气痛，风湿骨痛，跌打损伤。

【中药化学成分】含有叶绿素、挥发油、三萜类、酚类、醌类、强心苷、有机酸、黄酮类、三萜皂苷、鞣质、氨基酸、糖类等多种物质。

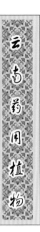

246 绵萆薢

【中文名】绵萆薢

【别名】九子不离母，黄姜

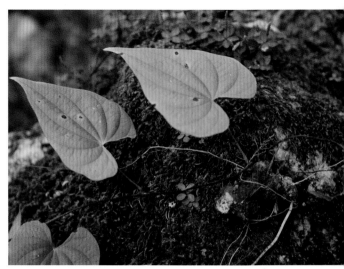

【基源】为薯蓣科植物叉蕊薯蓣 *Dioscorea collettii* Hook.f.的块根。

【植物形态】纤细缠绕草质藤本。根状茎横生，圆柱形，粗大，多分枝，质地疏松，外皮浅黄色，具多数细长须根。茎左旋，光滑无毛。单叶互生，表面绿色，背面灰白色，基出脉9；叶有二种类型，一种茎基部的叶为掌状裂叶，5～9深裂、中裂或浅裂，裂片顶端渐尖，茎中部以上的叶为三角状或卵状心形，全缘；另一种从茎基部至顶端全为三角状或卵状心形，全缘或边缘微波状；叶柄短于叶片。花单性，雌雄异株。雄花序穗状，有时具分枝而成圆锥花序，腋生；花新鲜时澄黄色，有短梗，单生或2朵成对着生，稀疏排列于花序轴上；花被基部联合成管，顶端6裂，裂片披针形，花开时平展；雄蕊6枚，着生于花被基部，3枚花药较大，3枚较小。雌花序与雄花序相似；退化雄蕊有时呈花丝状。蒴果三棱形，每棱翅状；种子通常2枚，着生于每室中轴中部，成熟后四周有薄膜状翅，上下较宽，两侧较狭。花期6～8月，果期7～10月。

【生长环境】生于海拔450～750m山地疏林或灌丛中。

【分布】滇中、滇南等地。

【拍摄地】云南普洱。

【性味】苦，平。

【功效】利湿祛浊，祛风通痹。

【主治】用于淋证，白浊，带下病，湿热疮毒，腰膝痹痛。

【用法】水煎服，10～30克。

247 菊叶鱼眼草

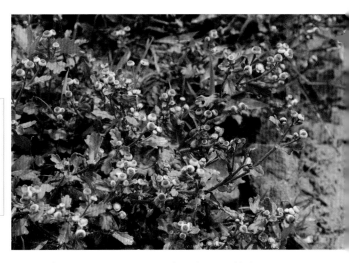

【中文名】菊叶鱼眼草

【别名】地苋草，馒头草

【基源】为菊科植物菊叶鱼眼草 *Dichrocephala chrysanthemifolia*（Bl.） DC.的全草。

【植物形态】一年生草本，多分枝；分枝斜升、开展或分枝末端稍外倾；茎枝较坚硬，被白色短绒毛或柔毛或粗毛。叶长圆形或倒卵形，羽状半裂、深裂或浅裂；侧裂片2～3对，长圆形或披针形或三角状披针形，边缘一侧或两侧有一至二个细小尖锯齿或无锯齿，中部叶的侧裂片较大，下部叶的侧裂片较小或锯齿状；茎上部的叶渐小，紧接花序下部的叶线形，全缘或有1～2对细尖齿。全部叶基部扩大，圆耳状抱茎，叶两面被白色柔毛，下面及下面沿脉的毛较密。头状花序球形或长圆状，较下述两种较大，果期明显增大，单生于茎枝上部的叶腋处，近总状花序式排裂；花序梗密被短柔毛或尘状绒毛，果期伸长且变粗硬，有1～3个线形或披针形苞叶；总苞片1～2层，边缘白色膜质，稍不等长。外围雌花多层，花冠紫色，短漏斗形，上部3～5深裂齿；中央两性花少数，管状，上部4～5裂齿，外面有稀疏黏质黄色腺点和柔毛。瘦果压扁，倒披针状，边缘脉状加厚。无冠毛，或两性花瘦果顶端有1～2个细毛状冠毛。

【生长环境】生于海拔2000m左右的山坡路旁草丛中。

【分布】文山、红河、元阳、绿春、普洱等地。

【拍摄地】云南昆明。

【性味】苦，凉。

【功效】清热解毒，祛风明目。

【主治】肺炎，小儿消化不良，目翳，口疮，疮疡。

【用法】水煎服，10～15克。

【选方】治小儿消化不良。本品10克、马蹄香10克、红糖适量，水煎服。

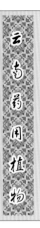

248 萝芙木

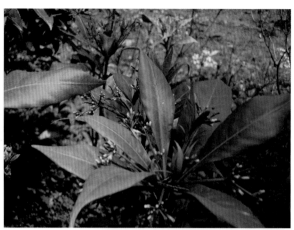

【中文名】萝芙木

【别名】假辣椒，鱼胆木，羊姆奶，羊屎木，甘榕木，刀伤药，"麻三端"（傣语）

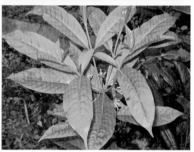

【基源】为夹竹桃科植物萝芙木 *Rauvolfia verticillata*（Lour）Baill的根。

【植物形态】灌木，高1～3m。全株平滑无毛。小枝淡灰褐色，疏生圆点状皮孔。叶通常3～4片轮生，稀对生；叶片质薄而柔，长椭圆状披针形，先端渐尖或急尖，基部楔形或渐尖，全缘或略带波状，上面绿色，下面淡绿色；侧脉弧曲上升，无皱纹。聚伞花序呈三叉状分歧，生于上部的小枝腋间；总花梗纤细，花梗丝状；总苞片针状或三角状；花萼5深裂，裂片卵状披针形，绿色；花冠白色，呈高脚碟状，上部5裂，卵形，冠管细长，近中部稍膨大；雄蕊5，花丝短，花药线形，背部着生；花盘环状；子房由2柱离生心皮所组成，花柱圆柱形，柱头短棒状，基部有一环状薄膜。果实核果状，离生或合生，卵圆形至椭圆形，熟后紫黑色。种子1颗。花期5～7月，果期4月至翌年春季。

【生长环境】生于海拔400～1200m的林边、丘陵地带林中、溪边灌木丛中。

【分布】西双版纳、富宁、西畴、砚山、景东等地。

【拍摄地】云南景洪。

【性味】苦、微辛，凉；有小毒。

【功效】清热，降压，宁神，解毒。

【主治】感冒发热，头痛身疼，咽喉肿痛，高血压，眩晕，失眠，跌打，刀伤，痧症，癫痫，蛇伤。

【用法】水煎服，10～15克。

【中药化学成分】萝芙木根含利血平、育亨宾、萝莱碱、四氢蛇根碱、蛇根亭碱、萝芙木碱、萝芙木甲素、山马蹄碱、魏氏波瑞木胺（碱）、霹雳萝芙辛碱等，还含有熊果酸。

249 野拔子

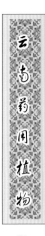

【中文名】野拔子

【别名】野坝草，松花，野巴篙，香芝麻，扫把茶，腊悠麻，草拔子，白背蒿，半边香，狗巴子，矮香薷，野坝篙

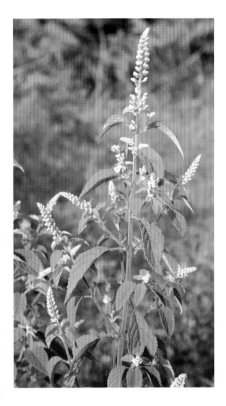

【基源】为唇形科植物野拔子 *Elsholtzia rugulosa* Hemsl.的全草。

【植物形态】草本至半灌木。茎多分枝，枝钝四棱形，密被白色微柔毛。叶卵形，椭圆形至近菱状卵形，先端急尖或微钝，基部圆形至阔楔形，边缘具钝锯齿，近基部全缘，坚纸质，上面榄绿色，被粗硬毛，微皱，下面灰白色，密被灰白色绒毛，侧脉4～6对，与中脉在上面凹陷，下面明显隆起，细脉在下面清晰可见；叶柄纤细，腹凹背凸，密被白色微柔毛。穗状花序着生于主茎及侧枝的顶部，由具梗的轮伞花序组成，位于穗状花序下部的轮伞花序疏散；下部1～2对苞叶叶状，但变小，上部呈苞片状，披针形或钻形，全缘，被灰白绒毛；花梗长不及1mm，与序轴密被灰白绒毛。花萼钟形，外面被白色粗硬毛，萼齿5，相等或后2齿稍长。花冠白色，有时为紫或淡黄色，外面被柔毛，内面近喉部具斜向毛环，冠檐二唇形，上唇直立，先端微缺，下唇开展，3裂，中裂片圆形，边缘啮蚀状，侧裂片短，半圆形。雄蕊4，前对较长，伸出，花丝略被毛，花药球形，2室。花柱超出雄蕊，先端2裂。小坚果长圆形，稍压扁，淡黄色，光滑无毛。花果期10～12月。

【生长环境】生于海拔800～2800m的山坡草地、旷地、路旁、林中或灌丛中。

【分布】云南全省大部分地区。

【拍摄地】云南泸西。

【性味】辛，平。

【功效】清热解毒，疏风解表，消食化积，止血止痛。

【主治】伤风感冒，消化不良，腹痛腹胀，吐泻，痢疾，鼻衄，咳血，外伤出血，疮疡，蛇咬伤。

【用法】水煎服，10～15克。

【选方】治消化不良，腹痛腹胀，吐泻。本品15克、滇池威灵仙15克、木香10克，水煎服。

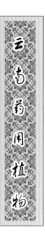

250 野苦荞头

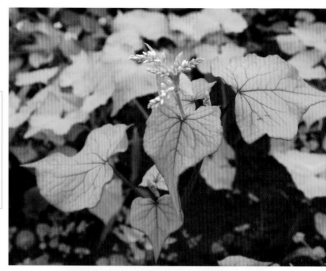

【中文名】野苦荞头

【基源】为蓼科植物苦荞麦 *Fagopyrum tataricum*（L.）Gaeertn.的全草。

【植物形态】一年生草本。茎直立，高30～70cm，分枝，绿色或微呈紫色，有细纵棱，一侧具乳头状突起，叶宽三角形，长2～7cm，两面沿叶脉具乳头状突起，下部叶具长叶柄，上部叶较小具短柄；托叶鞘偏斜，膜质，黄褐色，长约5mm。花序总状，顶生或腋生，花排列稀疏；苞片卵形，5每苞内具2～4花，花梗中部具关节；花被5深裂，白色或淡红色，花被片椭圆形；雄蕊8，比花被短；花柱3，短，柱头头状。瘦果长卵形，长5～6mm，具3棱及3条纵沟，上部棱角锐利，下部圆钝有时具波状齿，黑褐色，无光泽，比宿存花被长。花期6～9月，果期8～10月。

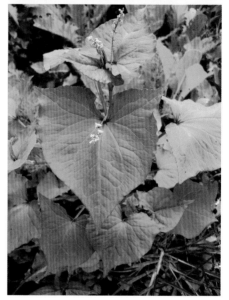

【生长环境】生于海拔500～3900m的田边、路旁、山坡、河谷等地。

【分布】云南全省各地有栽培。

【拍摄地】云南泸西。

【性味】甘、苦，平。

【功效】健胃顺气，除湿止痛。

【主治】胃痛，消化不良，痢疾，劳伤，腰腿痛。

【用法】水煎服，10～15克。

【选方】治胃痛胃胀。本品15克、四方蒿15克，水煎服。

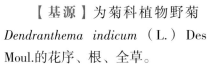

251 野菊花

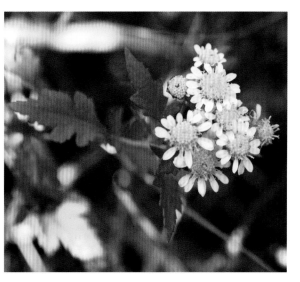

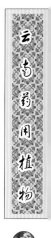

【中文名】野菊花

【别名】野菊，疟疾草（江苏），苦薏、路边黄、山菊花（福建），黄菊仔（广西），菊花脑（南京）

【基源】为菊科植物野菊 *Dendranthema indicum*（L.）Des Moul.的花序、根、全草。

【植物形态】多年生草本，高30~80cm。根茎长或短，匍匐，生多数线形的须根和纤维状细根，常有匍匐枝。茎直立或铺散，通常具分枝，茎和枝具纵棱，疏被柔毛。基生叶和茎下部叶在花期枯落；茎中部叶卵形、长卵形或椭圆状卵形，羽状深裂或浅裂，顶裂片长卵形或披针形，常较大，侧裂片2~3对，卵形、长卵形或长圆形，较小，全部裂片先端急尖或稀渐尖，边缘具锯齿或稀浅裂，表面绿色，疏被短柔毛，背面淡绿色或稀绿色，被较密的短柔毛。头状花序多数于茎、枝先端排列成伞房状圆锥花序或伞房状花序。舌状花黄色，舌片狭长圆形或线状长圆形；管状花长3~4mm，冠檐先端5裂，冠管较短。瘦果圆柱形，具5条细肋。花果期6~11月。

【生长环境】生于海拔1000~3150m的灌丛中、山坡草地或路边溪旁。我国东北、华北、华中、华南和西南广布。

【分布】云南全省大部分地区。

【拍摄地】云南泸西。

【性味】花序：苦、辛，凉。根、全草：苦、辛，凉。

【功效】花序：清热解毒，疏肝明目，降血压；根、全草：清热解毒。

【主治】花序：用于感冒，高血压症，肝炎，泄泻，痈疖疔疮，毒蛇咬伤，防治流脑，预防时行感冒。根、全草：用于痈肿，疔疮，目赤，瘰疬，天疱疮，湿疹。

【用法】水煎服，10~15克。

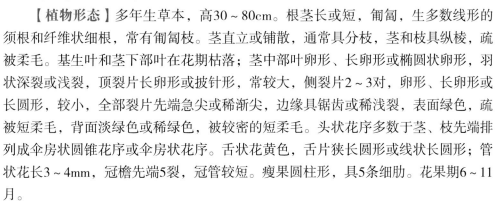

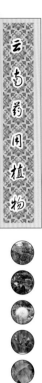

252 银露梅

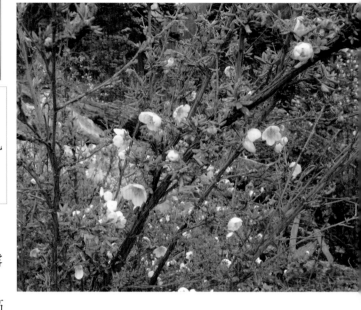

【中文名】银露梅

【别名】银老梅，白花棍儿茶、"本嘎"（藏语）

【基源】为蔷薇科植物银露梅 *Potentilla glabra* Lodd.的花。

【植物形态】灌木，高0.3～2m，稀达3m。树皮纵向剥落。小枝褐色，被稀疏柔毛。羽状复叶、有小叶2对，稀3小叶，上面一对小叶基部下延与轴汇合。小叶片椭圆形、倒卵椭圆形或卵状椭圆形，长0.5～1.2cm，宽0.4～0.8cm，顶端圆钝或急尖，基部楔形或几圆形，边缘平坦或微向下反卷，两面绿色，全缘，被疏柔毛或几无毛。顶生单花或数朵，花梗细长，被疏柔毛，花直径1.5～2.5cm；萼片卵形，急尖或短渐尖。花瓣白色，倒卵形。瘦果表面被毛。花果期6～11月。

【生长环境】生于海拔3400～4200m的山坡草地、河谷岩石缝中、灌丛及林中。

【分布】迪庆、丽江、宁蒗等地。

【拍摄地】云南丽江。

【性味】甘、微苦，凉。

【功效】理气，固齿，除湿。

【主治】牙病，肺结核，胸胁胀满，内脏积液。

【用法】水煎服，10～15克。

253 雪山一枝蒿

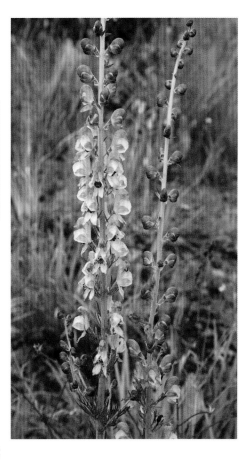

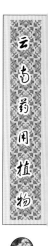

【中文名】雪山一枝蒿
【别名】朋阿那布罗玛查瓦（藏名）

【基源】为毛茛科植物短柄乌头 *Aconitum brachypodum* Diels的根。

【植物形态】多年生草本，高约90cm。块根倒圆锥形。茎有贴伏的短柔毛。叶互生，有柄，掌状分裂，裂片近羽状浅裂，或有粗齿，上面绿色，有少数短毛，下面淡绿色，近无毛。总状花序长，有多数花；小苞片2，近线形，生花梗中部以上；萼片5，花瓣状，黄绿色，上面一瓣呈盔形。

【生长环境】生于海拔3100～4300m的山坡草地、山地林缘下。

【分布】香格里拉、德钦、永胜、丽江、宁蒗、会泽、禄劝、巧家等地。

【拍摄地】云南丽江。

【性味】性温，味苦麻；有大毒。

【功效】消炎止痛，祛风除湿。

【主治】跌打损伤，风湿骨痛，牙痛，疮疡肿毒，毒蛇咬伤。

【用法】研末或泡酒服（或外用），0.05～0.1克。

【选方】治跌打损伤、风湿骨痛。本品10克、虎杖30克、生南星15克、曼陀罗叶15克，泡酒精外搽患处，忌内服。

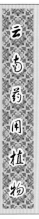

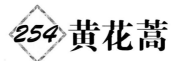

254 黄花蒿

【中文名】黄花蒿

【别名】花蒿，草蒿，青蒿，臭蒿，狄蒿，黄蒿，臭黄蒿（内蒙古），茼蒿（山西），黄香蒿、野茼蒿（江苏），秋蒿、香苦草、野苦草（上海），鸡虱草（江西），黄色土因呈（湖南），假香菜、香丝草、酒饼草（广东、海南岛），苦蒿（四川、云南）

【基源】为菊植物黄花蒿 *Artemisia annua* L. 的全草、根及果实。

【植物形态】一年生草本；植株揉碎后有浓烈的挥发性香气。根单生，垂直，狭纺锤形；茎单生，有纵棱，幼时绿色，后变深橙色至红褐色，多分枝；茎、枝、叶两面及总苞片背面无毛或初时背面微有极稀疏短柔毛，后脱落无毛。叶纸质，绿色，两面具细小脱落性的白色腺点及细小凹点；茎下部叶宽卵形或三角状卵形，3（~4）回栉齿状羽状深裂，每侧有裂片5~8（~10）枚，裂片长椭圆状卵形，中肋明显，在叶

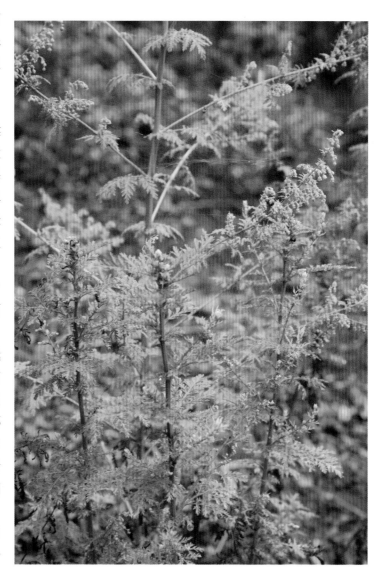

256

面上稍隆起，中轴两侧有狭翅而无小栉齿，稀上部有数枚小栉齿，基部有半抱茎的假托叶；中部叶2（~3）回栉齿状的羽状深裂，小裂片栉齿状三角形。稀少为细短狭线形，具短柄；上部叶与苞片叶1（~2）回栉齿状羽状深裂，近无柄。头状花序球形，多数，有短梗，下垂或倾斜，基部有线形的小苞叶，在分枝上排成总状或复总状花序，并在茎上组成开展、尖塔形的圆锥花序；总苞片背面无毛，中肋绿色，边膜质。花深黄色，雌花10~18朵；两性花10~30朵。瘦果小，椭圆状卵形，略扁。花果期8~11月。

【生长环境】生于海拔2000~3000（~3650）m的路旁、山坡、荒地、林缘、河谷、草原。

【分布】昆明、东川、玉溪、楚雄、大理、文山、个旧、潞西、德钦、盐津等地。

【拍摄地】云南玉溪。

【性味】苦、辛，寒。归肝、胆经。

【功效】清热凉血，截疟，退虚热，解暑。

【主治】全草主要用于肺痨潮热，疟疾，伤暑低热，无汗，小儿惊风，泄泻，恶疮疥癣，灭蚊。 根：用于劳热，骨蒸，关节酸疼，大便下血。果实：甘，凉。清热明目，杀虫。

【用法】水煎服，10~15克。

【选方】治高热不退。本品15克、葛根30克、地骨皮12克，水煎服。

【中药化学成分】含挥发油，并含青蒿素（ Artemisinin C15H2205 ）、青蒿内脂I、II（ Arteannuin I，II ）、α-蒎烯、樟脑、1，8-桉叶油素、青蒿酮，丁香烯等，此外还含黄酮类化合物；地上部分还含东莨菪内脂类化合物。青蒿素为倍半萜内脂化合物，为抗疟的主要有效成分，治各种类型疟疾，具速效、低毒的优点，对恶性疟及脑疟尤佳。

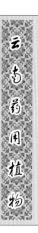

255 斑鸠菊

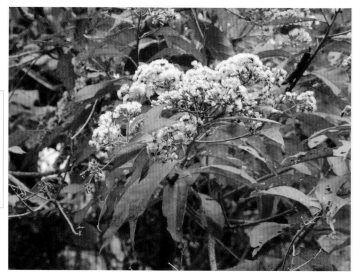

【中文名】斑鸠菊

【别名】豆腐渣树，聋耳朵树，鸡菊花，火炭树，火炭叶，火烧叶，火烫叶，火藤菊

【基源】为菊科植物斑鸠菊 *Vernonia esculenta* Hemsl.的根和叶。

【植物形态】灌木或小乔木，高2～6m。枝圆柱形，多少具棱，小枝被灰白色密柔毛。叶互生；叶柄粗壮，有灰白色密柔毛；叶片卵状椭圆形、卵状披针形或披针形，先端渐尖或短尖，基部宽楔形，全缘，少有波状，侧脉9～13对，弧状伸向边缘，细脉网状，叶脉在下面明显突起，上面暗绿色，有乳头状突起，稍粗糙，下面被灰白色短柔毛，两面均有亮腺点，纸质。头状花序多数，具5～6个花，在枝端或上部叶腋排列成密或较密的宽圆锥花序；花序梗细，或近无柄，被密绒毛；总苞倒锥状，基部尖，总苞片少数，革质，约4层，外层小，近圆形或卵形，内层较大，长圆形，先端钝，外面密生短柔毛；花托小，具窝孔；花淡紫红色，花冠管状，具腺，向上部稍扩大，裂片线状披针形，先端外面具腺。瘦果近圆柱形，稍压扁，淡黄褐色，稍具棱，被短疏毛或腺点；冠毛2层，白色或污白色，外层短，内层糙毛状。花期7～12月。

【生长环境】生于海拔1400～2100m的山坡林中、林缘。

【分布】昆明、普洱、红河、文山、大理、西双版纳等地。

【拍摄地】云南景洪。

【性味】味甘、涩，凉。

【功效】清热解毒，生肌敛疮。

【主治】阑尾炎，疮疖，烫火伤。

【用法】水煎服，10～15克。

256 痢止蒿

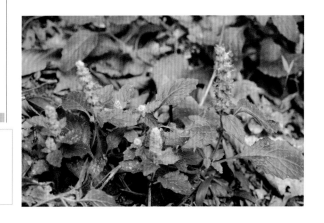

【中文名】痢止蒿

【别名】止痢蒿，白龙须，无名草

【基源】为唇形科植物痢止蒿 *Ajuga forrestii* Diels.的全草。

【植物形态】多年生草本，直立或具匍匐茎，根茎膨大。茎高6～20cm，有时达30cm以上，基部木质化，具分枝，密被灰白色短柔毛或长柔毛。叶柄长8mm或几无，具槽及狭翅，毛被同茎；叶片纸质，披针形至卵形或披针状长圆形，先端钝或圆形，基部楔形，下延，边缘具波状锯齿或圆齿，具缘毛，两面密被灰白色短柔毛或长柔毛。穗状聚伞花序顶生，通常长6cm左右，由轮伞花序排列组成；苞叶叶状，向上渐小，卵形或卵状披针形，无柄，长约1.5cm，宽约1cm，全缘或有齿，具缘毛，下面暗紫色，两面被柔毛；花梗短或几无。花萼漏斗状，外面仅在上部沿脉及齿缘具缘毛，内面无毛，具10脉，萼齿5，卵形，长为花萼之半，紫色，近于整齐。花冠淡紫色、紫蓝色或蓝色，筒状，挺直，长0.7～1.1cm，伸出，或略短而近内藏，外面被疏短柔毛，内面无毛，近基部具斜向毛环，冠檐二唇形，上唇短，直立，圆形，顶端微缺，下唇宽大，伸长，3裂，中裂片狭倒心形，有深紫色条纹，侧裂片线状长圆形。雄蕊4，二强，微弯，伸出，均着生于冠筒近喉部之下，花丝粗壮，无毛。花柱粗壮，无毛，超出雄蕊，先端2裂，裂片细尖。花盘环状，裂片不明显，前面有时呈指状膨大。子房4裂，无毛。小坚果倒卵状三棱形，背部具网状皱纹，腹部平整，果脐占腹面的2/3或以上。花期4～8月，果期5～10月。

【生长环境】生于海拔1700～3200m的山坡、荒地、田埂。

【分布】迪庆、大理、丽江、嵩明、武定等地。

【拍摄地】云南大理。

【性味】苦，寒。

【功效】清热解毒，利尿通淋。

【主治】慢性痢疾，驱蛔；外敷治乳腺炎。

【用法】水煎服，10～15克。

【中药化学成分】全草含松香烷类、甾醇类、黄酮类及其他成分。松香烷类有止痢蒿素A，B；甾醇类有筋骨草内酯、杯苋甾酮、蜕皮甾酮、β-谷甾醇及胡萝卜苷；黄酮类有芹菜素、买麻藤素B及刺槐素等；此外，还含8-O-乙酰基哈密瓜帕苷及正三十一烷等。

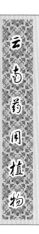
257 紫花地丁

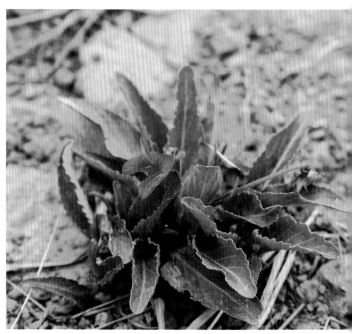

【中文名】紫花地丁

【别名】辽堇菜，野堇菜，光瓣堇菜

【基源】为堇菜科植物紫花地丁 *Viola philippica* Cav.的全草。

【植物形态】多年生草本，无地上茎。根状茎短，垂直，淡褐色，节密生，有数条淡褐色或近白色的细根。叶基生，莲座状，叶片下部者较小，三角状卵形或狭卵形，上部的较长，长圆形，狭卵状披针形或卵状长圆形，先端钝，基部截形或楔形，稀微心形，边缘具较平的圆齿，两面无毛或被细短毛。花中等大，紫色或淡紫色，稀白色，喉部色较淡并具紫色条纹；萼片卵状披针形或披针形，先端渐尖，边缘具膜质白边，无毛或有短毛，基部附属物短，末端圆或截形；花瓣倒卵形或倒卵状长圆形，侧方花瓣长1～1.2cm，里面无须毛或有须毛，里面有紫色条纹，距细管状，长4～8mm，末端圆。蒴果长圆形，无毛。种子卵球形，淡黄色。花果期4～9月。

【生长环境】生于海拔1800～2500m的田间荒地、山坡草地、林缘、灌丛中。在庭园中常形成小群落。

【分布】昆明、文山、凤庆、镇康、大理、禄劝、洱源、丽江等地。

【拍摄地】云南昆明。

【性味】全草：辛、酸，微寒。

【功效】全草：散风，清热，消肿。

【主治】全草：用于风火赤眼，目翳，乳痈，瘰疬，疔肿。

【用法】水煎服，10～15克。

【选方】治咽喉肿痛。本品10克、女贞子10克，水煎服。

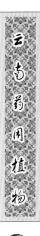
258 紫花雪山报春

【中文名】紫花雪山报春

【别名】华紫报春，中华紫报春，三月花

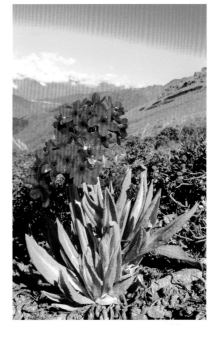

【基源】为报春花科植物紫花雪山报春 *Primula sinopurpurea* Balf .f.的全草。

【植物形态】多年生草本。根状茎短，具多数长根。叶丛基部由鳞片、叶柄包叠成假茎状，高4~9cm，直径可达3.5cm；鳞片披针形，干时膜质，棕褐色，顶端常被黄粉。叶形变异较大，矩圆状卵形、矩圆状披针形、披针形以至倒披针形，长5~20（25）cm，宽1~5cm，先端锐尖或钝，基部渐狭窄，边缘具细小牙齿或近全缘，干时坚纸质，下面初时密被鲜黄色粉，后渐脱落，至老时仅微被粉，中肋宽扁，侧脉纤细，不显著；叶柄具宽翅，为鳞片所覆盖，外露部分开花期甚短，后稍伸长，果期长可达叶片的1/2。花葶粗壮，高（15）20~50（70）cm，近顶端被黄粉；伞形花序1~4轮，每轮3至多花；苞片披针形至钻形，长5~15mm，腹面被粉；花梗长1~2.5cm，密被鲜黄色粉，开花时稍下弯，果时直立，长可达6cm；花萼狭钟状，长8~10（12）mm，分裂略超过中部，裂片矩圆状披针形，先端稍钝，外面疏被粉，内面密被鲜黄色粉；花冠紫蓝色或淡蓝色，稀白色，冠筒长11~13mm，冠檐2~3cm，裂片阔椭圆形至近卵形，全缘；长花柱花：雄蕊着生处距冠筒基部4~5mm，花柱长达冠筒口；短花柱花：雄蕊着生于冠筒上部，花药顶端接近筒口，花柱长约3.5mm，稍高出花萼中部。蒴果筒状，长于花萼近1倍。花期5~7月，果期7~8月。

【生长环境】生于海拔3000~4400m的高山草地、草甸、流石滩和杜鹃丛中。

【分布】迪庆、丽江、洱源等地。

【拍摄地】云南迪庆。

【性味】辛、微苦，微温。

【功效】止血、消炎。

【主治】用于产后流血不止，红崩，小儿疳积，虚劳。

【用法】内服：煎汤，6~12克。

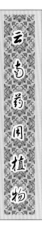

259 紫金龙

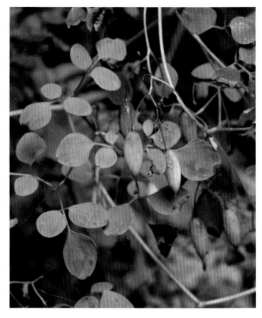

【中文名】紫金龙

【别名】申枝莲，碗豆七，川山七，大麻药，藤铃儿草，黑牛藤

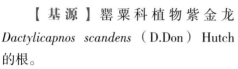

【基源】罂粟科植物紫金龙 *Dactylicapnos scandens*（D.Don）Hutch 的根。

【植物形态】多年生草质藤本。根粗壮，木质，圆柱形，粗达5cm，多分枝，干时外皮呈茶褐色，木栓质，有斜向沟纹。茎攀援向上，绿色，有时微带紫色，有纵沟，具多分枝。叶片3回3出复叶，轮廓三角形或卵形，第二或第三回小叶变成卷须；小叶卵形，先端急尖、钝或圆，具小尖头，基部楔形，两侧不对称，表面绿色，有时微带紫色，背面具白粉，全缘，基出脉5～8，在背面较明显。总状花序具（2～）7～10（～14）花；苞片线状披针形，宽约1mm，渐尖，全缘。萼片卵状披针形，全缘，早落；花瓣黄色至白色，先端粉红色或淡紫红色，先端向两侧叉开，基部囊状心形，里面具钩状蜜腺体，里面2花瓣；子房圆锥形，花柱圆柱形，向上渐狭，柱头近四方形，具4个乳突，胚珠多数。蒴果卵形或长圆状狭卵形。果黑色，具光泽；外种皮具乳突。花期7～10月，果期9～12月。

【生长环境】生于海拔1100～3000m的林下、山坡、石缝或水沟边、低凹草地、沟谷。

【分布】南涧、巍山、漾濞、云龙、武定、楚雄、南华、大姚、永善等地。

【拍摄地】云南丽江。

【性味】苦、辛，凉，有毒。

【功效】镇痛，解痉，止血，活血，降压。

【主治】神经性头痛，胃病，牙痛，外伤肿痛，内伤出血，血崩，跌打损伤，骨折，高血压症。

【用法】水煎服，5～10克。

【选方】治神经性头痛。本品10克、野丁香叶15克、川芎15克、白芷15克，研末温开水送服，每次1克，每天3次。

260 紫药女贞

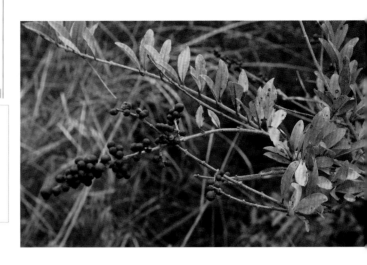

【中文名】紫药女贞

【别名】川滇蜡树，瓦山蜡树，蓝果木

【基源】为木犀科植物紫药女贞 *Ligustrum delavayanum* Hariot的根。

【植物形态】常绿灌木，高1.5～3m；小枝圆柱形，被短柔毛。叶薄革质，卵形至椭圆形，稀椭圆状倒卵形，长1.5～5.5cm，宽0.7～2.5cm，先端钝或锐尖，基部宽楔形至近圆形，叶面深绿色，无毛或有时在进入叶柄之中脉上有短柔毛，背面浅绿色，无毛，边缘略反卷，中脉叶面凹陷，背面突出，侧脉不显；叶柄长1～4mm。圆锥花序长1～3cm，被灰黄色短柔毛；苞片线状披针形，长3～5mm，具缘毛，花梗长1～3mm，近无毛；花萼钟状，无毛，长约1.5mm，有不等裂浅齿，有时近平截；花冠白色，管长约5mm，裂片4，宽卵形，长约2mm，先端钝，外反；花丝极短，花药椭圆形，蓝紫色，与花冠裂片近等长；子房球形，直径0.5mm，花柱长0.7mm，柱头近2裂。核果近圆形，直径7～8mm，成熟时紫黑色。花期5～7月，果期8～11月。

【生长环境】生于海拔500～3700m的山坡灌丛中或林下。

【分布】滇中、滇东北、滇西、滇西南。

【拍摄地】云南昆明。

【性味】甘、苦，凉。

【功效】清热解毒。

【主治】胃热牙痛，咽喉肿痛，舌炎，口腔溃疡。

【用法】水煎服，10～15克。

云南药用植物

261 紫珠

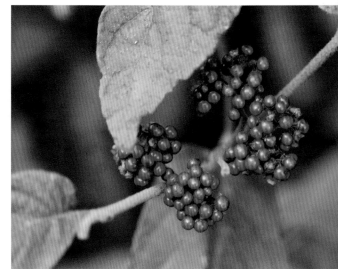

【中文名】紫珠

【别名】珍珠枫，毛老鸦糊

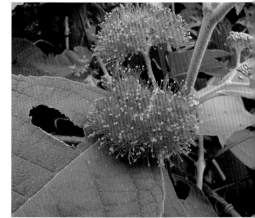

【基源】为马鞭草科植物杜虹花 *Callicarpa pedunculata* R. Brown的茎、叶及根。

【植物形态】灌木，高1～3m；小枝、叶柄和花序均密被灰黄色星状毛和分枝毛。叶片卵状椭圆形或椭圆形，长6～15cm，宽3～8cm，顶端通常渐尖，基部钝或浑圆，边缘有细锯齿，表面被短硬毛，稍粗糙，背面被灰黄色星状毛和细小黄色腺点，侧脉8～12对，主脉、侧脉和网脉在背面隆起；叶柄粗壮，长1～2.5cm。聚伞花序宽3～4cm，通常4～5次分歧，花序梗长1.5～2.5cm；苞片细小；花萼杯状，被灰黄色星状毛，萼齿钝三角形；花冠紫色或淡紫色，无毛，长约2.5mm，裂片钝圆，长约1mm；雄蕊长约5mm，花药椭圆形，药室纵裂；子房无毛。果实近球形，紫色，径约2mm。花期5～7月，果期8～11月。

【生长环境】生于海拔1590m以下的平地、山坡和溪边的林中或灌丛中。

【分布】西双版纳、普洱、昆明等地。

【拍摄地】云南德宏。

【性味】苦、涩，平。

【功效】收敛止血，清热解毒。

【主治】呕血，咯血，衄血，便血，尿血，牙龈出血，崩漏，皮肤紫癜，外伤出血，痈疽肿毒，毒蛇咬伤，烧伤。

【用法】水煎或研末服，3～10克。

【选方】治各种内科出血。本品研末，温开水送服，或配方水煎服。

262 萹蓄

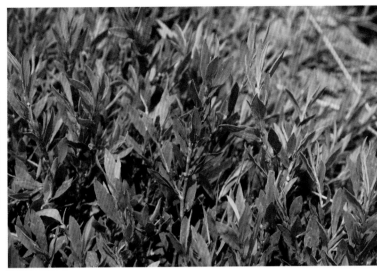

【**中文名**】萹蓄
【**别名**】扁竹，竹叶草

【**基源**】为蓼科植物萹蓄 *Polygonum aviculare* L.的地上部分。

【**植物形态**】一年生草本。茎平卧、上升或直立，自基部多分枝，具纵棱。叶椭圆形，狭椭圆形或披针形，顶端钝圆或急尖，基部楔形，边缘全缘，两面无毛，下面侧脉明显；叶柄短或近无柄，基部具关节；托叶鞘膜质，下部褐色，上部白色，撕裂脉明显。花单生或数朵簇生于叶腋，遍布于植株；苞片薄膜质；花梗细，顶部具关节；花被5深裂，花被片椭圆形，绿色，边缘白色或淡红色；雄蕊8，花丝基部扩展；花柱3，柱头头状。瘦果卵形，具3棱，黑褐色，密被由小点组成的细条纹，无光泽，与宿存花被近等长或稍超过。花期5～7月，果期6～8月。

【**生长环境**】生于海拔200～3500m的山坡、草地、路边等处。

【**分布**】德钦、中甸、宁蒗、丽江、永胜、漾濞、禄劝、嵩明、昆明、麻栗坡、屏边、景东、西双版纳等地。

【**拍摄地**】云南昆明。

【**性味**】苦，凉。

【**功效**】利尿通淋，杀虫，止痒。

【**主治**】用于膀胱热淋，小便短赤，淋沥涩痛，皮肤湿疹，阴痒症，带下病。

【**用法**】水煎服，10～15克。

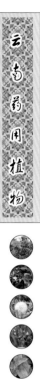
263 落地生根

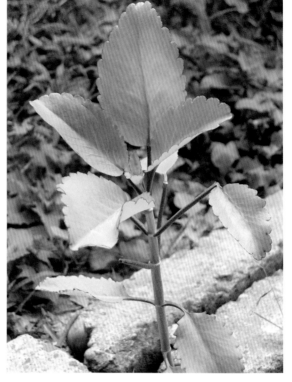

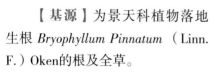

【中文名】落地生根

【别名】打不死，接骨草，叶生根，土三七

【基源】为景天科植物落地生根 *Bryophyllum Pinnatum* （Linn. F.）Oken的根及全草。

【植物形态】多年生草本，高40~150cm；茎有分枝。羽状复叶，小叶长圆形至椭圆形，先端钝，边缘有圆齿，圆齿底部容易生芽，芽长大后落地即成一新植物。圆锥花序顶生；花下垂，花萼圆柱形；花冠高脚碟形，基部稍膨大，向上成管状，裂片4，卵状披针形，淡红色或紫红色；雄蕊8，着生花冠基部，花丝长；鳞片近长方形；心皮4。蓇葖包在花萼及花冠内；种子小，有条纹。花期1~3月。

【生长环境】生于海拔200~2300m的向阳、湿润河畔。

【分布】云南全省各地。

【拍摄地】云南新平。

【性味】微酸、苦，寒。

【功效】凉血止血，清热解毒。

【主治】外伤出血，跌打损伤，疔疮痈肿，乳痈，乳腺炎，丹毒，溃疡，烫伤，胃痛，关节痛，咽喉肿痛，肺热咳嗽。

【用法】水煎服，10~15克。

【选方】治咽喉肿痛。本品鲜叶两片，捣烂冲冷开水服。

【中药化学成分】落地生根的叶子含顺式乌头酸、抗坏血酸和其他有机酸，还含槲皮素、山奈酚、槲皮素–3–二阿拉伯糖苷、落地生根甾醇、落地生根酮、落地生根毒素A，B等化合物。

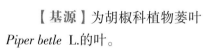

264 蒌叶

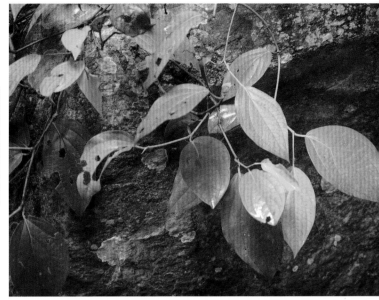

【中文名】蒌叶

【别名】芦子，大芦子，青蒌

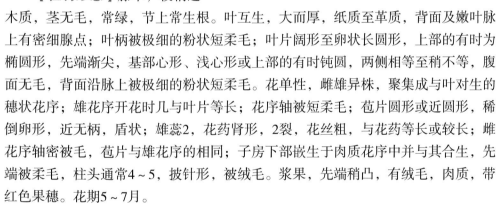

【基源】为胡椒科植物蒌叶 *Piper betle* L.的叶。

【植物形态】藤本，枝梢近木质，茎无毛，常绿，节上常生根。叶互生，大而厚，纸质至革质，背面及嫩叶脉上有密细腺点；叶柄被极细的粉状短柔毛；叶片阔形至卵状长圆形，上部的有时为椭圆形，先端渐尖，基部心形、浅心形或上部的有时钝圆，两侧相等至稍不等，腹面无毛，背面沿脉上被极细的粉状短柔毛。花单性，雌雄异株，聚集成与叶对生的穗状花序；雄花序开花时几与叶片等长；花序轴被短柔毛；苞片圆形或近圆形，稀倒卵形，近无柄，盾状；雄蕊2，花药肾形，2裂，花丝粗，与花药等长或较长；雌花序轴密被毛，苞片与雄花序的相同；子房下部嵌生于肉质花序中并与其合生，先端被柔毛，柱头通常4～5，披针形，被绒毛。浆果，先端稍凸，有绒毛，肉质，带红色果穗。花期5～7月。

【生长环境】生于海拔1600～2000m的林缘、河边、溪边阴湿处。

【分布】勐腊、景东、瑞丽、楚雄等地。

【拍摄地】云南景洪。

【性味】辛、微甘，温。

【功效】疏风散寒，行气化痰，解毒消肿，燥温止痒。

【主治】风寒咳嗽，哮喘，食滞纳呆，水肿，跌打伤肿，风湿骨痛。

【用法】水煎服，10～15克。

【选方】治食滞纳呆。本品果实研末温水送服，每次0.3克，每天3次。

265 酢浆草

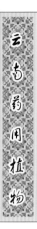

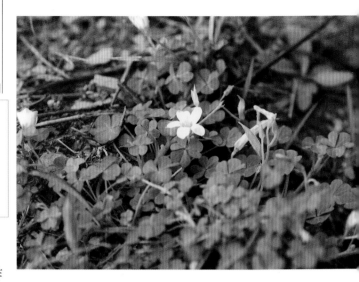

【中文名】酢浆草

【别名】酸味草，酸得溜，酸巴巴草，酸角草，老鸦腌菜，黄花酢浆草

【基源】为酢浆草科植物酢浆草 *Oxalis corniculata* L.的全草。

【植物形态】多年生草本。根茎细长，茎细弱，常褐色，匍匐或斜生，多分枝，被柔毛。托叶明显；小叶3片，倒心形，先端凹，基部宽楔形，上面无毛，叶背疏生纤伏毛，脉上毛较密，边缘具贴伏缘毛；无柄。花单生或数朵组成腋生伞形花序；花梗与叶柄等长；花黄色，萼片长卵状披针形，先端钝；花瓣倒卵形，先端圆，基部微合生；雄蕊的花丝基部合生成筒；花枝5。蒴果近圆柱形，略具5棱，有喙，熟时弹裂；种子深褐色，近卵形而扁，有纵槽纹。花期5~8月，果期6~9月。

【生长环境】生于海拔1200~3300m的荒地、田边、旷地较湿润处。

【分布】云南全省各地。

【拍摄地】云南昆明。

【性味】酸，寒。

【功效】清热利湿，解毒消肿。

【主治】感冒发烧，肠炎，肝炎，痢疾，黄疸，淋证，带下，吐血，衄血，尿血，月经不调，尿路结石，咽喉肿痛，外用治跌打损伤，蛇虫咬伤，脚癣，烧烫伤。

【用法】水煎服，10~15克。

【选方】治脚癣。鲜品适量，捣烂兑冷开水泡患脚，每天1~2次。

【中药化学成分】全草含抗坏血酸、去氢抗坏血酸、丙酮酸、乙醛酸、脱氧核糖核酸、牡荆素等化合物，并含类脂化合物，糖脂、磷脂以及脂肪酸（C10–C14）、α-生育酚、β-生育酚。

266 唢呐花

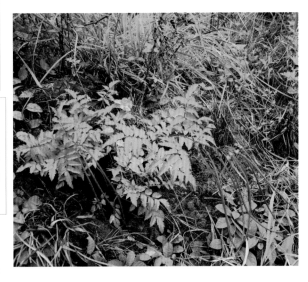

【中文名】哨纳花

【别名】毛子草几，大花药、城墙花，金鸡豇豆、羊奶子、燕山红，炮仗花

【基源】为紫葳科植物两头毛 *Incarvillea arguta*（Royle）Royle的根、全草。

【植物形态】多年生具茎草本，分枝。叶互生，为1回羽状复叶，不聚生于茎基部；叶5～11枚，卵状披针形顶端长渐尖，基部阔楔形，两侧不等大，边缘具锯齿，上面深绿色，疏被微硬毛，下面淡绿色，无毛。顶生总状花序，有花6～20朵；苞片钻形，小苞片2。萼钟状，萼齿5，钻形，基部近三角形。花冠淡红色、紫红色或粉红色，钟状长漏斗形；冠筒基部紧缩成细筒，裂片半圆形。雄蕊4，2强，着生于花冠筒近基部，不外伸；花药成对连着，丁字形着生。花柱细长，柱头舌状，极薄，2片裂，子房细圆柱形。果线状圆柱形，革质。种子细小，多数，长椭圆形，两端尖，被丝状种毛。花、期3～7月，果期9～12月。

【生长环境】生于海拔1400～3400m的山坡草地、疏林中。

【分布】迪庆、巍山、南涧、武定、永仁、曲靖、丽江、昭通等地。

【拍摄地】云南大理。

【性味】苦，凉。

【功效】消炎，止痛，祛风除湿，活血散瘀。

【主治】跌打损伤，风湿骨痛，月经不调，痈肿，胸肋疼痛；根治腹泻。

【用法】水煎服，10～15克。

【选方】治胸肋疼痛。本品15克、飞龙掌血10克、柴胡10克、当归15克、桂枝10克，水煎服。

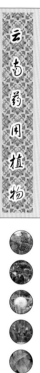

267 鹅掌楸

【中文名】鹅掌楸

【别名】马褂木，双飘树

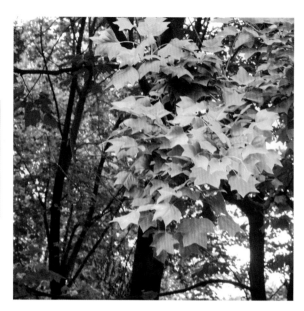

【基源】为木兰科鹅掌楸属植物鹅掌楸 *Liriodendron chinense*（Hemsl.）Sarg.的根和皮。

【植物形态】落叶乔木，树高达40m，胸径1m以上。叶互生，每边常有2裂片，背面粉白色；叶柄长4~8cm。叶形如马褂——叶片的顶部平截，犹如马褂的下摆；叶片的两侧平滑或略微弯曲，好像马褂的两腰；叶片的两侧端向外突出，仿佛是马褂伸出的两只袖子。故鹅掌楸又叫马褂木。花单生枝顶，花被片9枚，外轮3片萼状，绿色，内二轮花瓣状黄绿色，基部有黄色条纹，形似郁金香。雄蕊多数，雌蕊多数。聚合果纺锤形。小坚果有翅，连翅长2.5~3.5cm。

【生长环境】广泛用于园林绿化。

【分布】昆明、金平、麻栗坡、宜良、大关等地。

【拍摄地】云南昆明。

【性味】辛，温。

【功效】祛风除湿，止咳。

【主治】用于风湿关节痛，风寒咳嗽。

【用法】水煎服，10~15克。

【选方】治风寒咳嗽。本品10克、干姜15克、五味子6克、甘草10克，水煎服。

【中药化学成分】叶含土里比诺内酯及表土里比诺内酯；树皮含大牻牛儿内酯、广木香内酯、鹅掌楸内酯、α-里玄阿敦内酯、丁香脂素和丁香醛、木部含鹅掌楸碱、海罂粟碱、O-甲基阿塞洛林、白兰花碱等。

268 黑骨藤

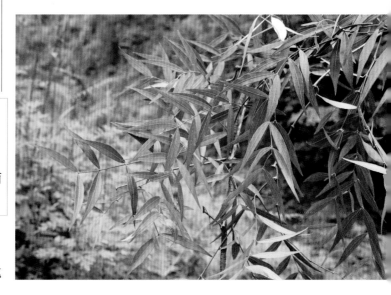

【中文名】黑骨藤

【别名】铁骨头，牛尾蕨，铁散沙，飞仙藤，达风藤，西南杠柳

【基源】为萝藦科植物黑龙骨 *Periploca calophylla* （Wight）Falcon.的全株。

【植物形态】藤状灌木，长达10m，具乳汁，多分枝，全株无毛。叶革质，披针形，顶端渐尖，基部楔形；中脉两面略凸起，侧脉纤细，密生，几平行，两面扁平，在叶缘前连结成1条边脉。聚伞花序腋生，比叶为短，着花1~3朵；花序梗和花梗柔细；花小，直径约5mm，黄绿色；花萼裂片卵圆形或近圆形，无毛；花冠近辐状，花冠筒短，裂片长圆形，两面无毛，中间不加厚，不反折；副花冠丝状，被微毛；花粉器匙形，四合花粉藏在载粉器内；雄蕊着生于花冠基部，花丝背部与副花冠裂片合生，花药彼此黏生，包围并黏在柱头上；子房无毛，心皮离生，胚珠多个，柱头圆锥状，基部具五棱。蓇葖双生，长圆柱形；种子长圆形，扁平，顶端具白色绢质种毛。花期3~4月，果期6~7月。

【生长环境】生于海拔600~2700m的山地疏林、阴湿杂木林、灌木丛中。

【分布】云南全省大部分地区。

【拍摄地】云南昆明。

【性味】苦，凉；有小毒。

【功效】通经络，祛风湿，活血，消炎。

【主治】风湿关节炎，跌打损伤，胃痛。

【用法】水煎或泡酒服，3~10克。

269 滇白前

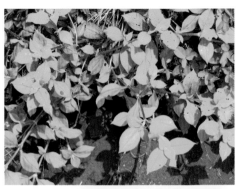

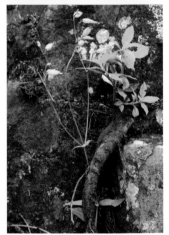

【中文名】滇白前

【别名】掌脉蝇子草，马利筋女娄菜，掌脉女娄菜、腺花女娄菜，黑牵牛（镇雄），马利筋蝇子草

【基源】为石竹科植物掌脉蝇子草 *Silene asclepiadea*（L.）Karsten的全草。

【植物形态】多年生草本，高17～78cm。根数条簇生，棒状肉质增粗，干时褐色或红褐色，具少数侧根。茎单1，直立，具分枝，稀不分枝，疏被糙柔毛。叶卵形或稀披针形，先端急尖、渐尖或长渐尖，基部圆或微心形，两面平滑无毛或粗糙被毛，边缘粗糙或密生细缘毛，基出脉3或5条，无叶柄或下部叶具极短柄。多歧聚伞花序多花或稀少花；花序梗被具节腺长柔毛；苞片叶状，较小，被具节腺长柔毛；花梗直立，密被具节腺长柔毛；花萼钟形，绿色带紫红色，外面密被带紫色具节腺长柔毛，萼脉10，色较深，不联合，萼齿卵形，具短尖；雌雄蕊柄无毛；花瓣粉红色、白色或稀紫红色，爪楔形，具啮蚀状耳或耳不明显，基部无毛，瓣片短，4深裂，中裂片线状长圆形，直立略叉开，侧裂片伸展，较小；鳞片4，缺刻状；雄蕊稍短于花瓣，不伸出萼外，花丝线形，上部淡红色，基部白色，无毛，花药长圆形，白色、黄色或稍带紫色；子房长圆状卵形，绿色，花柱3，与子房近等长，不伸出萼外。蒴果卵形，与萼近等长，6齿裂；种子肾形，长约1mm，具多数小瘤状突起。花果期5～9月。

【生长环境】生于海拔1200～3800m的林下、林缘、灌丛下、草地、路边或田间。

【分布】云南全省大部分地区。

【拍摄地】云南昆明。

【性味】辛、苦，温。

【功效】祛风除湿，消肿排脓。

【主治】感冒头痛，鼻渊，风湿关节炎，鼻塞涕浊，咽喉肿痛，老年顽固性咳喘。

【用法】水煎服，10～15克。

270 滇龙胆草

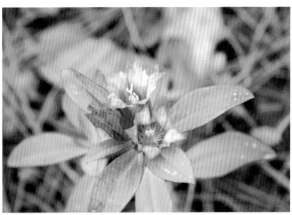

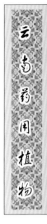

【中文名】滇龙胆草
【别名】坚龙胆，皇龙胆

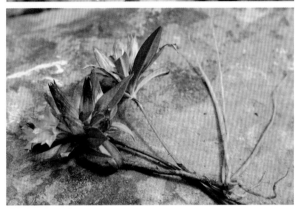

【基源】为龙胆科植物滇龙胆 *Gentiana rigescens* Franch. ex Hemsl.的全草。

【植物形态】多年生草本，高3～50cm。须根肉质。主茎粗壮，有分枝，枝多数，丛生，直立，木质化，近圆柱形，中空，幼时具乳突，老时变光滑。无莲座状基生叶丛。花期7～9月，果期10～12月。

【生长环境】生于山坡草地、林下、灌丛中，海拔1000～2800m。

【分布】滇中、滇西。

【拍摄地】云南昆明。

【性味】苦、涩，寒。

【功效】清热，泻肝，定惊。

【主治】骨间寒热，惊病邪气，继绝伤，定五脏，杀虫毒。

【用法】水煎服，3～10克。

【选方】治惊病邪气。本品6克、灵芝12克、通经草10克，红糖适量水煎服。

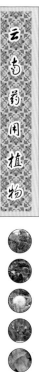

271 滇南冠唇花

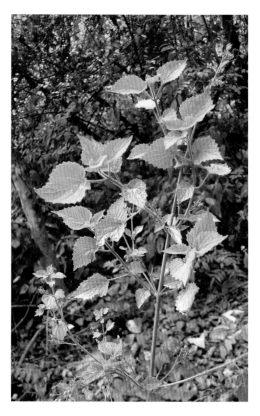

【中文名】滇南冠唇花

【别名】野藿香，香薷，藿香，"牙皮弯"（傣语），"班草冈中"（景颇语）

【基源】为唇形科植物滇南冠唇花 *Microtoena patchouli*（C. B. Clarke）C. Y. Wu et Hsuan的全草。

【植物形态】滇南冠唇花，直立草本，高1～2m。茎四棱形，被平展柔毛及倒伏小绒毛回去对生；叶柄被糙伏毛；叶片三角状卵形，先端急尖状长尖，基部阔楔形或近心形，边缘具粗锯齿，两面均被糙伏毛。二歧聚伞花序腋生，或组成顶生圆锥花序；苞片小，线形；花萼钟形，外面密被腺毛，萼齿5，近相等，果时萼齿增大；萼檐紫色或褐色，无毛，上唇盔状，顶端微凹，下唇略短，先端3裂，中裂片狭舌形，侧裂片卵圆形；雄蕊4，近于等长，几不外露，花药2室；子房4裂，无毛，花柱无毛，柱头不相等2浅裂；花盘边缘微有起伏。小坚果卵圆状三棱形，黑褐色。花期10月～翌年2月，果期12月～翌年3月。

【生长环境】生于海拔500～2000m的林下、草丛中。

【分布】西双版纳、景东、耿马、镇康、临沧、双江、龙陵、潞西、腾冲、梁河、盈江等地。

【拍摄地】云南德宏。

【性味】辛，微温。

【功效】发表解暑，化湿和中。

【主治】风寒感冒，咳喘气急，夏月感寒饮冷，头痛胸闷，腹痛吐泻，消化不良，肠炎，痢疾。

【用法】水煎服，10～15克。

272 滇威灵仙

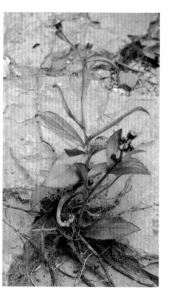

【中文名】滇威灵仙

【别名】草威灵（昆明），黑威灵（楚雄），威灵仙、黑威灵（普洱），铁脚威灵仙（丽江），小黑药（云南、贵州），黑根、黑根威灵仙（贵州兴义），乌草根（广西百色）

【基源】为菊科植物显脉旋覆花 *Inula nervosa* Wall.的全草。

【植物形态】多年生草本，高20～70cm。根状茎短粗；须根线性，多数，上生单生或少数簇生密被茸毛的茎。茎直立，紫红色，具纵棱，上部或从下部、中部起有长分枝，下部一般有较密的叶，全部被具疣状基部的黄褐色长硬毛，上部毛极密。叶多少开展，基部叶较小、花期枯萎，茎下部叶形同基生叶，中部叶椭圆形、披针形或倒披针形；基生叶及下部叶，下部渐狭成叶柄，边缘从中部以上有疏钝齿或锯齿，上部急狭，顶端稍尖或急尖，两面有基部疣状的糙毛，但背部延脉有开展的长密毛；上部叶小，无柄。头状花序顶生，单生或少数排列成伞房状；花序梗长，被黄褐色长硬毛；总苞半球形；总苞片4～5层，外层稍短，椭圆状披针形，上部或顶端叶质，绿色带紫，被长糙毛，有缘毛，下部革质，上部草质近膜质；花序外围雌花舌状，舌片白色，线状椭圆形；中央两性花管状，花冠黄色或橙黄色，冠毛白色或黄白色，冠檐狭钟形。瘦果圆柱形，具数条纵棱，被绢毛。花期7～10月，果期9～12月。

【生长环境】生于海拔1200～2100m的低山地区杂木林下、草坡、湿润草地荒地或者路边，在云南极常见。

【分布】贡山、中甸、丽江、姚安、楚雄、昆明、富民、宜良、峨山、元江、石屏、绿春、蒙自、屏边、砚山、西畴、景东、凤庆、临沧、腾冲等地。

【拍摄地】云南普洱。

【性味】辛、苦，温。

【功效】祛风寒，消积滞，通经络。

【主治】用于脘腹冷痛，食积腹胀，噎膈，胃痛，体虚多汗，感冒咳嗽，风湿脚气。

【用法】水煎服，10～15克。

【选方】治体虚多汗。本品15克、枣皮10克、生黄芪30克、防风10克、白术15克、炙甘草15克，水煎服。

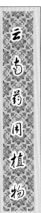

273 滇独活

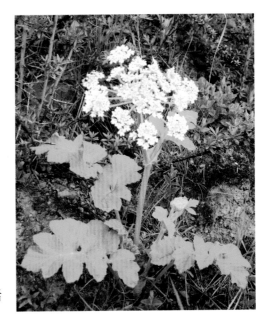

【中文名】滇独活

【别名】白亮独活，白云花，白羌活（丽江），香白芷（曲靖），羌活（洱源、丽江），藏当归（西藏）

【基源】为伞形科植物白亮独活 *Heracleum candicans* Wall.的根。

【植物形态】多年生草本，高达1m，全株被有白色柔毛或绒毛。根长圆锥形，淡褐色或灰褐色，下部分枝。茎直立，圆筒形，中空，有纵条棱，自基部有分枝。基生叶及茎下部叶轮廓长椭圆形至卵形，1回羽状分裂，小叶3～7，长圆形至卵菱形，边缘具不整齐细锯齿，下表面密被灰白色软毛或绒毛，基部具小型长圆形叶鞘；茎中、上部叶逐渐简化。复伞形花序顶生或侧生，花序梗有柔毛；总苞片3～4，披针形，早落；伞辐16～30，不等长，具有白色柔毛；小总苞片少数，线形或线状披针形；花白色，花瓣二型；花柱基短圆锥形，子房被毛。果实倒卵状长圆形至倒卵形，背部极扁平，未成熟时被有柔毛，成熟时光滑。花期5～6月，果期9～10月。

【生长环境】生于海拔1700～4200m左右的山坡林下或路旁。

【分布】德钦、贡山、维西、中甸、丽江、洱源、宾川、大理、东川、富民、昆明等地。

【拍摄地】云南大理。

【性味】辛、苦，温。

【功效】消炎止咳，祛风除湿。

【主治】药用代羌活或白芷。治疗风寒痹痛，腰背酸痛，手脚挛痛，头痛牙痛，慢性气管炎等；根有消炎止痛、止咳、祛风湿的作用。

【用法】水煎服，10～15克。

274 滇黄精

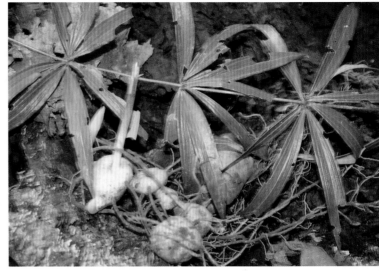

【中文名】滇黄精

【别名】节节高，仙人饭

【基源】为百合科黄精属草本植物 *Polygonatum kingianum* Coll. et Hemsl.的根茎。

【植物形态】根状茎近圆柱形或近连珠状，结节有时作不规则菱状，肥厚，直径1～3cm。茎高1～3m，顶端作攀援状。叶轮生，每轮3～10枚，条形、条状披针形或披针形，长6～20（～25）cm，宽3～30mm，先端拳卷。花序具（1～）2～4（～6）花，总花梗下垂，长1～2cm，花梗长0.5～1.5cm，苞片膜质，微小，通常位于花梗下部；花被粉红色，长18～25mm，裂片长3～5mm；花丝长3～5mm，丝状或两侧扁，花药长4～6mm；子房长4～6mm，花柱长（8～）10～14mm。浆果红色，直径1～1.5cm，具7～12颗种子。花期3～5月，果期9～10月。

【生长环境】生于海拔640～1300m的沟谷或平地的热带雨林下。

【分布】西双版纳、澜沧、普洱等地。

【拍摄地】云南普洱。

【性味】甘、苦，凉。

【功效】清热解毒，止咳化痰，消炎利尿。

【主治】肺炎，气管炎，支气管炎，咳嗽痰多，尿路感染，膀胱炎，肾炎水肿，尿路结石，月经不调，不孕。

【用法】水煎服，10～30克。

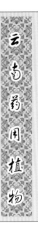
275 滇紫草

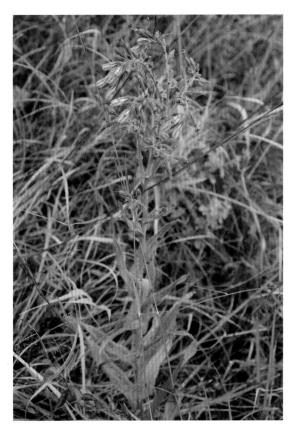

【中文名】滇紫草

【别名】昭通滇紫草，紫草，胭脂草

【基源】为紫草科植物昭通滇紫草 *Onosma cingulatum* W. W. Smith et J.E.Jeffrey的根。

【植物形态】一年生草本，植株黄绿色，密生开展的黄色长硬毛及反曲的白色短柔毛。茎单一，不分枝，上部叶腋生花枝。基生叶倒披针形，先端钝，基部渐狭成柄，上面密生具基盘的硬毛，下面密生伏毛，硬毛稀疏散生；茎生叶披针形或卵状披针形，先端尖，基部圆形。花序顶生及腋生，集为大型而疏展的圆锥状花序；苞片线状披针形至披针形，被稠密的黄色长硬毛及稀疏的白色短伏毛；花梗细弱，下垂或弯曲，密生开展的硬毛；花萼果期增大，裂片线状披针形，裂至近基部；花冠红色，筒状钟形，向上逐渐扩张，喉部外面中部以上密生短伏毛，内面除腺体外无毛，裂片宽三角形，边缘反卷；花药基部结合，内藏；腺体具白色长柔毛。小坚果黑色，光亮。

【生长环境】生于海拔2000～2300m的路边、山坡草地、疏林中。

【分布】昆明、江川、昭通、宾川、祥云、巍山、南涧等地。

【拍摄地】云南昆明。

【性味】甘、咸，寒。

【功效】清热，凉血，解毒，透疹。

【主治】麻疹不透，湿疹，溃疡，痈肿，急慢性肝炎。

【用法】水煎服，10～15克。

【选方】治湿疹。本品、千里光、昆明山海棠，各等量研末陈醋调敷患处。

276 滇榛

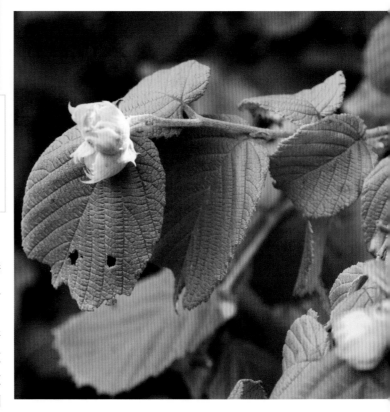

【中文名】滇榛

【基源】为桦木科植物滇榛 *Corylus yunnanensis*（Franch.）A. Camus的种仁。

【植物形态】灌木或小乔木，高1～7m；树皮暗灰色；枝条暗灰色或灰褐色，无毛；小枝褐色，密被黄色绒毛或疏密的刺状腺体。叶厚纸质，几圆形或卵圆形，很少倒卵形，长4～12cm，宽3～9cm，顶端骤尖或尾尖，基部几心形，边缘具不规则的锯齿，上面疏被短柔毛，幼时具刺状腺体，下面密被绒毛，幼时沿主脉的下部生刺状腺体；侧脉5～7对；叶柄粗壮，长7～12mm，密被绒毛，幼时密生刺状腺体。雄花序2～3枚排成总状，下垂，长2.5～3.5cm，苞鳞背面密被短柔毛。果单生或2～3枚簇生成头状，果苞钟状，外面密被黄色绒毛和刺状腺体，通常与果等长或较果短，很少较果长；上部浅裂，裂片三角形，边缘具疏齿。坚果球形，长1.5～2cm，密被绒毛。

【生长环境】生于海拔1600～3700m的山坡灌丛中。

【分布】滇中、滇西、滇西北。

【拍摄地】云南泸西。

【性味】甘，温。

【功效】补脾润肺，和中。

【主治】健脾开胃，润肺。

【用法】水煎服，10～15克。

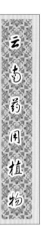

277 腺毛千斤拔

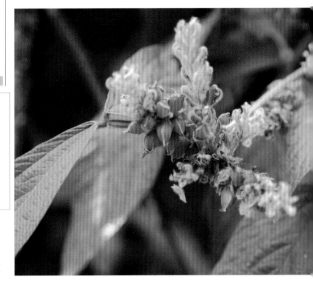

【中文名】腺毛千斤拔

【基源】豆科植物腺毛千斤拔 *Flemingia glutinosa*（Prain）Y. T. Wei et S. Lee的根。

【植物形态】直立亚灌木，常多分枝。小枝圆柱状，密被基部膨大的金黄色长腺毛和灰色绒毛；叶具指状3小叶；托叶披针形至卵状披针形，具纵纹，先端长尖，通常宿存；叶柄无翅，具细纵棱，被绒毛及腺毛；顶生小叶椭圆形，先端渐尖，基部楔形至宽楔形，上面被短柔毛或偶夹杂稀疏长柔毛，下面被短柔毛并密被红褐色小腺点；基出脉3，侧脉每边7～9条，上面通常平，下面凸起，侧生小叶稍小，斜椭圆形，先端钝至渐尖，基部斜圆形，被短柔毛。圆锥花序顶生或腋生，初时密被金黄色、基部膨大的长腺毛及绒毛；花小，常密集于分枝上端；苞片小，卵形至卵状披针形，密被灰色至灰黄色短柔毛；花梗极短；花萼裂片5，披针形，略比萼管长，花萼与花梗均密被灰色绒毛；花冠黄色，与花萼等长或稍伸出萼外；旗瓣近长圆形，基部具瓣柄和两小耳，翼瓣微倒卵状长圆形至长椭圆形，基部具细瓣柄和一侧具耳，龙骨瓣近半圆形，先端尖，具细瓣柄。荚果斜椭圆形，先端有小凸尖，被基部扩大的淡黄色腺毛；种子2颗，近圆形，直径约3mm，黑褐色。花果期2～5月。

【生长环境】常生于山坡和平原路旁灌丛中。

【分布】滇南、滇东南。

【拍摄地】云南元江。

【性味】苦、涩，凉。

【功效】清热解表，利湿消肿。

【主治】风热感冒，脾湿脚肿。

【用法】水煎服，10～15克。

278 蒲公英

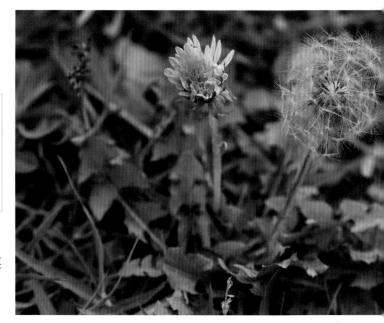

【中文名】蒲公英

【别名】蒙古蒲公英，黄花地丁，婆婆丁，灯笼草（湖北），姑姑英（内蒙古）。

【基源】为菊科植物蒲公英 *Taraxacum mongolicum* Hand. - Mazz.的全草。

【植物形态】多年生草本；根粗壮，黑褐色。叶倒卵状披针形、倒披针形或长圆状披针形，通常倒向羽状深裂或大头羽状深裂，每侧裂片3～5片，顶端裂片较大，三角形或三角状戟形，先端钝或急尖，边缘通常具锯齿或全缘，裂片间常有小齿，基部渐狭成叶柄，叶柄及主脉常带红紫色，疏被蛛丝状白色柔毛或几无毛。花葶1至数枚，与叶等长或稍长，上部紫红色，密被蛛丝状白色长柔毛；头状花序直径约30～40mm；总苞钟状，淡绿色；总苞片2～3层，外层总苞片卵状披针形或披针形，边缘宽膜质，基部淡绿色，上部紫红色，先端增厚或具小到中等的角状突起，内层总苞片线状披针形，较外层长，先端紫红色，具小角状突起。舌状花黄色，边缘花舌片背面具紫红色条纹，花药和柱头暗绿色。瘦果倒卵状披针形，暗褐色，上部具小刺，下部具成行排列的小瘤，顶端逐渐收缩为长约1mm的圆锥形至圆柱形喙基，喙长6～10mm，纤细；冠毛白色。花期4～9月，果期5～10月。

【生长环境】广泛地生于山坡草地、路边、田野、河滩，从低至中高海拔地区都有。

【分布】云南全省各地均有。

【拍摄地】云南昆明。

【性味】甘、苦，寒。

【功效】清热解毒，消肿散结，利尿通淋，止痛。

【主治】用于急性乳痈，目赤，胃炎，肝炎，胆囊炎，小便淋痛，瘰疬，疔毒。

【用法】水煎服，10～15克。

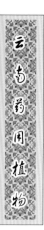

279 蒲桃

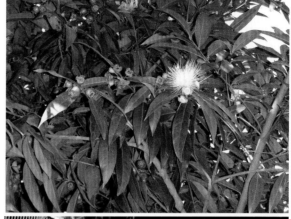

【中文名】蒲桃

【别名】水番桃木

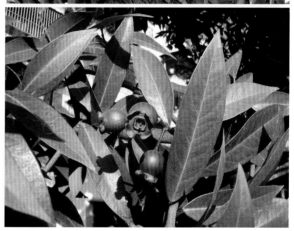

【基源】为桃金娘科植物蒲桃 *Syzygium jambos*（L.）Alston 的根皮、种子、果皮。

【植物形态】乔木，高10m，主干极短，广分枝；小枝圆形。叶片革质，披针形或长圆形，长12~25cm，宽3~4.5cm，先端长渐尖，基部阔楔形，叶面多透明细小腺点，侧脉12~16对，以45度开角斜向上，靠近边缘2mm处相结合成边脉，侧脉间相隔7~10mm，在下面明显突起，网脉明显；叶柄长6~8mm。聚伞花序顶生，有花数朵，总梗长1~1.5cm；花梗长1~2cm，花白色，直径3~4cm；萼管倒圆锥形，长8~10mm，萼齿4，半圆形，长6mm，宽8~9mm；花瓣分离，阔卵形，长约14mm；雄蕊长2~2.8cm，花药长1.5mm；花柱与雄蕊等长。果实球形，果皮肉质，直径3~5cm，成熟时黄色，有油腺点；种子1~2颗，多胚。花期3~4月，果实5~6月成熟。

【生长环境】生于海拔600~1500m的路旁、荒山，栽培。

【分布】西双版纳、德宏、保山、临沧、普洱等地。

【拍摄地】云南普洱。

【性味】甘、涩，平。

【功效】凉血，消肿，杀虫，收敛。

【主治】根皮：泄泻，痢疾，刀伤出血；种子：治糖尿病。

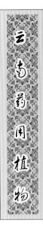

280 锦灯笼

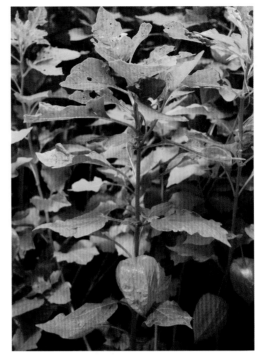

【中文名】锦灯笼

【别名】挂金灯（江苏、江西），天泡（四川），泡泡草（江西），红姑娘（东北、河北）

【基　源】为茄科植物挂金灯 *Physalis alkekengi* L. var. franchetii Makino 的全草、花和种子。

【植物形态】多年生草本，高约40～80cm。基部略带木质，常匍匐生根；茎直立，较粗壮，常具稀疏分枝或不分枝，稍呈之字状曲折，茎节膨大，常被有卷曲柔毛，尤其以幼嫩部分较密。叶长卵形至阔卵形、有时菱状卵形，顶端渐尖，基部不对称狭楔形、下延至叶柄，两面光滑无毛，全缘而波状或者有粗牙齿、有时每边具少数不等大的三角形大牙齿，叶缘有短毛；叶柄长约1～3cm。花单生，花梗开花时直立，后来向下弯曲，果时不脱落，有稀疏柔毛或近无毛；花萼阔钟状，被疏生柔毛，萼齿三角形；花冠辐状，白色，筒部极短，檐部阔，裂片开展，阔而短，顶端骤然狭窄成三角形尖头，外被稀疏短柔毛；雄蕊及花柱均较花冠为短。果梗渐近无毛；果萼卵状，薄革质，网脉显著，有10纵肋，橙色或火红色，被柔毛，成熟后脱落至光滑无毛，顶端闭合，基部凹陷；浆果球状，橙红色，柔软多汁。种子肾脏形，淡黄色。花期5～9月，果期6～10月。

【生长环境】生于海拔700～2500m的田野、沟边、山坡草地及林下、水边、山箐中，亦普遍栽培用于食用、药用或观赏。

【分布】德钦、维西、丽江等地。

【拍摄地】云南普洱。

【性味】酸、苦，寒。

【功效】行水利湿，清热解毒。

【主治】主要用于风湿关节痛，鼻渊，感冒，咽喉痛，咳嗽，黄疸，水肿，疔疮、丹毒等。

【用法】水煎服，10～15克。

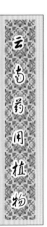
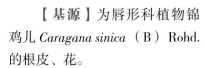

281 锦鸡儿

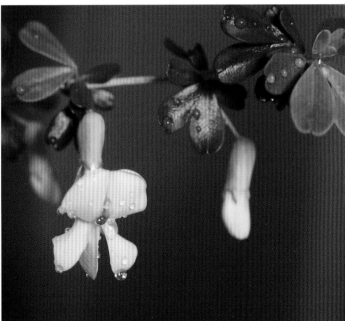

【中文名】锦鸡儿

【别名】金雀花，白鲜皮，金孔雀，黄雀花

【基源】为唇形科植物锦鸡儿 *Caragana sinica*（B）Rohd. 的根皮、花。

【植物形态】金雀花为豆科锦鸡儿属落叶灌木，枝条细长，当年生枝淡黄褐色，老枝灰绿色，皮孔矩圆形，分布均匀，有托叶，托叶细而尖锐，假掌状复叶，叶轴短，先端刺尖状，有4小叶，呈掌状排列，叶硬纸质，全缘，椭圆状倒卵形，先端圆具小短尖，两性花，多单生，花梗细长，约为花萼之长的2倍，中部具关节，花鲜黄色，荚果圆筒形，长4cm，熟时开裂且扭转，花期5～6月，果熟7～9月。

【生长环境】生于海拔1600～2000m的山坡，栽培于园地边。

【分布】迪庆、昆明、巍山、南涧、漾濞、会泽等地。

【拍摄地】云南丽江。

【性味】根皮：辛、微苦，平。花：甘，温。

【功效】根皮：滋阴强壮，活血调经，祛风除湿；花：祛风活血、止咳化痰。

【主治】根皮：高血压，血崩，白带；花：劳热咳嗽，跌打损伤。

【用法】水煎服，10～15克。

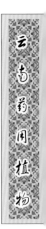

282 鼠麴草

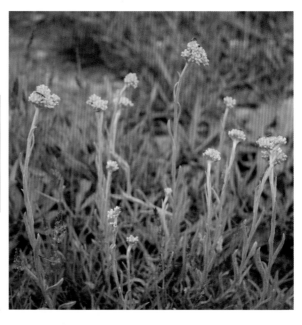

【中文名】鼠麴草
【别名】鼠曲草，清明草

【基源】为菊科植物鼠麴草 *Gnaphalium affine* D. Don.的全草。

【植物形态】一年生草本。茎直立或基部发出的枝下部斜升，高10～40cm或更高，基部径约3mm，上部不分枝，有沟纹，被白色厚棉毛，节间长8～20mm，上部节间罕有达5cm。叶无柄，匙状倒披针形或倒卵状匙形，长5～7cm，宽11～14mm，上部叶长15～20mm，宽2～5mm，基部渐狭，稍下延，顶端圆，具刺尖头，两面被白色绵毛，上面常较薄，叶脉1条，在下面不明显。头状花序较多或较少数，径2～3mm，近无柄，在枝顶密集成伞房花序，花黄色至淡黄色；总苞钟形，径约2～3mm；总苞片2～3层，金黄色或柠檬黄色，膜质，有光泽，外层倒卵形或匙状倒卵形，背面基部被绵毛，顶端圆，基部渐狭，长约2mm，内层长匙形，背面通常无毛，顶端钝，长2.5～3mm；花托中央稍凹入，无毛。雌花多数，花冠细管状，长约2mm，花冠顶端扩大，3齿裂，裂片无毛。两性花较少，管状，长约3mm，向上渐扩大，檐部5浅裂，裂片三角状渐尖，无毛。瘦果倒卵形或倒卵状圆柱形，长约0.5mm，有乳头状突起。冠毛粗糙，基部联合成2束。花期1～4月，8～11月。

【生长环境】生于海拔1900～2700m的山坡荒地、田埂。

【分布】云南全省各地。

【拍摄地】云南昆明。

【性味】甘、平。

【功效】清热消炎，祛风寒，舒肺，止咳。

【主治】咳嗽痰喘，风寒感冒，蚕豆病，筋骨疼痛，带下病，痈疮。

【用法】水煎服，15～30克。

【选方】治咳嗽痰喘。本品30克、吉祥草15克、金荞麦30克，水煎服。

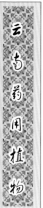
283 漆大姑

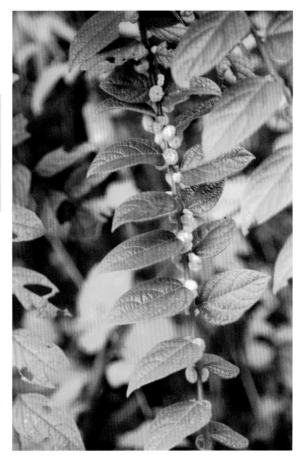

【中文名】漆大姑

【别名】算盘子，磨子果

【基源】为大戟科植物毛果算盘子 *Glochidion eriocarpum* Champ.ex Benth.的根、枝叶。

【植物形态】灌木，高达5m，小枝密被淡黄色、扩展的长柔毛。叶片纸质，卵形、狭卵形或宽卵形，顶端渐尖或急尖，基部钝、截形或圆形，两面均被长柔毛，下面毛被较密；侧脉每边4~5条；叶柄被柔毛；托叶钻状。花单生或2~4朵簇生于叶腋内；雌花生于小枝上部，雄花则生于下部；雄花：萼片6，长倒卵形，顶端急尖，外面被疏柔毛；雄蕊3；雌花：几无花梗；萼片6，长圆形，其中3片较狭，两面均被长柔毛；子房扁球状，密被柔毛，4~5室，花柱合生呈圆柱状，直立，顶端4~5裂。蒴果扁球状，具4~5条纵沟，密被长柔毛，顶端具圆柱状稍伸长的宿存花柱。花果期几乎全年。

【生长环境】生于海拔130~1600m山坡、山谷灌木丛中或林缘。

【分布】滇中、滇南、滇东南地区。

【拍摄地】云南景洪。

【性味】微苦、涩，凉。

【功效】解漆毒，收敛止泻，祛湿止痒。

【主治】漆树过敏，剥脱性皮炎，荨麻疹，肠炎，痢疾，脱肛，牙痛，咽喉炎，乳腺炎，白带，月经过多，皮肤湿疹，稻田性皮炎等。

【用法】水煎服，10~15克。

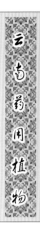

284 漆姑草

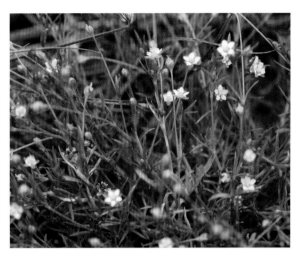

【中文名】漆姑草

【别名】接筋草，筋骨草，抽筋草，石灰草，疏花繁缕，石生繁缕、假石生繁缕

【基源】为石竹科植物星毛繁缕 *Stellaria vestita* Kurz.的全草。

【植物形态】多年生草本，全株被星状毛。茎疏丛生，铺散或俯仰，下部分枝，上部密被星状毛。叶片卵形或椭圆形，顶端急尖，稀渐尖，基部圆形，稀急狭成短柄状，全缘，两面均被星状毛，下面中脉明显。聚伞花序疏散，具长花序梗，密被星状毛；苞片草质，卵状披针形，边缘膜质；花梗细，长短不等，密被星状毛；萼片5，披针形，顶端急尖，边缘膜质，外面被星状柔毛，显灰绿色，具3脉；花瓣5，2深裂近基部，短于萼片或近等长；裂片线形；雄蕊10，与花瓣短或近等长；花柱3，稀为4。蒴果卵萼形，6齿裂；种子多数，肾脏形，细扁，脊具疣状凸起。花期4~6月，果期6~8月。

【生长环境】生于海拔600~3600m的石滩或石隙中、草坡或林下。

【分布】云南全省大部分地区。

【拍摄地】云南昆明。

【性味】辣，凉。

【功效】清肝息风。

【主治】肝风头痛，中风不语，口眼歪斜，小儿惊风。

【用法】水煎服，10~15克。

【选方】治中风口眼歪斜。本品15克、勾藤15克、防风10克、小红参20克、凤尾草30克，水煎服。

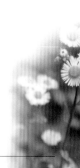

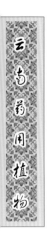

285 漾濞鹿角藤

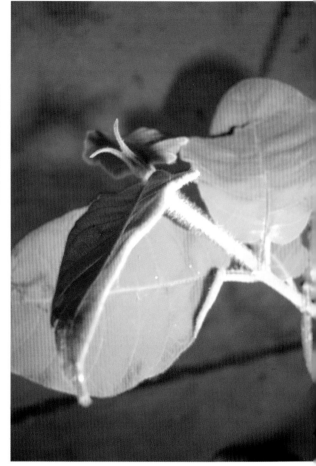

【中文名】漾濞鹿角藤

【别名】毛叶杜仲

【基源】为夹竹桃科植物漾濞鹿角藤 *Chonemorpha griffithii* Hook. f. 的根茎。

【植物形态】高攀援木质藤本，具丰富乳汁，除花外，全株被粗硬毛，枝条被毛渐脱落，老时几无毛，具皮孔。叶椭圆形或倒卵形，长12～26cm，宽7～17cm，顶端圆形，有小尖头，基部宽楔形；侧脉10～12条，弯拱斜升至叶缘网结；叶柄长1.5～5cm。聚伞花序顶生；花萼5裂至萼筒中部，裂片覆瓦状排列，其余与属特征相同。蓇葖长圆筒形，长34cm，直径1.2cm；种子顶端具白色绢质种毛。花期夏季，果期秋冬季。

【生长环境】生于山地密林中。

【分布】景洪、屏边等地。

【拍摄地】云南玉溪。

【性味】平，淡；有毒。

【功效】祛风通络，活血止痛。

【主治】用于风湿骨痛，外伤出血。

【用法】水煎或泡酒服，10～30克。

【选方】治风湿关节炎。本品30克、绵萆薢30克、飞龙掌血15克、骨碎补30克，泡酒服。

286 算盘子

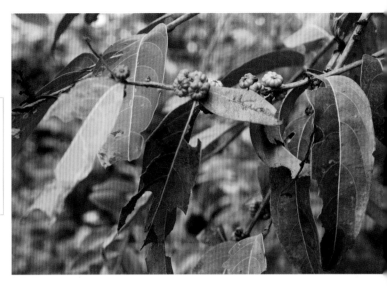

【中文名】算盘子

【别名】算盘珠，八瓣橘，馒头果，金骨风，野毛植，消黄散，柿子椒，火烧尖子

【基源】为大戟科植物算盘子 *Glochidion puberum* （L.）Hutch.的果实。

【植物形态】直立多枝灌木，高1~3m。小枝灰褐色，密被锈色或黄褐色短柔毛。叶互生；叶柄被柔毛；托叶三角形至狭三角形，被柔毛；叶长圆形至长圆状卵形或披针形，稀卵形或倒卵形，先端钝至急尖，稀近圆形，常具小尖头，基部楔形至钝形，上面仅中脉被疏短柔毛或几无毛，下面粉绿色，密被短柔毛。花单性同株或异株，花小，2~5朵簇生于叶腋；无花瓣；萼片6，2轮；雄花花梗细，通常被柔毛，萼片质较厚，长圆形至狭长圆形或长圆状倒卵形，外被疏短柔毛；雄蕊3枚，合生成柱状，无退化子房；雌花花梗密被柔毛，花萼与雄花的近同形，但稍短而厚，两面均被毛；子房密被绒毛，8~10室，花柱合生成环状，长宽与子房几相等，先端不扩大，与子房连接处缢缩。蒴果扁球形，常具8~10条明显纵沟，先端具环状稍伸长的宿花柱，密被短柔毛，成熟时带红色，种子近肾形，具三棱，红褐色。花期6~10月，果期8~12月。

【生长环境】生于海拔1500~2200m的向阳山坡杂木林下。

【分布】永仁、罗平、镇雄、勐海、勐腊等地。

【拍摄地】云南景洪。

【性味】苦，凉；有小毒。

【功效】清热除湿；解毒利咽；行气活血。

【主治】痢疾，泄泻，黄疸，疟疾，淋浊，带下，咽喉肿痛，牙痛，疝痛，产后腹痛。

【用法】水煎服，6~10克。

【中药化学成分】种子含棕榈酸，硬脂酸，油酸，亚油酸，亚麻酸。

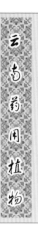

287 管仲

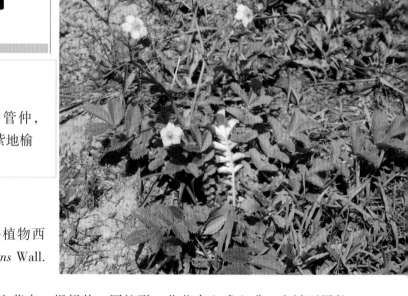

【中文名】管仲

【别名】地槟榔，管仲，银毛委陵菜，翻白叶，紫地榆

【基源】为蔷薇科植物西南委陵菜 *Potentilla fulgens* Wall. ex Hook.的全草。

【植物形态】多年生草本。根粗壮，圆柱形。花茎直立或上升，密被开展长柔毛及短柔毛。基生叶为间断羽状复叶，有小叶6～13（～15）对，叶柄密被开展长柔毛及短柔毛，小叶片无柄或有时顶生小叶片有柄，倒卵长圆形或倒卵椭圆形，顶端圆钝。基部楔形或宽楔形，边缘有多数尖锐锯齿，上面绿色或暗绿色，伏生疏柔毛，下面密被白色绢毛及绒毛；茎生叶与基生叶相似，唯向上部小叶对数逐渐减少；基生叶托叶膜质，褐色，外被长柔毛；茎生叶托叶草质，下面被白色绢毛，上面绿色，被长柔毛，边缘有锐锯齿。伞房状聚伞花序顶生；萼片三角卵圆形，顶端急尖，外面绿色，被长柔毛，副萼片椭圆形，顶端急尖，全缘，稀有齿，外面密生白色绢毛，与萼片近等长；花瓣黄色，顶端圆钝，比萼片稍长；花柱近基生，两端渐狭，中间粗，子房无毛。瘦果光滑。花果期6～10月。

【生长环境】生于海拔1100～3600m山坡草地、灌丛、林缘及林中。

【分布】云南全省大部分地区。

【拍摄地】云南昆明。

【性味】甘、苦，凉。

【功效】收敛止血、清热、消炎。

【主治】赤白痢疾，吐泻，胃痛，肺痨，咯血，鼻衄，便血，血崩，外伤出血，疔疮。

【用法】水煎服，10～30克。

【选方】治痔疮出血。本品20克、草血竭10克、槐角15克、虎杖20克，水煎服。

288 管花鹿药

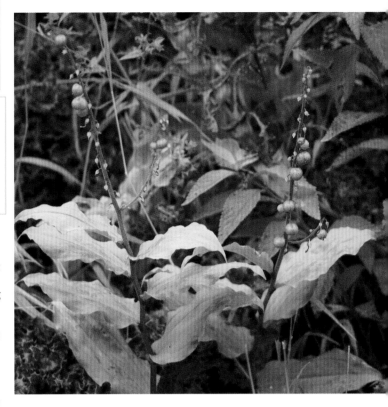

【中文名】管花鹿药
【别名】鹿药

【基源】为百合科管花鹿药 *Smilacina henryi* （Baker） Wang etTang的根、根茎。

【植物形态】植株高50～80cm；根状茎粗1～2cm。茎中部以上有短硬毛或微硬毛，少有无毛。叶纸质，椭圆形、卵形或矩圆形，先端渐尖或具短尖，两面有伏毛或近无毛，基部具短柄或几无柄。花淡黄色或带紫褐色，单生，通常排成总状花序，有时基部具1～2个分枝或具多个分枝而成圆锥花序；花序有毛；花梗有毛；花被高脚碟状，裂片开展；雄蕊生于花被筒喉部，花丝通常极短。浆果球形，未成熟时绿色而带紫斑点，熟时红色，具2～4颗种子。花期5～6（～8）月，果期8～10月。

【生长环境】生于海拔1300～4000m的林下、灌丛下、水旁湿地或林缘。

【分布】德钦、丽江、宁蒗、贡山、维西、中甸、大理、漾濞等地。

【拍摄地】云南中甸。

【性味】甘，温。

【功效】补中益气，滋阴降火，祛风除湿，活血调经。

【主治】劳伤，阳痿，风湿疼痛，跌打损伤，月经不调，乳痈。

【用法】水煎服，10～15克。

289 翠云草

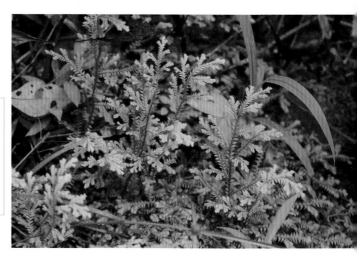

【中文名】翠云草

【基源】为卷柏科植物翠云草 *Selaginella uncinata*（Des）Spring的全草。

【植物形态】植株匍匐蔓生或略攀附向上伸展，自基部开始3～4四回分枝，通体枝扁平。主茎自近基部羽状分枝，无关节，禾秆色，主茎下部直径1～2mm，茎圆柱状，具沟槽，无毛，维管束1条，主茎顶端不呈黑褐色，主茎先端鞭形，侧枝5～8对，2回羽状分枝，小枝排列紧密，主茎上相邻分枝相距5～8cm，分枝无毛，背腹压扁，末回分枝连叶宽3～6mm。叶全部交互排列，二形，草质，表面光滑，具虹彩，边缘全缘，明显具白边，主茎上的叶排列较疏，较分枝上的大，二形，绿色。主茎上的腋叶明显大于分枝上的，肾形，或略心形，分枝上的腋叶对称，宽椭圆形或心形，边缘全缘，基部不呈耳状，近心形。中叶不对称，主茎上的明显大于侧枝上的，侧枝上的叶卵圆形，接近覆瓦状排列，背部不呈龙骨状，先端与轴平行或交叉或常向后弯，长渐尖，基部钝，边缘全缘。侧叶不对称，主茎上的明显大于侧枝上的，分枝上的长圆形，外展，先端急尖或具短尖头，边缘全缘，上侧基部不扩大，不覆盖小枝，上侧边缘全缘，下侧基部圆形，下侧边缘全缘。孢子叶穗紧密，四棱柱形，单生于小枝末端；孢子叶一形，卵状三角形，边缘全缘，具白边，先端渐尖，龙骨；大孢子叶分布于孢子叶穗下部的下侧或中部的下侧或上部的下侧。大孢子灰白色或暗褐色；小孢子淡黄色。

【生长环境】生于海拔1000～1100m山谷林下溪边阴湿处。

【分布】大关。

【拍摄地】云南大关。

【性味】淡、苦、寒。

【功效】清热解毒，利湿通络，化痰止咳，止血。

【主治】用于黄疸，痢疾，高热惊厥，胆囊炎，水肿，泄泻，吐血，便血，风湿关节痛，乳痈、烧、烫伤。

【用法】水煎服，10～15克。

290 舞草

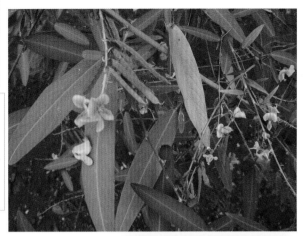

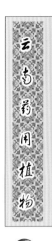

【中文名】舞草

【别名】接骨草，无风独摇草，钟萼豆

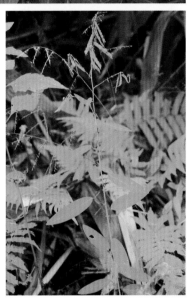

【基源】为豆科舞草 *Codariocalyx motorius*（Houtt.）Ohashi的枝叶。

【植物形态】直立小灌木，高达1.5m。茎单一或分枝，圆柱形，微具条纹，无毛。叶为3出复叶，侧生小叶很小或缺而仅具单小叶；托叶窄三角形，通常偏斜，无毛，边缘疏生小柔毛；叶柄上面具沟槽，疏生开展柔毛；顶生小叶长椭圆形或披针形，先端圆形或急尖，有细尖，基部钝或圆，上面无毛，下面被贴伏短柔毛，侧生小叶很小，长椭圆形或线形或有时缺。圆锥花序或总状花序顶生或腋生，花序轴具弯曲钩状毛；苞片宽卵形，密生，花时脱落；花梗开花时被开展毛；花萼膜质，外面被毛，上部裂片先端2裂，下部裂片长；花冠紫红色，子房被微毛。荚果镰刀形或直，腹缝线直，背缝线稍缢缩，成熟时沿背缝线开裂，疏被钩状短毛，有荚节5～9。花期7～9月，果期10～11月。

【生长环境】生于海拔200～1500m丘陵山坡或山沟灌丛中。

【分布】福贡、宾川、镇康、普洱、屏边等地。

【拍摄地】云南元江。

【性味】苦，平。

【功效】祛淤生新，舒筋活络，活血消肿。

【主治】肾虚，胎动不安，跌打肿痛，骨折，小儿疳积，风湿腰痛。

【用法】水煎服，6～10克。

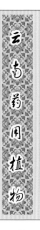

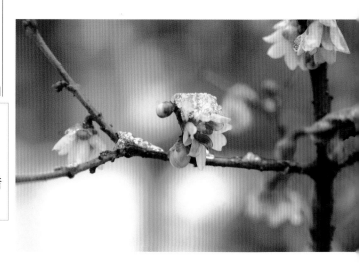

291 蜡梅

【中文名】蜡梅

【别名】蜡梅花，黄梅花，铁筷子花，雪里花，巴豆花，蜡花

【基源】为蜡梅科植物蜡梅 *Chimonanthus praecox*（L.）Link的花蕾。

【植物形态】蜡梅，落叶灌木，高2～4m。茎丛出，多分枝，皮灰白色。叶对生，有短柄，不具托叶，叶片卵形或矩圆状披针形，长7～15cm，宽3～7cm，先端渐尖，全缘，基部楔形或圆形，上面深绿色而光亮，老时粗糙，下面淡绿色，光滑，有时于叶脉上略被疏毛。花先于叶开放，黄色，富有香气；花被多数，呈花瓣状，成多层的覆瓦状排列，内层花被小形，中层花被较大；黄色，薄而稍带光泽，外层成多数细鳞片；雄蕊5～6个，药外向；心皮多数，分离，着生于花托的内面；子房卵形，1室。瘦果，椭圆形，深紫褐色，疏生细白毛，内有种子1粒。花期11月至翌年3月，果期4～11月。

【生长环境】生于山坡灌丛或水沟边。

【分布】云南全省各地。

【拍摄地】云南昆明。

【性味】辛、甘、微苦性凉；小毒。

【功效】解毒清热，理气开郁。

【主治】暑热烦渴，头晕，胸闷脘痞，梅核气，咽喉肿痛，百日咳，小儿麻疹，烫火伤。

【用法】水煎服，3～10克。外用：适量，浸油涂或滴耳。

【选方】治百日咳。本品6克、五味子6克、马耳朵草15克，红糖适量，水煎服。

【中药化学成分】蜡梅花的香气成分，已鉴定31种，计有：乙酸、1，1-二乙氧基乙烷、异戊醇、1，3-二氧戊环、双丙酮醇、香桧酮等，其中含量最多的是罗勒烯，其次是芳樟醇、乙酸苄酯、水杨酸甲酯、侧伯烯、柠檬烯及苯甲醇；另含红豆杉氰苷、蜡梅苷、α-胡萝卜素、蜡梅碱。叶含蜡梅碱、山蜡梅碱。

292 酸模

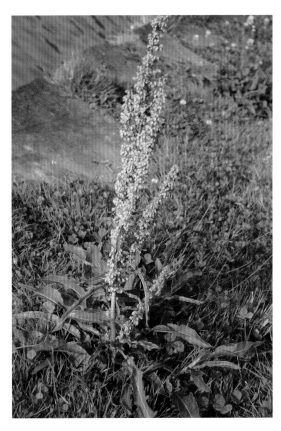

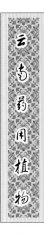

【中文名】酸模

【别名】山菠菜，野菠菜，酸溜溜，牛舌头棵，水牛舌头，田鸡脚，土大黄

【基源】为蓼科酸模属植物酸模 *Rumex acetosa* Stokes的根或全草。

【植物形态】多年生草本，高30～100cm，根茎肥厚，黄色。茎直立，细弱，通常不分枝。基生叶有长柄；叶片长圆形至披针形或卵形，先端钝或尖，基部箭形，全缘或有时呈波状；茎上部的叶较小，披针形，无柄而抱茎；托叶鞘膜质，斜截形。花序圆锥状，顶生；花单性，雌雄异株；花被片6，椭圆形，成2轮；雄花内轮花被子片长，外轮花被片较小，直立，雄蕊6枚；雌花内轮花被片在果时增大，圆形，全缘，基部心形，外轮花被片较小，反折；柱头3，画笔状。瘦果椭圆形，有3棱，暗褐色，有光泽，果被圆形，全缘。花期4～7月，果期8～10月。

【生长环境】生于山坡、路边、荒地或沟谷溪边湿处。

【分布】迪庆、丽江等地。

【拍摄地】云南昆明。

【性味】酸、苦，寒。

【功效】凉血，解毒，通便，杀虫。

【主治】用于内出血，痢疾，便秘，内痔出血；外用治疥癣，疔疮，神经性皮炎，湿疹。

【用法】水煎服，10～15克。外用，煎水洗患处。

【中药化学成分】根含鞣质、大黄酚苷及金丝桃苷；果实含槲皮素和金丝桃苷。

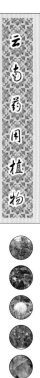

293 箭根薯

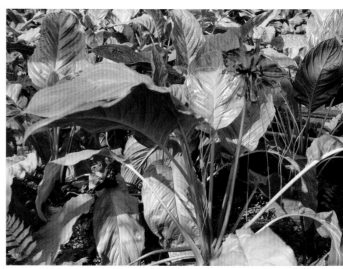

【中文名】箭根薯

【别名】大叶屈头鸡

【基源】为箭根薯科植物箭根薯 *Tacca chantrieri*（Levl.）Rehd.的根茎。

【植物形态】多年生草本，跟状茎粗壮，近圆柱形。叶片长圆形或长圆状椭圆形，顶端短尾尖，基部楔形或圆楔形，两侧稍不相等，无毛或背面有细柔毛；叶柄基部有鞘。花葶较长；总苞片4枚，暗紫色，外轮2枚卵状披针形，顶端渐尖，内轮2枚阔卵形；小苞片线形；伞形花序有花5～7（～18）朵；花被裂片6，紫褐色，外轮花被裂片披针形，内轮花被裂片较宽，顶端具小尖头；雄蕊6，花丝顶部兜状，柱头弯曲成伞形，3裂，裂片较宽，每裂片又2浅裂。浆果肉质，椭圆形，具6棱，紫褐色，长约3cm，顶端有宿存的花被裂片；种子肾形，有条纹，长约3cm。花果期4～11月。

【生长环境】生于海拔200～600m的溪边、田边等潮湿地。

【分布】普洱、元江、西双版纳等地。

【拍摄地】云南景洪。

【性味】甘、苦，凉。

【功效】消炎止痛，散淤消肿。

【主治】胃痛，肠炎，肺结核，跌打损伤

【用法】水煎或研末服，6～10克。

294 缬草

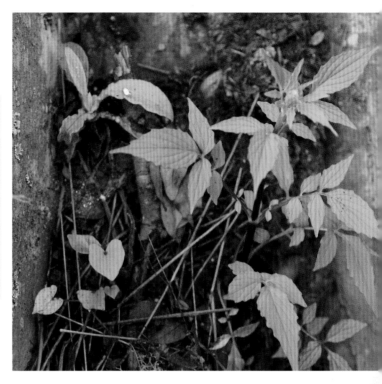

【中文名】缬草

【别名】缬草，天山缬草，大救驾（四川、陕西），拔地麻（东北各省），满坡香（湖南），珍珠香（陕西），香草（河北、甘肃），猫食菜（新疆），通经草

【基源】为败酱科植物缬草 *Valeriana officinalis* L.的根及根状茎。

【植物形态】多年生草本。根短粗呈头状，须根簇生、密集。茎中空，具纵棱，被疏毛，老时毛少。基出叶在果期常凋萎；茎生叶卵形至宽卵形，羽状深裂至全裂，裂片7~9（~11），裂片近披针形或线状披针形，先端芒突尖，边缘有疏锯齿，两面脉上被疏毛。伞房状聚伞圆锥花序顶生；小苞片纸质或膜质，长圆形或线状披针形，边缘具疏缘毛。花稠密，花冠浅紫红色，稀白色，漏斗形，花冠裂片5，椭圆形，雄蕊3，外露，与雌蕊近等长；柱头3裂。瘦果长卵形，稍压扁，长4.5mm，光秃或两面被毛。花期5~7月，果期6~10月。

【生长环境】生于海拔1900~4000m山坡草地、林缘、水沟边。

【分布】昆明。

【拍摄地】云南昆明。

【性味】辛、甘、苦，温。

【功效】安神镇静，祛风解痉，生肌止血，止痛。

【主治】用于肾虚失眠，癔病，癫痫，胃腹胀痛，腰腿痛，跌打损伤。

【用法】水煎服，10~15克。

【选方】治癔病、癫痫。本品10克、五味子10克、灵芝12克、丹参15克，水煎服。

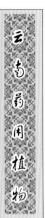

云南药用植物

295 薄荷

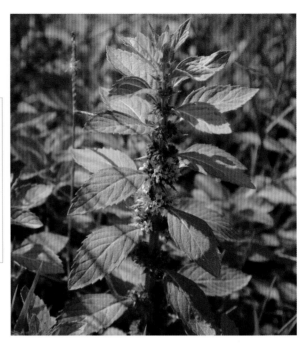

【中文名】薄荷

【别名】野薄荷（各地），野仁丹草、见肿消（江苏），南薄荷、夜息香（山东），土薄荷、鱼香草、香薷草（四川），水薄荷、水益母、接骨草（昆明）

【基源】为唇形科植物薄荷 *Mentha haplocalyx* Briq.的全草。

【植物形态】多年生草本。茎直立，下部数节具纤细的须根及水平匍匐根状茎，锐四棱形，具四槽，上部被倒向微柔毛，下部仅沿棱上被微柔毛，多分枝。叶片长圆状披针形、披针形、椭圆形或卵状披针形，稀长圆形，先端锐尖，基部楔形至近圆形，边缘在基部以上疏生粗大的牙齿状锯齿，侧脉约5～6对，与中肋在上面微凹陷下面显著，上面绿色；沿脉上密生余部疏生微柔毛，或除脉外余部近于无毛，上面淡绿色，通常沿脉上密生微柔毛。轮伞花序腋生，轮廓球形，具梗或无梗，被微柔毛。花萼管状钟形，外被微柔毛及腺点，内面无毛，10脉，不明显，萼齿5，狭三角状钻形，先端长锐尖。花冠淡紫，外面略被微柔毛，内面在喉部以下被微柔毛，冠檐4裂，上裂片先端2裂，较大，其余3裂片近等大，长圆形，先端钝。小坚果卵珠形，黄褐色，具小腺窝。花期7～9月，果期10月。

【生长环境】海拔可达3500m，喜生于水旁潮湿地。

【分布】云南全省大部分地区。

【拍摄地】云南昆明。

【性味】辛、苦，凉。

【功效】祛风通窍，解表清热。

【主治】治感冒发热喉痛，头痛，目赤痛；皮肤风疹搔痒；麻疹不透，此外对疳、疥癣、漆疮有效。

【用法】水煎服，10～15克。

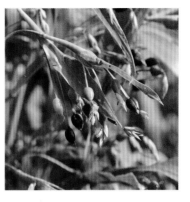

296 薏苡

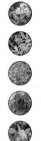

【中文名】薏苡

【基源】为禾本科植物薏苡 *Coix lacryma job* L.种仁、根、叶。

【植物形态】一年生粗壮草本，须根黄白色，海绵质，直径约3mm。秆直立丛生，高1~2m，具10多节，节多分枝。叶鞘短于其节间，无毛；叶舌干膜质，长约1mm；叶片扁平宽大，开展，长10~40cm，宽1.5~3cm，基部圆形或近心形，中脉粗厚，在下面隆起，边缘粗糙，通常无毛。总状花序腋生成束，长4~10cm，直立或下垂，具长梗。雌小穗位于花序之下部，外面包以骨质念珠状总苞，总苞卵圆形，坚硬，有光泽；第一颖卵圆形，顶端渐尖呈喙状，具10余脉，包围着第二颖及第一外稃；第二外稃短于颖，具3脉，第二内稃较小；雄蕊常退化；雌蕊具细长之柱头，从总苞之顶端伸出；颖果小，含淀粉少，常不饱满；雄小穗2~3对，着生于总状花序上部，长1~2cm；无柄雄小穗，第一颖草质，边缘内折成脊，具有不等宽之翼，顶端钝，具多数脉，第二颖舟形；外稃与内稃膜质；第一及第二小花常具雄蕊3枚，花药橘黄色，长4~5mm；有柄雄小穗与无柄者相似，或较小而呈不同程度的退化。花果期6~12月。

【生长环境】多生于海拔200~2000m的湿润的屋旁、池塘、河沟、山谷、溪涧或易受涝的农田等地方，野生或栽培。

【分布】云南全省各地。

【拍摄地】云南楚雄。

【性味】种仁：甘、淡，凉。根：苦、甘，寒。

【功效】种仁：补脾健胃，利尿，清热排脓，补肺；根：清热，利湿，健脾，杀虫。叶：暖胃，益气血。

【主治】种仁：腹泻，阑尾炎，肺痈，风湿肿痛；根：尿路感染，水肿，白带，风湿骨痛，小儿腹泻，肾结石，驱蛔虫，经闭，虫积腹痛。

【用法】水煎服，15~30克。

【中药化学成分】种仁含薏苡仁酯、粗蛋白、脂类。脂类有三酰甘油、二酰甘油、一酰甘油、甾醇酯、游离脂肪酸；种仁还含抗补体作用的葡聚糖和酸性多糖CA-1，CA-2及降血糖作用的薏苡多糖A，B，C。 种子挥发油含69种成分，其中主要的有已醛、已酸、2-乙基-3-羟基丁酸已酯、γ-壬内酯等。根含2-O-β-D-吡喃葡萄糖基-7-甲氧基-1，4（2H）-苯唑并噁嗪-3-酮、4-酮松脂酚、丁香酚基丙三醇、2，6-二甲氧基-对氢醌-1-O-β-D-葡萄糖苷、薏苡聚糖A，B，C。

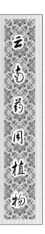

297 爵床

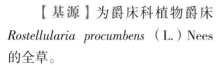

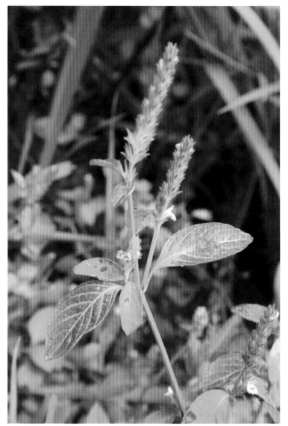

【中文名】爵床

【别名】松兰

【基源】为爵床科植物爵床 *Rostellularia procumbens*（L.）Nees 的全草。

【植物形态】草本，茎基部匍匐，通常有短硬毛，高20～50cm。叶椭圆形至椭圆状长圆形，长1.5～3.5cm，宽1.3～2cm，先端锐尖或钝，基部宽楔形或近圆形，两面常被短硬毛；叶柄短，长3～5mm，被短硬毛。穗状花序顶生或生上部叶腋，长1～3cm，宽6～12mm；苞片1，小苞片2，均披针形，长4～5mm，有缘毛；花萼裂片4，线形，2唇形，下唇3浅裂；雄蕊2，药室不等高，下方1室有距，蒴果长约5mm，上部具4粒种子，下部实心似柄状。种子表面有瘤状皱纹。

【生长环境】生于海拔600～2400m的旷野草地、路旁向阳湿地。

【分布】全省除滇东北高寒地区外，均有。

【拍摄地】云南昆明。

【性味】咸、辛，寒。

【功效】清热解毒，利湿消滞，活血止痛。

【主治】感冒发热，咳嗽，痢疾，疟疾，黄疸，腰脊痛，跌打损伤。

【用法】水煎服，10～15克。

【选方】治感冒发热。本品15克、青蒿10克、葛根30克、地骨皮12克，水煎服。

【中药化学成分】爵床全草含爵床脂定A，山荷叶素，爵床脂定E，新爵床脂纱A，B，C，D。

298 鞭打绣球

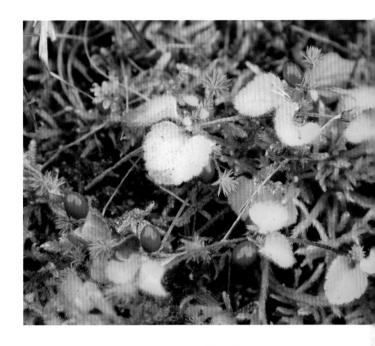

【中文名】鞭打绣球

【别名】小伸筋草、千金草（丽江），铜锤玉带草、软筋草（腾冲），丁疮药（镇雄），小红豆、头顶一颗珠（楚雄），佛顶珠（普洱），金钩如意（曲靖）

【基源】为玄参科植物鞭打绣球 *Hemiphragma heterophyllum* Wall.的全草。

【植物形态】多年生铺散匍匐草本，全体被短柔毛。茎纤细，多分枝，节上生根，茎皮薄，老后易于破损剥落。叶2型；主茎上的叶对生，叶柄短，叶片圆形，心形至肾形，顶端钝或渐尖，基部截形，微心形或宽楔形，边缘共有锯齿5~9对，叶脉不明显；分枝上的叶簇生，稠密，针形，长3~5mm，有时枝顶端的叶稍扩大为条状披针形。花单生叶腋，近于无梗；花萼裂片5，近于相等，三角状狭披针形；花冠白色至玫瑰色，辐射对称，长约6mm，花冠裂片5，圆形至矩圆形，近于相等，大而开展，有时上有透明小点；雄蕊4，着生于花冠基部，相等，内藏；花柱长约1mm，柱头小，不增大，钻状或2叉裂。蒴果卵球形，红色，近于肉质，有光泽；种子多数，黑色、肉红色，光滑。花期4~6月，果期6~8月。

【生长环境】生于海拔1800~3500（~4100）m的高山草坡灌丛、林缘、竹林、裸露岩石、沼泽草地、湿润山坡。

【分布】云南全省除河谷地区外各地。

【拍摄地】云南普洱。

【性味】淡、苦、涩，平。

【功效】益气止痛，祛淤止血，除湿祛风，强壮滋补。

【主治】治风湿，跌打，月经不调，神经衰弱。

【用法】水煎服，10~15克。

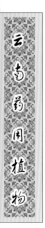

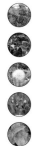

299 糯米团

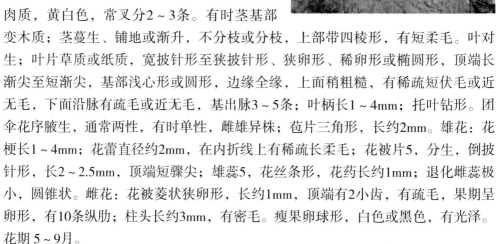

【中文名】糯米团

【别名】小蘗药、水粘药（楚雄），摸铺铺（红河），水麻秧（马关），糯米根（景东），小铁箍（丽江），九股牛（大理），红头带、糯米藤（通海），小览（昆明），小拔毒散（玉溪），小郎根（曲靖），蜂巢草

【基源】为荨麻科植物糯米团 *Gonostegia hirta*（Bl.）Miq.的全草。

【植物形态】多年生草本；根纺锤形，肉质，黄白色，常叉分2~3条。有时茎基部变木质；茎蔓生、铺地或渐升，不分枝或分枝，上部带四棱形，有短柔毛。叶对生；叶片草质或纸质，宽披针形至狭披针形、狭卵形、稀卵形或椭圆形，顶端长渐尖至短渐尖，基部浅心形或圆形，边缘全缘，上面稍粗糙，有稀疏短伏毛或近无毛，下面沿脉有疏毛或近无毛，基出脉3~5条；叶柄长1~4mm；托叶钻形。团伞花序腋生，通常两性，有时单性，雌雄异株；苞片三角形，长约2mm。雄花：花梗长1~4mm；花蕾直径约2mm，在内折线上有稀疏长柔毛；花被片5，分生，倒披针形，长2~2.5mm，顶端短骤尖；雄蕊5，花丝条形，花药长约1mm；退化雌蕊极小，圆锥状。雌花：花被菱状狭卵形，长约1mm，顶端有2小齿，有疏毛，果期呈卵形，有10条纵肋；柱头长约3mm，有密毛。瘦果卵球形，白色或黑色，有光泽。花期5~9月。

【生长环境】生于海拔1300~2900m的山地灌丛或沟边。

【分布】云南全省各地。

【拍摄地】云南昆明。

【性味】淡、微苦，凉。

【功效】清热解毒，健脾止血。

【主治】用于消化不良，食积胃痛，带下病。

【用法】水煎服，10~15克。

【选方】治面瘫。鲜根、紫背天葵鲜根适量，捣烂敷患侧，每天换药1次。

300 糯芋

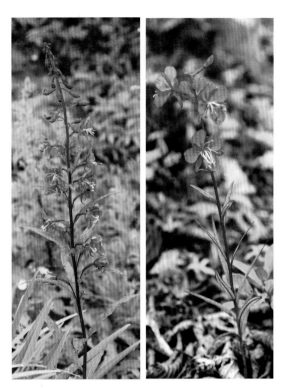

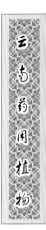

【**中文名**】糯芋

【**别名**】铁筷子，火烧兰

【**基源**】为柳叶菜科植物柳兰 *Epilobium angustifolium* L.的根、全草。

【**植物形态**】多年粗壮草本，直立，丛生；根状茎广泛匍匐于表土层，木质化，自茎基部生出强壮的越冬根出条。茎不分枝或上部分枝，圆柱状，无毛，下部多少木质化，表皮撕裂状脱落。叶螺旋状互生，稀近基部对生，无柄，披针状长圆形至倒卵形，常枯萎，褐色，中上部的叶近革质，线状披针形或狭披针形，先端渐狭，基部钝圆或有时宽楔形，上面绿色或淡绿，两面无毛，边缘近全缘或稀疏浅小齿。花序总状，直立，无毛；苞片下部的叶三角状披针形。花在芽时下垂，到开放时直立展开；花蕾倒卵状；子房淡红色或紫红色，被贴生灰白色柔毛；有花梗长0.5～1.8cm；花管缺；萼片紫红色，长圆状披针形，先端渐狭渐尖，被灰白柔毛；粉红至紫红色，稀白色，稍不等大，上面二枚较长大，倒卵形或狭倒卵形，全缘或先端具浅凹缺。蒴果，密被贴生的白灰色柔毛；果梗长0.5～1.9cm。种子狭倒卵状，先端短渐尖，具短喙，褐色，表面近光滑但具不规则的细网纹；种缨丰富灰白色，不易脱落。花期6～9月，果期8～10月。

【**生长环境**】生于海拔1900～3970m的高山灌木丛中。

【**分布**】迪庆、丽江、大理、文山等地。

【**拍摄地**】云南丽江。

【**性味**】辛、甘，平。

【**功效**】止血生肌，消肿止痛。

【**主治**】月经不调，跌打损伤。

【**用法**】水煎服，10～15克。

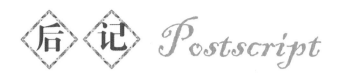

后记 Postscript

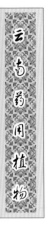

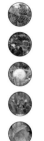

翻开地图，辽阔的原野上可以看到云南省位于中国西南边陲上，处于东经97°39′～106°12′，北纬21°09′～29°15′之间，北回归线横穿云南省南部，基本上属于地位地带的内陆地区。在这39.4万平方公里的土地上，生长着极其丰富的植物。这得益于复杂的自然条件，使得植物类群与种类繁多。植物尤其是热带植物丰富多样，我们通过对西南地区植物资源的收集、整理，汇编成书，艰辛中体味植物丰富物种之美，实用之妙，亦足以堪称赏心乐事。所谓资源植物，即是被利用的植物。当然，能为人类利用的云南的资源植物很多，本书则集中其药用方面。

云南药用植物不胜其数，可以说集南北之大全，其中的特色药用植物也很丰富。我们整理收集了近四千多种植物，准备陆续编辑出版，这是编者们多年来的愿望。将云南药用植物汇集成书，既是对云南药用植物物种的展示，以引起对物种资源日益缩减的危机感，从而加强对野生物种的保护，也是对云南药用植物实用的一次大汇集，从而使之用于民，利于民，将云南药用资源植物进行更好地开发，更大范围地利用。也不枉几多的爬山之苦，一次次的涉水之险。

虽说本书只整理了300种植物，然管中窥豹，已见云南植物的丰富与妙处。植物基源，将云南富有代表性的植物生长地给予说明，以呈现其生长地域轨迹。

野外照片的亲历采集，实用的调研，地域的查究，只愿云南植物宝库中药用植物这颗璀璨的绿宝石，在祖国的大好建设中，发挥更好的作用，不仅为祖国人民造福，更为全人类造福！

特别感谢国家科技部、云南省科技厅、韩国生命工学研究院等有关部门，对此项工作的支持！

编　者

2012年6月

参考文献

1 云南中药资源名录．云南省药材公司编．科学出版社，1993

2 中国植物志．中国科学院"中国植物志"编辑委员会主编．科学出版社，2010

由昆明医科大学药学院刘毅教授提供部份图片